# PET/CT
# 在感染与炎症中的临床应用

## PET-CT in Infection and Inflammation

主　编　锡坎达尔·谢赫（Sikandar Shaikh）

主　审　李宏军　范　岩

主　译　杨　斌　胡　娟

副主译　廖栩鹤　崔恩铭　谷何一

人民卫生出版社

·北　京·

First published in English under the title
PET-CT in Infection and Inflammation
by Sikandar Shaikh
Copyright © Sikandar Shaikh, 2021
This edition has been translated and published under licence from Springer Nature
Singapore Pte Ltd.

**图书在版编目（CIP）数据**

PET/CT 在感染与炎症中的临床应用 /（印）锡坎达尔·
谢赫（Sikandar Shaikh）主编；杨斌，胡娟主译 . —
北京：人民卫生出版社，2023.11
 ISBN 978-7-117-34853-9

Ⅰ . ①P… Ⅱ . ①锡…②杨…③胡… Ⅲ . ①感染 —
疾病 — 计算机 X 线扫描体层摄影 — 影像诊断②炎症 — 疾病 —
计算机 X 线扫描体层摄影 — 影像诊断 Ⅳ . ①R814.42

中国国家版本馆 CIP 数据核字（2023）第 097676 号

| | | |
|---|---|---|
| 人卫智网 | www.ipmph.com | 医学教育、学术、考试、健康， |
| | | 购书智慧智能综合服务平台 |
| 人卫官网 | www.pmph.com | 人卫官方资讯发布平台 |

图字：01-2021-7485 号

**PET/CT 在感染与炎症中的临床应用**
PET/CT zai Ganran yu Yanzheng zhong de Linchuang Yingyong

主　　译：杨　斌　胡　娟
出版发行：人民卫生出版社（中继线 010-59780011）
地　　址：北京市朝阳区潘家园南里 19 号
邮　　编：100021
E - mail：pmph @ pmph.com
购书热线：010-59787592　010-59787584　010-65264830
印　　刷：北京盛通印刷股份有限公司
经　　销：新华书店
开　　本：710×1000　1/16　　印张：18
字　　数：343 千字
版　　次：2023 年 11 月第 1 版
印　　次：2023 年 12 月第 1 次印刷
标准书号：ISBN 978-7-117-34853-9
定　　价：99.00 元
打击盗版举报电话：010-59787491　E-mail：WQ @ pmph.com
质量问题联系电话：010-59787234　E-mail：zhiliang @ pmph.com
数字融合服务电话：4001118166　　E-mail：zengzhi @ pmph.com

**译者名单** （按姓名笔画排序）

| | |
|---|---|
| 王　昱 | 首都医科大学附属北京友谊医院 |
| 王艳梅 | 通用电气医疗系统贸易发展（上海）有限公司 |
| 卢　霞 | 江苏省苏北人民医院 |
| 朱高红 | 昆明医科大学第一附属医院 |
| 李宏军 | 首都医科大学附属北京佑安医院 |
| 李河北 | 北京大学人民医院 |
| 杨　斌 | 昆明市第一人民医院 |
| 吴　江 | 中国人民解放军东部战区总医院 |
| 吴彩霞 | 北京大学第一医院 |
| 何　枫 | 中南大学湘雅二医院 |
| 谷何一 | 昆明医科大学第一附属医院 |
| 范　岩 | 北京大学第一医院 |
| 林晓珠 | 上海交通大学医学院附属瑞金医院 |
| 罗诗雨 | 首都医科大学附属北京同仁医院 |
| 胡　娟 | 昆明医科大学第一附属医院 |
| 段绍峰 | GE 医疗精准医学研究院 |
| 侯小艳 | 北京大学第三医院 |
| 侯莎莎 | 天津医科大学总医院 |
| 徐　海 | 江苏省人民医院 |
| 席笑迎 | 首都医科大学附属北京朝阳医院 |
| 唐立钧 | 江苏省人民医院 |
| 唐德华 | 南京大学医学院附属鼓楼医院 |
| 崔恩铭 | 江门市中心医院 |
| 鲁仁财 | 云南省第一人民医院 |
| 廖栩鹤 | 北京大学第一医院 |

**翻译秘书**　谷何一　昆明医科大学第一附属医院

# 译者前言

正电子发射计算机体层显像（positron emission tomography and computed tomography，PET/CT）突破了常规医学影像的范畴，提高了对全身疾病的诊断与鉴别诊断能力。在近二十多年的时间，PET/CT已成为医学诊疗中强大的检查手段。然而，因PET/CT在肿瘤，特别是恶性肿瘤局部及全身评估中不可替代的作用，难免让我们忽视了其在肿瘤以外的价值。实际上，由于PET/CT应用经验的积累，它在其他领域的作用越来越受到重视，其中，PET/CT在感染与炎症的应用中越来越受到重视，但相关总结及阐述缺乏系统性，因此聚焦于该领域的参考书籍就越显稀缺和珍贵。

本书正是聚焦于PET/CT在感染与炎症方面的临床应用，在简述了PET/CT原理、设备及技术后，每章针对不同类型的感染和炎症，对其中某些特定疾病进行阐述。全书不但涉及日常工作中常见的不同系统来源的感染与炎症，同时也覆盖了不明原因发热、结核、艾滋病、假体关节及血管移植物来源的特殊感染与炎症性疾病。全书通过典型、清晰的图像，深入浅出地进行论述，非常适合PET/CT等医学影像从业人员、感染与炎症性疾病相关科室医务人员、医学生，以及所有对PET/CT在感染与炎症性疾病中的临床应用感兴趣的读者。希望这本内容丰富的佳作能够为读者学习和掌握PET/CT在感染与炎症性疾病中的应用提供一定帮助。

正是基于对原著题材的关注和质量的认可，促使来自全国核医学、医学影像领域的专家学者们热情高涨地组成了翻译团队。在多轮交叉互译、交叉互审中，所有参与翻译、审校的专家学者们字斟句酌、小心求证、反复讨论、力求准确。但是受水平所限，书中难免存在翻译、审校不准确之处，望广大同道及读者谅解并指正！

在此，衷心感谢在本书翻译、审校过程中提供帮助的张帆、张冀云、傅洋、杞玉嵘、李望、陈晓、杨邱园、何海军、彭泽飞、王莱琼和武佳磊。

杨 斌 胡 娟

2023年9月

# 原著序1

我很荣幸为 Sikandar Shaikh 博士撰写这本书的序言。在过去 20 年里，PET/CT 使医学影像学发生了彻底地改变。这一技术加强了个体化医疗的概念，并有助于为有严重疾病的患者提供有效的医疗服务。近年来，随着这项技术的进一步发展和新型放射性示踪剂的引入，PET 已成为日常医学实践中必不可少的检查项目。虽然 PET 主要应用于癌症和神经系统疾病，但近年来它在其他领域的作用也得到越来越多的探索。感染和炎症是全世界常见的疾病，也是引起死亡的常见原因，但现有的技术管理欠佳。PET/CT 是一种强大的分子成像模式，在评估疾病过程中已被证明是敏感和特异的影像学方法。随着技术的进展，PET/CT 可以在短时间内对全身进行无创性检查，并以较高的精确度和准确率对检查进行量化。这本关于 PET/CT 在评估感染与炎症性疾病的书中，Sikandar Shaikh 博士描述了 $^{18}$F- 氟代脱氧葡萄糖（FDG）PET/CT 在常见病变中的重要性和关键性作用。目前认为炎症细胞内葡萄糖代谢增强，因此，FDG PET/CT 可以检测和定位感染与炎症性病灶。目前，FDG 是首选示踪剂，但学者们也在研究其他化合物作为示踪剂。本书详细描述了 FDG PET 在许多已知的感染与炎症性疾病中的应用。尽管通过引入大量的实验室检查来诊断此类疾病已取得了进展，但医学影像在管理患者有效治疗方面仍发挥着至关重要的作用。PET/CT 可以对疾病的不同阶段进行定位和定量分析，并可指导临床有效干预。

Sikandar Shaikh 博士是我们学科中杰出的学者，也是许多国际组织的主要参与者。他是国际医学磁共振学会（ISMRM）印度分会候任主席，欧洲融合与分子转化影像学会、世界分子影像学会教育委员会、国际儿科放射学会肿瘤影像协会、ISMRM 教育委员会、欧洲肿瘤影像学会研究委员会及各印度放射学分会的印度大使。他是 *AJR*、*BJR*、*European Radiology*、*JMRI*、*Radiology*、*Radiographics*、*Radiology：Cardiothoracic Imaging* 等期刊的审稿人。他曾在各种国际和国内会议做过演讲。因此，我相信，这本书将为临床医师、放射医师、核医学医师及不同专业的住院医师提供有价值的信息。祝贺这本书的出版并祝愿他未来的工作一切顺利。

**Abas Alavi MD，MD（Hon），PhD（Hon），DSc（Hon）**
**宾夕法尼亚大学**
**美国费城**
**2020 年 7 月 26 日**

# 原著序 2

## 关于编者

Sikandar Shaikh 博士，DMRD、DNB、MNAMS、FICR，是海得拉巴 Yashoda 医院 PET/CT 和放射学顾问、海得拉巴 Shadan 医学院助理教授及印度海得拉巴生物医学工程系兼职助理教授。他是 ISMRM 印度分会的候任主席，也是 IRIA 泰伦加纳分会的 CCM 成员。Sikandar 博士担任欧洲融合与分子转化影像学会（ESHI）、欧洲肿瘤影像学会（ESOI）研究委员会、世界分子影像学会（WMIS）教育委员会、国际儿科放射学会（SPR）肿瘤影像协会委员印度大使及印度急诊放射学会（SER）理事会成员。Sikandar 博士是多个国际出版物的作者或共同作者，并担任 *JMRI* 的副主编。

## PET/CT 在感染与炎症中的应用

感染性疾病是造成死亡的一个主要原因，慢性炎症被认为是许多系统性疾病的病因，且具有广泛的免疫相关临床表现。新的感染病原体的发现，以及对内源性和外源性刺激的复杂免疫反应的进一步理解，显著改变了传统炎症概念。感染性病原体在慢性炎症和癌症中的因果作用对公共卫生、治疗和预防具有重大意义。影像学是炎症性疾病患者诊断和治疗管理的基础：原发性和继发性炎症性病灶的定位、纵向治疗监测、并发症管理和介入治疗的规划可直接指导治疗策略。

大多数用于感染与炎症性疾病的局部和全身成像方法包括计算机体层成像（CT）、磁共振成像（MRI）、超声和融合成像技术（PET/CT、PET/MRI、SPECT）。诊断的开始是寻找可能的原发性炎症性病灶。临床上多采用常规全身增强 CT 作为一线检查方法。多项研究表明，$^{18}$F- 氟代脱氧葡萄糖（$^{18}$F-FDG）PET/CT 可以提高诊断感染性病灶的准确率，不仅可显示形态学改变，还可以通过糖代谢来纵向评估炎症的活动性。$^{18}$F-FDG PET/CT 在广泛的炎症性疾病中显示出额外的诊断价值，范围从不明原因发热、结核病、艾滋病、骨科假体感染、血管移植物到无菌性自身免疫性疾病，如血管炎、动脉硬化、关节炎和移植物抗宿主病。除

FDG 在对炎症和癌症免疫反应的研究中取得重大进展外,针对特异性先天免疫介质的免疫 -PET 也正在研究,用于更详细地描述炎症的病理生理学机制。越来越多的证据表明,炎症反应的多参数分子成像有助于感染与炎症性疾病的个体化管理,并对基于疗效的治疗策略和患者的预后产生重大影响。从长远来看,感染与炎症性疾病的综合病理生理特征需要多参数影像、基于组织和实验室参数的多因素整合,以提供诊断指标来指导制定治疗策略,并对治疗效率和患者预后产生有益的影响。

**Clemens Cyran**

欧洲融合与分子转化影像学会会长

放射科融合与分子影像学主任

慕尼黑大学

德国慕尼黑

**2020 年 7 月 26 日**

# 原著序 3

　　我很荣幸为这本书写序。PET/CT 在过去几年一直在使用。最初,它主要用于检测和研究癌症,也用于癌症在治疗期间和治疗后的跟踪随访。Sikandar Shaikh 博士还提出了 PET/CT 在感染与炎症性疾病中应用的重要性。$^{18}$F-FDG PET/CT 被广泛应用于感染与炎症性疾病。已经证实,参与感染和炎症的细胞,特别是中性粒细胞和单核细胞/巨噬细胞家族,能够表达高水平的葡萄糖转运蛋白和己糖激酶。PET 能提供功能和代谢活性方面的信息,而 CT 扫描能提供解剖信息。本书中讲解了 FDG PET/CT 的许多优点,同时也提到了基本的物理学和技术。这本书描述了涉及身体各器官系统的炎症与感染,并附有插图。尽管广泛使用抗生素和抗炎药物,但感染与炎症性疾病仍有较高的发病率和死亡率。

　　我与 Sikandar Shaikh 博士已相识约二十年,他是一个充满活力、勤奋、敬业的放射科医生。除了他的组织能力,他的教学和学术活动也得到了很多人的赞赏。我相信这本书会很受欢迎,并鼓励他就特定的主题写更多文章。我祝愿他一切顺利。

**Kakarla Subbarao,MBBS,MS,FACR,FRCR,DSC(Hon)**
**Nizam's Institute of Medical Sciences,KREST**
印度海得拉巴泰伦加纳
**2020 年 7 月 26 日**

# 原著序 4

　　我很高兴写这篇序，不仅因为 Sikandar 博士是我二十多年的好友，而且也因为他是一位著名的 PET/CT 专家和放射学顾问，还因为我坚信这本书在放射学领域将会提供一定的教育价值。这本书提供了关于 PET/CT 在感染与炎症方面的详细信息，旨在使更多的医学界人士受益。

　　Sikandar 博士一直热衷于感染与炎症的研究。记得我们在印度马哈拉施特拉邦维达尔巴地区的 Yavatmal 医学院一起工作时进行讨论，那里几乎没有任何研究设施，但有数百例患者。在这所医学院里，他帮助搭建了 CT 扫描仪，并帮助临床医生独立工作。希望他不要忘记 Yavatmal 唯一能上网的咖啡馆，在那里我们度过了宝贵的在放射学新领域学习和研究的时光。

　　在漫长而富有成果的职业生涯中，Sikandar 博士曾在印度的四家医院工作，并在各种期刊上发表过文章。书中许多重要章节都来自他在 PET/CT 方面的工作经验。他还多次在国际上发表论文，并获得了许多奖项和认可。

　　作为一名热心的研究人员和学者，Sikandar 博士为放射学的持续发展提供了强有力的实践工具。这本书向您展示了他在 PET/CT 方面的认识。我希望这本书能成为将 PET/CT 和感染与炎症性病变联系起来的优秀人士的教科书。

　　祝阅读愉快!

**Major Milind Bhuchandi, MD**

印度那格浦尔

2020 年 7 月 26 日

# 原著前言

PET/CT 的应用对评估各种疾病和病理有着重大的影响。在引入 PET/CT 后,FDG PET/CT 扫描已成为一种更强大的成像方式。PET/CT 在描述和评价病灶方面的高灵敏度和特异性,使它优于如 CT、MRI 等常规影像学检查,这也使其成为广受欢迎的影像学检查方法。

PET/CT 在感染与炎症中的应用是近年来建立起来的影像学新概念。最初,PET/CT 仅用于肿瘤学,但现在它史多地被用于许多良性疾病,其中大多数是感染和炎症。感染的病因多种多样,如细菌、病毒、寄生虫和真菌等。不明原因发热也包括在这类疾病中。这个较新的应用检查被大量使用,在理想情况下,它可以评估全身并作出诊断。其中一个标志是双时相显像,这是一种延迟的 PET 扫描技术,易于区分良性和恶性病变。

本书主要内容为 PET/CT 在感染与炎症相关疾病中的应用,也着重强调正确的检查方案,以便更好地和更准确地评估各种感染与炎症性疾病。

**Sikandar Shaikh**
印度海得拉巴

# 作者简介

　　Sikandar Shaikh 医生是欧洲委员会认证的放射科医生，DMRD、DNB、EDiR、MNAMS、FICR。他在印度海得拉巴 Yashoda 医院担任 PET/CT 和放射学顾问。Shaikh 医生发表了许多同行评议的著作，并在各种国际、国家、州、地区和大学级别的会议上发表主题演讲、口头汇报。Sikandar 医生于 2021—2023 年任印度放射学会秘书、国际医学磁共振学会（ISMRM）印度分会候任主席，欧洲融合与分子转化影像学会（ESHI）、欧洲肿瘤影像学会（ESOI）研究委员会、世界分子影像学会（WMIS）和 ISMRM 教育委员会、国际儿科放射学会（SPR）肿瘤影像协会及各印度放射学分会的印度大使、印度急诊放射学会（SER）理事会成员、海得拉巴理工学院伦理委员会委员、*JMRI* 副主编及 IRIA 特伦甘地邦分会的课程顾问，并当选 2021—2022 年印度放射学会临床研究机构候任秘书。

# 致　谢

**Dr. Abas Alavi**, MD, MD(Hon), Ph.D(Hon), DSc (Hon)
Professor of Radiology, University of Pennsylvania, USA.

**Prof. Clemens Cyran**, MD
President ESHI European Society of Hybrid Molecular and Translational Imaging, Professor of Radiology, Section Chief Hybrid and Molecular Imaging and Vice Chair at the Department of Radiology, Ludwig-Maximillian's-University Munich, Germany

**Prof. Kakarla Subbarao**, M.B.B.S, MS, FACR, FRCR, DSC (Hon)
Emeritus Professor of Radiology, Nizam's Institute of Medical Sciences, Hyderabad, India. Past President National IRIA.

**Dr. Prabhakar Reddy**, MD, DMRD
Dean, Professor and Head Department of Radiology, Mahavir Institute of Medical Sciences, Vikarabad. Telangana, India, Past President AOCR and National IRIA

**Dr. Anand Abkari**, MD(RD), DMR, FICR, FIAMS
Professor Emeritus, Department of Radiology, Deccan College of Medical Sciences, Hyderabad, India

**Prof. T. Mandapal**, MD, FICR
Director Radiology Services and Head Department of Radiology, CARE Group of Hospitals, Hyderabad, India

**Prof. Rammurthi S.**, MD, MAMS, FICR
Senior, Professor &  Head Department of Radiology and Imaging, Dean of Faculty Nizams Institute of Medical Sciences, Hyderabad, India

**Dr. Hemant Patel**, MD, DNB, DMRE
Director, Gujarat Imaging Centre, Postgraduate Institute of Radiology, Ahmedabad, India. Immediate Past President National IRIA.

**Dr. Hrushikesh Aurangabadkar**, DNB, DRM
Consultant and Head Department of Nuclear Medicine and PET-CT, Yashoda Hospitals, Somajiguda, Hyderabad, India

**Dr. N. Chidambaranathan**, MD, DNB,  FICR, PhD
Head Department of Radiology,
Apollo Hospitals, Greams Road, Chennai, India

**Dr. Arvind Chaturvedi**, MD

Prof. and Head Department of Radiology, Rajiv Gandhi Cancer Institute, New Delhi, India

**Dr. Milind Bhrushundi**, Ex Major AMC

Director Central India Institute of Infectious Diseases and Research (CIIID & R), Medical Director and chief HIV Unit Lata Mangeshkar Hospital, Nagpur, India

**Prof. C. Amarnath**, MD, DNB, FICR, FRCR, MBA

Professor & HOD, Stanley Medical College, Chennai, India, President Elect National IRIA

**Dr. Suresh Kawathekar**, MD, DMRD

Professor & HOD Department of Radiology, MNR Medical College, Sanga Reddy, Hyderabad, India

**Doguparthi Suresh**

Assistant Manager, Yashoda Hospitals, Somajiguda, Hyderabad, India

# 目　录

# 绪论

1

本书对基层临床医生、所有与感染和炎症成像有关的亚专业研究者都具有重要价值。每一章节都详细讲述了正电子发射断层扫描(positron emission computed tomography,PET)和计算机体层成像(computed tomography,CT)如何应用于评估特定的感染与炎症性疾病,描述了各系统的感染与炎症性疾病的临床表现、关键图像及其解读、成像技术和诊断要点。书中的描述和讨论均配有相关图像,以便详细解释在感染与炎症状态下 PET/CT 的基本表现。本书可让读者理解 PET/CT 在不明原因发热(fever of unknown origin,FUO)、结核病、心脏病变、胸部病变、血管炎、风湿性多肌炎、儿科疾病、假体关节感染、器官移植、病毒感染及分子影像学等方面的价值。结合 PET/CT 的使用范围,本书就其在各专业中的应用进行了全面回顾。

翻译　林晓珠　李河北　廖栩鹤　谷何一
审校　胡　娟　杨　斌

# PET/CT 物理学、设备和技术

**2**

## 2.1 概述

正电子发射计算机体层显像(positron emission tomography and computed tomography,PET/CT)是分子成像中一种重要的方式。核医学与分子影像学学会(Society of Nuclear Medicine and Molecular Imaging,SNM)将分子成像定义为在分子和细胞水平对生物过程进行可视化、特征化及测量[1]。PET/CT 是融合成像的重要组成部分,这意味着它能将功能成像与结构成像相结合并进行量化[2-3]。该成像模式的量化基于一段时间内特定组织中放射性示踪剂的摄取量。因此,氟代脱氧葡萄糖(fluorodeoxyglucose,FDG)PET/CT 以个体化医疗的全新概念彻底改变了现代医学。PET/CT 目前广泛应用于肿瘤学、神经学、心脏病学、感染与炎症性疾病等,并有各种各样的新用途[4-5]。因此,PET/CT 目前已成为一种多学科成像方式。PET/CT 被广泛应用于恶性肿瘤的评估,特别是诊断、分期和再分期、疗效监测,以及放射治疗计划的制定等。PET/CT 也已成为动物模型成像的重要方式,用于研究各种疾病的病理、新药开发和各种治疗策略[6]。因此,PET/CT 为生物和生物化学过程的研究提供了大量的信息。

作为功能成像方式,单独应用正电子发射体层摄影(positron emission tomography,PET)并不具有特异性,因为还需要明确解剖结构的确切位置。为此,将 PET 与计算机体层成像(computed tomography,CT)或磁共振成像(magnetic resonance imaging,MRI)融合,通过功能和解剖图像的配准实现 PET/CT 或 PET/MRI,即所谓的融合成像。

## 2.2 PET/CT 的原理

### 2.2.1 正电子湮灭

PET 的基本原理是正电子湮灭,即放射性核素发射正电子时释放出光子,与电子相遇一起发生湮灭[7]。注射的放射性示踪剂类似于体内常见的生物分子,如体内的葡萄糖、多肽和蛋白质。这些释放的光子能以完全相反的方向释放 511keV 的能量[8]。基于能量守恒定律,该能量能通过探测器的符合成像进行识别。其中,511keV 代表电子质量的能量当量。在光子轰击目标材料的过程中,光子在回旋加速器中加速,以产生发射正电子的放射性核素。这是放射性核素产生的基础[9]。

### 2.2.2 放射性示踪技术

为了探测湮灭产生的伽马射线,可使用闪烁晶体[10]吸收高能量伽马射线并将其转换成低能量的光子。随着探测器技术的发展,PET 的许多局限性已经不复存在。常用的探测器为硅酸镥(lutetium-oxyorthosilicate,LSO),它具有极高的密度和光输出、快速的衰减时间和良好的分辨率。在电子湮灭过程中,使用如光电倍增管(photomultiplier tube,PMT)、雪崩光电二极管(avalanche photodiode,APD)或硅光电倍增管(silicon photomultipliers,SiPM)等光电传感器可将光信号转换成电信号[11]。PET 得到的 FDG 示踪剂摄取量与糖酵解量成正比。放射性核素释放出的正电子具有足够的动能。

因此,在 PET 探测中有很多因素都非常重要,依次为技术、患者相关因素和放射性示踪剂分布的生物动力学(生理性摄取量和病理性摄取量)。

1934 年,Irene 和 Curie 证明了通过发射正电子而衰变的放射性物质的形成,从而记录了 PET 的演变。Lawrence 建立了第一台用于生产同位素的医用回旋加速器[12-13]。

PET 的基本结构是由铋系氧化物(bismuth germinate oxide,DGO)[14]和氟化铯(cesium fluoride,CSF)组成的多环探测系统。PET 仪器是随着放射化学的发展而发展起来的,如 $^{15}O$、$^{13}N$、$^{11}C$ 和 $^{18}F$ 相关化合物。因此,随着设备和放射化学的发展,专用 PET/CT 被使用。

## 2.3 PET 物理学

### 2.3.1 正电子发射

正电子是带正电荷的电子,其质量与电子相同。正电子与电子发生湮灭,形成两个运动方向相反的光子。该湮灭过程构成了 PET 的基础。正电子发射基于同位素衰变过程,也称为 β⁺ 衰变[15]。在这个过程中,随着正电子的释放,放射性核素转化为中子。这种正电子衰变导致一种同位素转化为另一种同位素。在该湮灭过程中,两个光子携带的能量以 180° 的相反方向发射,并且可以被 PET 探测器探测到。常用的探测器是 LSO。随着探测器的发展,许多新技术也应运而生,其中一种是飞行时间技术(time of flight,TOF)(图 2-1、图 2-2)。

**正电子发射体层摄影(PET)扫描仪**

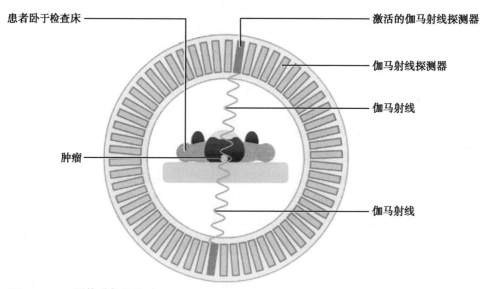

**图 2-1** PET 图像采集的基础
PET/CT 机架显示了 PET 闪烁晶体基于爱因斯坦原理检测到 180° 相反方向的两个光子能量。

### 2.3.2 PET 扫描仪

PET 扫描仪由多个彼此相邻排列的小型探测器组成,通常直径范围为 60~90cm。在 10~25cm 的长度范围内大约有 25 000 个探测器。PET 探测器是高密度闪烁晶体,具有转换光子能量的能力。这些闪烁晶体被组合到一个称为光电倍增管(photomultiplier tube,PMT)的装置中[16]。在该过程中,光被转换为电信号。这些来自每个检测器的信号在电路中被整合起来(图 2-3)。

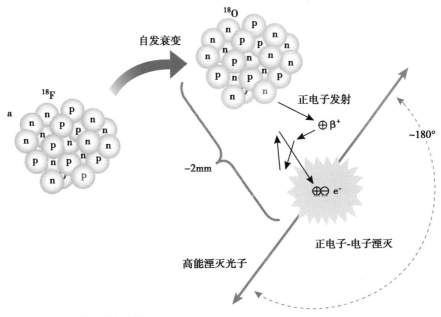

**图 2-2** 正电子湮灭的过程
根据爱因斯坦原理,能量以互成 180° 的角度释放,并被闪烁晶体检测到。

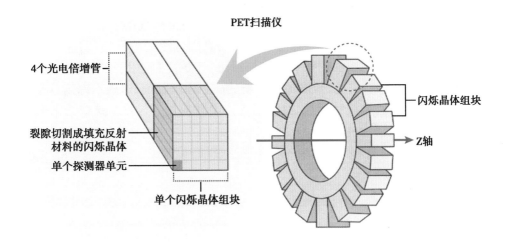

**图 2-3** 由闪烁晶体和光电倍增管组成的探头组块

### 2.3.3 PET 图像

PET 图像由单个体素图像构成,并通过放射性示踪剂进行校准。因此,来自不同湮灭过程的 511keV 能量被组合在一起形成图像。在这种 PET/CT 中,CT 在衰减校正方面具有重要作用。随着技术的发展,PET/CT 有了很多新的发展,TOF PET 就是其中之一。

## 2.4 放射性示踪剂

尽管可用于 PET 的放射性示踪剂有很多,但理想的放射性示踪剂取决于其半衰期。半衰期在成像中应能满足成像极限和在可行性范围内,因此,应该同时满足以下条件:可以注射至体内,在体内转化代谢,并在较短的时间内完成扫描[17]。较短的半衰期(几分钟)和较长的半衰期(长达数小时甚至数天)示踪剂都不建议用于成像。PET 理想的放射性示踪剂应该易于注射,并能在注射的同时进行扫描。放射性示踪剂通过在回旋加速器中反应而合成[18]。常用的放射性示踪剂是氟代脱氧葡萄糖(fluorodeoxyglucose,FDG)。$^{18}$F 是在回旋加速器中通过高能质子轰击富含 $^{18}$O 的水而产生的。带负电荷的氢离子在回旋加速器中加速,形成高能量的正氢离子,并指向富含 $^{18}$O 的水。这个质子与 $^{18}$O 发生核反应,形成 $^{18}$F。FDG 的合成是与 $^{18}$F 组合完成的。因此,产生的 FDG 是一种无菌、具热原性、无色、透明的液体。FDG 是由放射性物质标记的葡萄糖。在该过程中,放射性纯度大于 95%。这种葡萄糖代谢的概念是糖酵解,也被称为 Warburg 效应[19]。FDG 的细胞摄取量与特定组织或器官的活性成正比。FDG 形成的生化过程取决于葡萄糖转运体(glucose transporters,GLUT)途径。因此,FDG 的摄取不仅仅具有针对癌症的特异性,对感染和炎症等葡萄糖转运代谢增加的疾病也同样适用。FDG 可应用于多种疾病,但对疾病诊断均不敏感。为此,研发了许多新的放射性示踪剂,这些示踪剂具有更高的器官特异性或系统特异性,且可以更方便地应用于诊断。这成为未来个体化医疗的基础(图 2-4、图 2-5)。

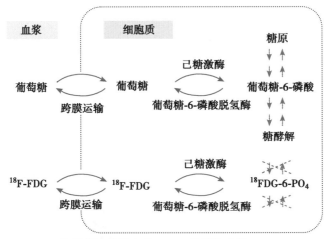

**图 2-4** 正常葡萄糖代谢和 $^{18}$F-FDG 代谢的比较

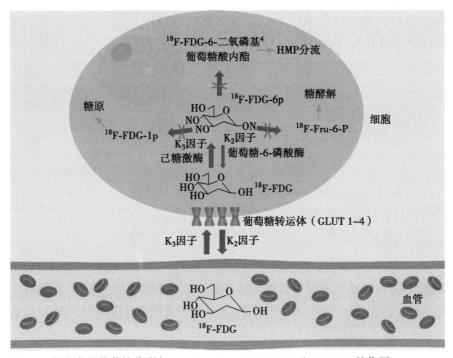

**图 2-5** 细胞内的葡萄糖代谢与 GLUT1、GLUT2、GLUT3 和 GLUT4 的作用

## 2.5　影响 FDG 摄取的因素

恶性细胞具有快速增殖、体积增大、局部侵袭和远处转移的重要特性。FDG 放射性示踪剂的摄取量取决于多种因素,如肿瘤细胞的数量、肿瘤分级、组织学亚型和血管分布。肿瘤的血管分布与组织的含氧量相关,特别是在一些含氧量较少的特定组织中,这种情况被称为肿瘤乏氧[20](图 2-6、图 2-7)。

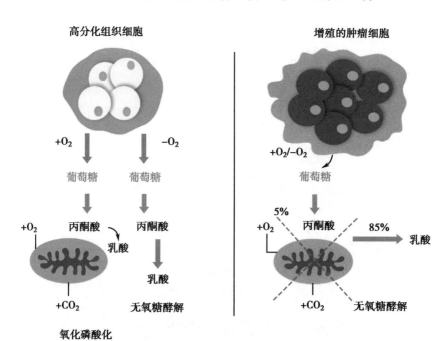

**图 2-6**　正常组织和肿瘤组织中的葡萄糖代谢
在正常组织中,发生氧化磷酸化,而在肿瘤增殖细胞中则不发生。

PET 在诊断感染和炎症中的原理也是一样的。许多疾病的示踪剂摄取量相同,因此有时很难鉴别不同的病理。这里有一些标准可以进行鉴别,但仍有少数情况存在鉴别困难。为此,放射性示踪剂未来的进展将更加注重与放射性示踪剂相关疾病的评估(图 2-8)。

无论生理性组织还是病理性组织,FDG 摄取数量取决于摄取量,而摄取量通过标准摄取值(standardized uptake value,SUV)进行量化[21]。

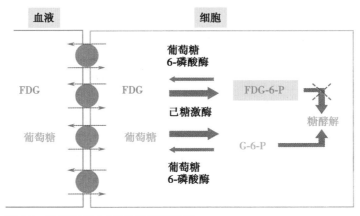

**图 2-7**　肿瘤细胞中 FDG 的代谢机制

氟代脱氧葡萄糖 -6- 磷酸盐（FDG-6-P）不参与糖酵解。

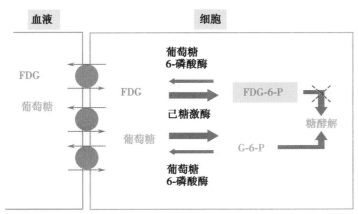

**图 2-8**　炎症细胞中 FDG 的摄取机制

氟代脱氧葡萄糖 -6- 磷酸盐（FDG-6-P）不参与糖酵解。因此，肿瘤细胞和炎症细胞中 PDG 的代谢机制相同。

## 2.6　PET/CT 扫描技术

### 2.6.1　患者准备

PET/CT 扫描前患者需禁食 4~6 小时。这一时长可以使病变组织达到最佳的示踪剂摄取状态。要避免饮用含咖啡因和酒精的饮料。摄取量取决于特定组织中的葡萄糖代谢。了解 PET/CT 图像的示踪剂分布特征、生理性摄取及常见正常变异尤为重要[22]。需要对血糖水平的虚假升高或降低进行量化。理想的血糖水平应该低于 8.3mmol/L。当血糖水平高于 11.1mmol/L,需要重新预约检查。血糖水平在 8.3~11.1mmol/L 时[23],应给予胰岛素。胰岛素引起的低血糖可导致假阳性结果。静脉注射 FDG 的平均剂量为 10mCi。注射 FDG 无明显禁忌证。理想的扫描时间是在注射 FDG 后 60 分钟。最好高举上臂,以便减少 CT 扫描产生的射线硬化效应伪影。全身成像有多种扫描方案,从颅底到大腿中部是应用广泛的标准扫描方案。局部 PET/CT 扫描通常用于心脏、神经系统和人工关节感染。上下肢扫描与全身扫描应分开进行,主要取决于如黑色素瘤、上下肢特定临床症状的适应证。

## 2.6.2  CT 技术

根据 PET/CT 扫描顺序,首先进行 CT 扫描,然后进行 PET 扫描。根据扫描部位的不同,采用不同的 CT 扫描方案,即平扫、单期扫描或三期扫描[24]。对于神经内分泌肿瘤、肝脏血管瘤等,通常采用三期对比增强 CT 扫描。CT 扫描计划是 PET/CT 扫描计划中不可分割的一部分。CT 扫描应在适当的吸气阶段进行。为更好地显示肺部,可以在全身扫描后单独进行肺窗图像采集。根据临床症状的需要也可单独进行高分辨率 CT 扫描。

## 2.6.3  PET 技术

CT 扫描结束后,进行 PET 扫描。在全身扫描中,依据患者的身高,选择 6~7 个不同的床位。由于 CT 和 PET 之间扫描位置配准差异,每个床位会有一定重叠。每个进床位置为 11~15cm[25]。

一旦 PET 扫描结束,可采集腹部 CT 的延迟期图像,以评估肠袢、膀胱和盆腔病变。

## 2.7  图像解读

PET 图像显示特定组织对放射性示踪剂的摄取量,即放射性示踪剂摄取的浓度。未经校正的图像,必须转换为校正的图像。CT 数据用于校正图像。这种衰减校正由穿过患者的 511keV 光子完成。最后获得 PET 扫描校正的图像。这些融合图像被重建为轴位、矢状位和冠状位图像(图 2-9、图 2-10)。

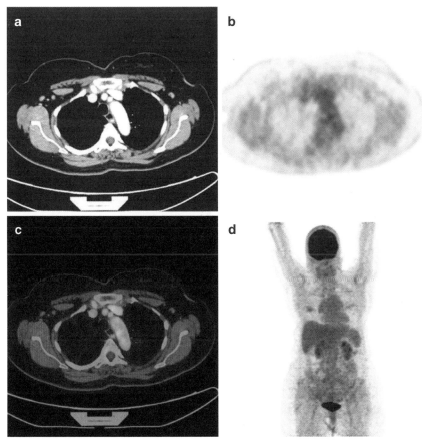

**图 2-9** 从颅顶到大腿中部的全身正常 PET/CT 扫描
显示无异常的生理性摄取。肾盂、肾盏和膀胱内可见正常的生理性摄取（a~d）。

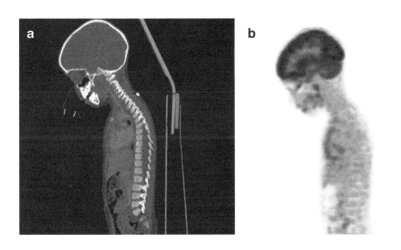

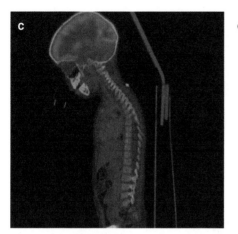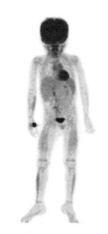

**图 2-10** 从颅顶到脚的全身正常 PET/CT 扫描

因 PET/CT 检查床长度足够,该扫描方案在儿童年龄组是可行的。颅脑、鼻咽部、贲门和膀胱内均可见正常的生理性摄取(a~d)。

最大标准摄取值(maximum standard uptake value,$SUV_{max}$)和葡萄糖代谢率可以评估示踪剂的摄取。其中应用最广泛的是 $SUV_{max}$,是反映 FDG 摄取的半定量指标。正常的生理性摄取可见于肌肉和脂肪[26-27]。大脑和心脏的生理性摄取量会增加,尤其大脑皮层和基底节区域更为突出。心肌的摄取量取决于心脏代谢活动,在大多数全身扫描中表现为正常生理性摄取。利用 FDG 和其他放射性示踪剂也可对心脏进行扫描。在肝脏、脾脏和骨髓中也可看到轻度摄取,可用于区别生理性、系统性炎症和化疗后的表现。骨骼肌的摄取也是一种常见的异常改变,尤其是在患者没有安静休息或活动较多的情况下(图 2-11)。

由于 FDG 由泌尿系统排出,因此在肾脏的肾盂、肾盏和膀胱也可出现生理性FDG 摄取增加。甲状腺和消化道也可见生理性摄取。这种生理性摄取的变异度很高,可以是弥漫性也可以是局灶性,可在肠道的各个节段观察到,但常见于盲肠和直肠、乙状结肠交界处。口服对比剂的 CT 扫描更有助于肠道病变的诊断,尤其是黏膜或黏膜下病变,可以是恶性的,也可能是癌前病变。SUV 是对 PET 图像中单个静态时间点放射性示踪剂摄取的半定量评估。组织 SUV 可表示为感兴趣区(region of interest,ROI)的最小值、最大值或平均值(图 2-12、图 2-13)。

$$SUV = \frac{组织示踪剂活度}{放射性示踪剂注入剂量 / 患者体重}$$

组织示踪剂活性的单位是微居里 / 克(μCi/g),放射性示踪剂注入剂量的单位是毫居里 / 克(mCi/g),注射的放射性示踪剂的单位是毫居里(mCi),患者体重的单位是千克(kg)。

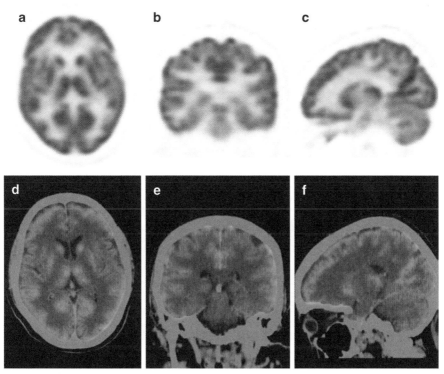

**图 2-11** 颅脑 PET/CT 扫描

显示脑实质的正常摄取。大脑摄取量高于白质（a~f）。

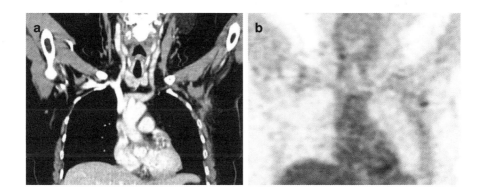

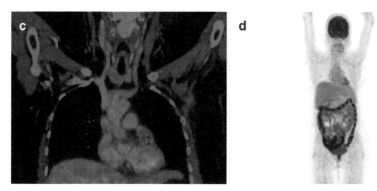

**图 2-12** 正常的全身 PET/CT 扫描
远端回肠袢和整个结肠可见生理性摄取(a~d)。应对这种生理性摄取与肠内的病理性摄取进行鉴别。

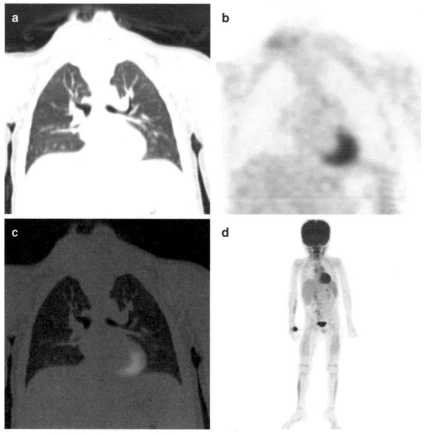

**图 2-13** 儿童的全身 PET/CT 扫描
肺野显示正常。右腕关节为放射性示踪剂注射部位。颅脑、鼻咽部、贲门和膀胱可见正常的生理性摄取(a~d)。

SUV 被量化为最小值、最大值和平均值。平均 SUV 是所有值的数学平均数。$SUV_{max}$ 和 $SUV_{min}$ 是 SUV 的最大值和最小值。理想情况下，$SUV_{max}$ 的范围为 0.5~2.5。一些文献提出 SUV 为 2.5~3.0 及以上时倾向恶性肿瘤，但这一范围有很多变化。在可以满足诊断的前提下，放射性示踪剂的摄取越少越好。倾向恶性肿瘤的 SUV 范围可以被量化或优化[28]。

因此，为标准化 SUV 制定一个成像方案至关重要。

在一些扫描中，需要使用特殊的成像方案，如评价头颈部病变，常使用鼓腮技术，这有助于评估颊部的原发病变（图 2-14）。其他方案如在评估膀胱的微小局灶性病灶或膀胱壁轻微增厚时可注射呋塞米使膀胱适当扩张。使用直肠对比剂能充分扩张肠管，更好地显示肛管、直肠和乙状结肠病变。这对于清晰显示局部肠管轻度增厚至关重要。

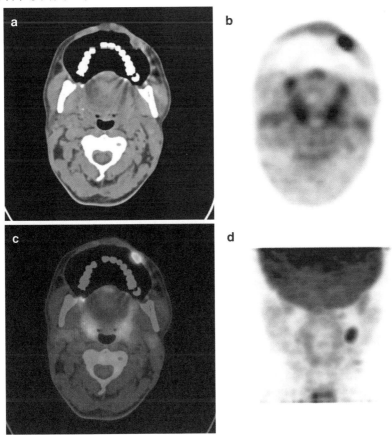

**图 2-14** 鼓腮技术是鉴别口腔黏膜微小病变和原发病变的一种特殊技术，也包括龈颊沟和磨牙后三角区

图示左侧颊部的小结节病变显示更清晰，并可见明显摄取（a~d）。如使用常规成像方案，这样的病变常显示不清。

## 2.8 PET/CT 的局限性和伪影

患者是造成伪影常见的原因。因此需要将 PET 和 CT 进行适当地配准,这主要基于放射性示踪剂摄取活性的空间分辨率和衰减校正。金属伪影和假体等也可引起 CT 伪影,即引起衰减校正伪影[29-30]。其他一些伪影如 FDG 注射前或后患者显著的活动的伪影。

正常摄取不应与肾脏、脑、肠道、贲门、肝脏和其他器官的生理性摄取相混淆。

## 2.9 PET/CT 的优势

PET/CT 有助于准确定位少量放射性示踪剂摄取,区分正常和异常的疾病。

PET/CT 联合成像模式同时提供了来自 PET 良好的功能信息和来自 CT 绝佳的空间分辨率和对比度[31-32]。

PET/CT 的衰减校正可通过 CT 对数据进行定量或半定量评估来完成。

## 2.10 总结

PET/CT 以湮灭过程中检测的光子为基础。将定量信息和功能信息与 CT 的准确配准是 PET/CT 成像的标志。患者准备、数据采集、数据重建和图像解读对高质量 PET/CT 成像至关重要。随着许多新的放射性示踪剂的研发和临床应用,PET/CT 已成为许多情况下首选检查方法。

翻译　段绍峰　席笑迎　崔恩铭　胡　娟
审校　范　岩　杨　斌　谷何一

## 参考文献

1. Mankoff DA. A definition of molecular imaging. J Nucl Med. 2007;48(6):18N, 21N.
2. Pichler BJ, Judenhofer MS, Pfannenberg C. Multimodal imaging approaches: PET/CT and PET/MRI—part 1. Handb Exp Pharmacol. 2008;185:109–32.
3. Mittra E, Quon A. Positron emission tomography/computed tomography: the current technology and applications. Radiol Clin N Am. 2009;47:147–60.
4. Ownsend DW, Carney J, Yap JT, Hall NC. PET/CT today and tomorrow. J Nucl Med. 2004;45(suppl):4S–14S.
5. van der Vos CS, Koopman D, Rijnsdorp S, Arends AJ, Boellaard R, van Dalen JA, et al. Quantification, improvement, and harmonization of small lesion detection with state-of-the-

art PET. Eur J Nucl Med Mol Imaging. 2017;44(Suppl 1):4–16.

6. Slomka PJ, Pan T, Germano G. Recent advances and future progress in PET instrumentation. Semin Nucl Med. 2016;46:5–19.

7. Phelps ME, Hoffmann EJ, Mullani NA, et al. Application of annihilation coincidence detection to trans-axial reconstruction tomography. Nucl Med. 1975;16:210–24.

8. Omami G, Tamimi D, Barton F. Branstetter basic principles and applications of [18]F-FDG-PET/CT in oral and maxillofacial imaging: a pictorial essay. Imaging Sci Dent. 2014;44(4):325–32.

9. Synowiecki MA, Perk LR, Frank J, Nijsen W. Production of novel diagnostic radionuclides in small medical cyclotrons. EJNMMI Radiopharm Chem. 2018;3:3.

10. Peng H, Levin CS. Recent developments in PET instrumentation. Curr Pharm Biotechnol. 2010;11(6):555–71.

11. Vandenbroucke A, Foudray AMK, Olcott PD, Levin CS. Performance characterization of a new high-resolution PET scintillation detector. Phys Med Biol. 2010;55:5895–911.

12. Kułakowski A, et al. The contribution of Marie Skłodowska-Curie to the development of modern oncology. Anal Bioanal Chem. 2011;400(6):1583–6.

13. Shahhosseini S. PET radiopharmaceuticals. Iran J Pharm Res. 2011;10(1):1–2.

14. Tanaka S, Nishio T, Tsuneda M, et al. Improved proton CT imaging using a bismuth germanium oxide scintillator. Phys Med Biol. 2018;63(3):035030.

15. Berger A. Positron emission tomography. BMJ. 2003;326(7404):1449.

16. Lee JP, Ito M, Lee JS. Evaluation of a fast photomultiplier tube for time-of-flight PET. Biomed Eng Lett. 2011;1:174–9.

17. Dash A, Chakravarty R. Radionuclide generators: the prospect of availing PET radiotracers to meet current clinical needs and future research demands. Am J Nucl Med Mol Imaging. 2019;9(1):30–66.

18. Almuhaideb A, Papathanasiou N, Bomanji J. [18]F-FDG PET/CT imaging in oncology. Ann Saudi Med. 2011;31(1):3–13.

19. Shen B, Huang T, Sun Y. Revisit [18]F-fluorodeoxyglucose oncology positron emission tomography: "systems molecular imaging" of glucose metabolism. Oncotarget. 2017;8(26):43536–42.

20. Yamada T, Uchida M, Kwang-Lee K, et al. Correlation of metabolism/hypoxia markers and fluoro-deoxyglucose uptake in oral squamous cell carcinomas. Oral Surg Oral Med Oral Pathol Oral Radiol. 2012;113:464–71.

21. Kinahan PE, Fletcher JW. PET/CT standardized uptake values (SUVs) in clinical practice and assessing response to therapy. Semin Ultrasound CT MR. 2010;31(6):496–505.

22. Benamor M, Ollivier L, Brisse H, Moulin-Romsee G, et al. PET/CT imaging: what radiologists need to know. Cancer Imaging. 2007;7(Special issue A):S95–9.

23. Sprinz C, Zanon M, Altmayer S, et al. Effects of blood glucose level on 18F fluorodeoxyglucose (18F-FDG) uptake for PET/CT in normal organs: an analysis on 5623 patients. Sci Rep. 2018;8:2126.

24. Berthelsen AK, Holm S, Loft A, et al. PET/CT with intravenous contrast can be used for PET attenuation correction in cancer patients. Eur J Nucl Med Mol Imaging. 2005;32:1167–75.

25. Mawlawi O, Pan T, Macapinlac HA, et al. PET/CT imaging techniques, considerations, and artifacts. J Thorac Imaging. 2006;21(2):99–110.

26. Shammas A, Lim R, Charron M. Pediatric FDG PET/CT: physiologic uptake, normal variants, and benign conditions. Radiographics. 2009;29(5):1467–86.

27. Abouzied MM, Crawford ES, Nabi HA. 18F-FDG imaging: pitfalls and artifacts. J Nucl Med Technol. 2005;33(3):145–55.

28. Jennings M, Marcu LG, Bezak E. PET-specific parameters and radiotracers in theoretical tumour modeling. Comput Math Methods Med. 2015;2015:415923.

29. Freedenberg M, Badawi RD, Tarantal AF, et al. Performance and limitations of positron emission tomography (PET) scanners for imaging very low activity sources. Physica Med. 2014;30(1):104. https://doi.org/10.1016/j.ejmp.2013.04.001.

30. Pettinato C, Nanni C, Farsad M. Artifacts of PET/CT images. Biomed Imaging Interv J. 2006;2(4):e60.

31. Cazzato RL, Garnon J, Shaygi B, et al. PET/CT-guided interventions: indications, advan-

tages, disadvantages and the state of the art. Minim Invasive Ther Allied Technol. 2018 Feb;27(1):27–32.

32. Ell PJ. The contribution of PET/CT to improved patient management. Br J Radiol. 2006;79:32–6.

# PET/CT 的生理性变异

# 3

**要点**

PET/CT 是由功能成像和解剖成像组成的融合成像方式。PET/CT 常见的适应证为恶性肿瘤,但目前也有许多新的适应证。人体有很多生理性改变,而这些生理变化可能会导致摄取而误认为异常。

## 3.1 概述

PET/CT 是一种广泛用于多种适应证的功能学成像方式。目前,它的运用已扩展到对各种良性病变的评估,其中常见的是感染和炎症。异常摄取或摄取增加是鉴别和诊断这些病变的方法之一。但许多生理性摄取也会表现为摄取显著增高,这就对疾病的鉴别诊断造成了困难。在身体的不同部位也会存在各种偶然发现,这些发现可能是良性的。因此正常的生理性摄取需要与异常摄取相鉴别。导致摄取异常最主要的原因包括炎症、感染、生理性变异、创伤、医源性过程和治疗后改变[1-2]。因此,了解正常的生理性摄取是很重要的。

¹⁸F- 氟脱氧葡萄糖(¹⁸F-FDG)是常用的放射性示踪剂,其代谢基础是葡萄糖代谢。通常来说,这是 FDG 积聚和代谢的基础[3-4]。葡萄糖水平正常是一个重要的参考标准。

## 3.2 FDG 示踪剂摄取的生理性变异

### 3.2.1 脑

葡萄糖是脑实质的重要代谢底物。在禁食状态下,人体约有 20% 的葡萄糖代谢发生在脑实质。正常脑和老年脑的摄取模式各有特征。这种正常的生理性摄取不应被视为异常。正常情况下,基底节、扣带回后部皮质和枕叶皮质的生理性摄取双侧对称,内侧颞叶皮质摄取轻度减低。静息状态下,正常脑实质的灰质与白质活性比为 2.5~4.1。大脑白质的葡萄糖代谢率约为 15μmol/(min·100g),灰质为 40~60μmol/(min·100g)(图 3-1)。

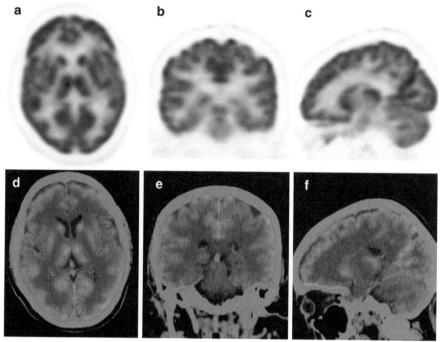

**图 3-1** 双侧丘脑、苍白球、壳核及皮层灰质摄取轻度增加(a~f)

### 3.2.2 头颈部

FDG 正常生理性摄取的另一个重要区域是正常的淋巴组织。这种生理性摄取的特征是双侧对称性摄取。大唾液腺及喉部的摄取均表现为双侧对称性分布,这是区别病理性摄取的重要标准。运动会导致肌肉活性增加,因此运动障碍、无法配合的患者,以及其他原因可表现为肌肉摄取增加。颈段脊髓在仰卧位时也表现为轻微的摄取增加。极少数情况下,甲状腺也表现为轻微的摄取增加,且多数情况下都不能被正确识别为生理性摄取。因此,FDG PET/CT 在评价各种正常的生理性摄取和变异方面具有重要作用[5](图 3-2)。

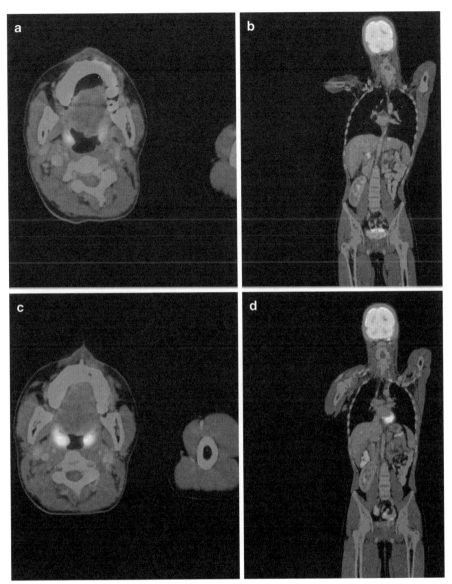

**图 3-2**　全身 PET/CT 扫描 1
颈部扁桃体区正常生理性摄取及心脏摄取（a~d）。

### 3.2.3　棕色脂肪

　　棕色脂肪组织作为一个产热器官，其作用主要是通过产生热量来维持体温，尤其是年轻人。棕色脂肪产热主要与非寒战性产热和饮食诱导性产热有关。具有产热能力的脂肪组织有极高的细胞密度，以及丰富的血管、神经及细胞内脂质成分。棕色脂肪将葡萄糖作为三磷酸腺苷的来源,而三磷酸腺苷是脂肪代谢和最终产热所必需的。因此,较高的代谢活动会导致棕色脂肪摄取增加。这在新生儿中比较常见,并随着年龄的增长逐渐减少。此外,这种情况在女性更为常见。棕色脂肪摄取的其他部位包括腋窝、纵隔、肋间、椎旁和肾周区域。由于PET/CT 可以区分棕色脂肪和病理性改变,因此它能鉴别棕色脂肪引起的生理性摄取[6](图 3-3)。

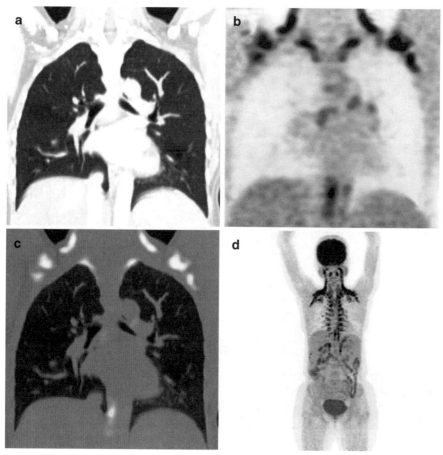

**图 3-3　全身 PET/CT 扫描 2**
由于棕色脂肪,颈部和胸壁呈不规则的双侧对称性摄取(a~d)。

## 3.3 胸部的生理性摄取

### 3.3.1 胸腺

在儿童中,胸腺是导致生理性摄取的常见原因之一。其原因是身体运动和情绪压力,而在成年人并未发现这一情况。胸腺增生是摄取增加的原因之一,多为治疗后的反应性改变,在儿童及年轻人中更常见。有时需要将胸腺增生与胸腺的生理性摄取相鉴别。FDG PET/CT 对评估胸腺的各种生理性摄取具有重要作用[7-9](图 3-4)。

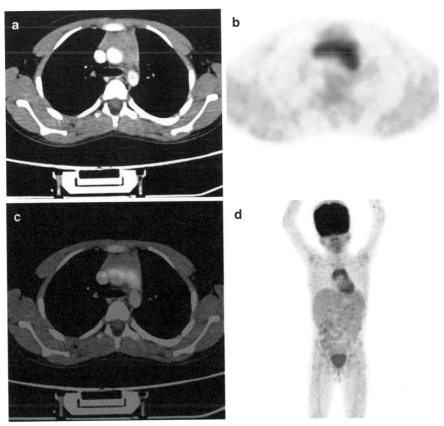

**图 3-4** 全身 PET/CT 扫描 3
胸腺弥漫性轻度摄取,除生理性摄取外,也可能是由于化疗后的反应性改变所致(a~d)。

### 3.3.2 心肌代谢

心肌的主要代谢底物为葡萄糖,其代谢活性主要见于左心室,而其他心腔的摄取则是病理性的。当新陈代谢增强时,心肌活性增加,需要与病理性摄取相鉴别。

心肌的代谢方式取决于是否禁食,既可表现为以脂肪酸代谢为主,也可表现为以葡萄糖代谢为主。FDG PET/CT 在评价和鉴别心肌生理性代谢和异常代谢方面具有重要作用[10-11](图 3-5)。

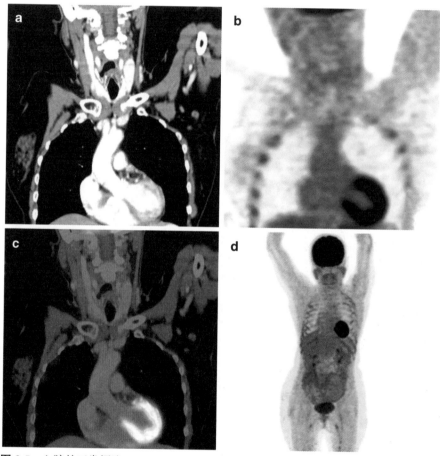

**图 3-5 心脏的正常摄取**
全身 PET/CT 显示心肌正常生理性摄取,CT 无异常(a~d)。

### 3.3.3 乳腺实质

激素水平的变化会引起乳腺实质的改变,这种变化可见于青春期和绝经后的女性。泌乳期的乳腺实质也会出现摄取增加[12],主要是生理性摄取。PET/CT能更清晰地区分这种生理性摄取和病理性摄取(图3-6)。

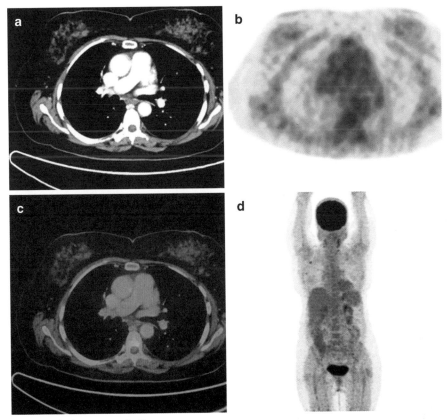

**图 3-6** 全身 PET/CT 扫描 4
双侧乳房腺体组织轻微摄取,提示双侧乳腺实质的正常生理性摄取(a~d)。

### 3.3.4 脂肪瘤样肥厚

房间隔的脂肪量增加也可表现为高摄取。FDG PET/CT 可用于区分这种生理性摄取和病理性摄取[13]。

## 3.4　腹部的生理性摄取

### 3.4.1　肠道

　　生理性摄取也可见于肠道,这种情况下大多需要 CT 辅助来确定或排除病变。如果有可疑摄取,则需行 PET/CT 延迟显像来评估和量化病变[14]。CT 的作用是评估微小病变,如肠壁的轻度增厚、邻近的线样纤维或腹膜增厚(图 3-7)。

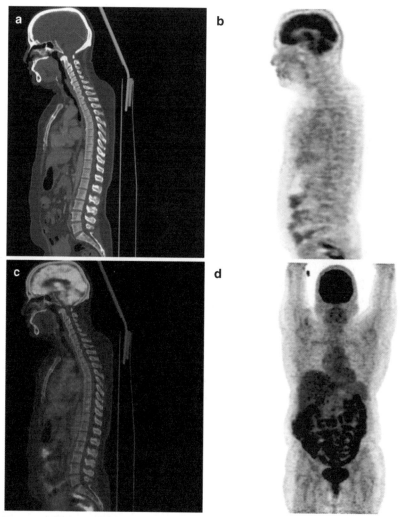

**图 3-7**　肠道的正常摄取
全身 PET/CT 显示肠道的生理性摄取,CT 显示相应部位无异常(a~d)。

### 3.4.2 肾脏和肾盂肾盏系统

由于放射性示踪剂通过肾脏排泄,所以生理性摄取也可见于肾脏和肾盂肾盏系统。需要通过 PET/CT 将各种病理性摄取与生理性摄取进行鉴别[15-16](图 3-8)。

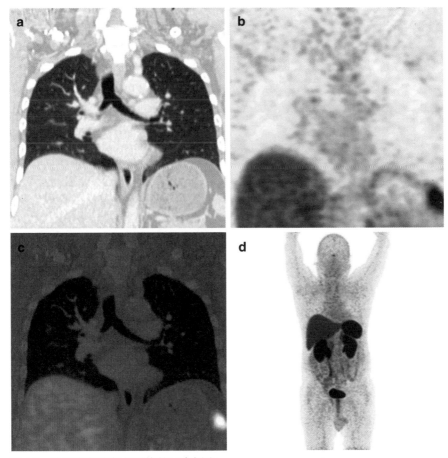

**图 3-8** 肾脏和肾盂肾盏系统的正常摄取
全身 DOTA- 碘化钠 - 奥曲肽(DOTONAC)PET/CT 扫描显示(a~c)肾脏和肾盂肾盏系统有明显的 FDG 代谢活性,提示正常的生理性摄取;肝脏也有中度的代谢活性;脾脏有明显的代谢活性,提示生理性摄取。

### 3.4.3 膀胱

放射性示踪剂通过肾脏排泄,然后在膀胱浓集且活性增加。必要时,可以注射呋塞米行延迟显像以单独评估膀胱病变[17]。呋塞米的作用是评价膀胱壁的局限性增厚,以区分因充盈欠佳所致的膀胱壁增厚。

### 3.4.4 卵泡

卵泡和卵巢黄体囊肿可见轻微的生理性摄取,应避免与其他类型病理性卵巢囊肿的异常摄取相混淆[18](图 3-9)。

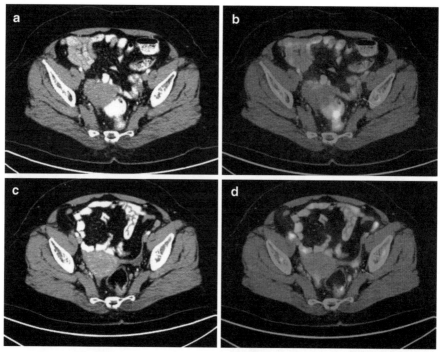

**图 3-9** 卵泡的正常摄取

全身 PET/CT 盆腔层面图像显示正常的卵巢有示踪剂活性,$SUV_{max}$ 为 2.8,提示生理性摄取(a~d)。

## 3.5 睾丸的生理性摄取

睾丸的生理性摄取需与病理条件下的异常摄取相鉴别,尤其是睾丸淋巴瘤和睾丸炎[19]。同样,PET/CT 在其中具有重要作用。

**骨髓**

治疗后骨髓的反应性变化可引起骨髓摄取增加,表现为弥漫性摄取增加而CT 显示无异常,这种情况需要与骨髓转移相鉴别(图 3-10)。

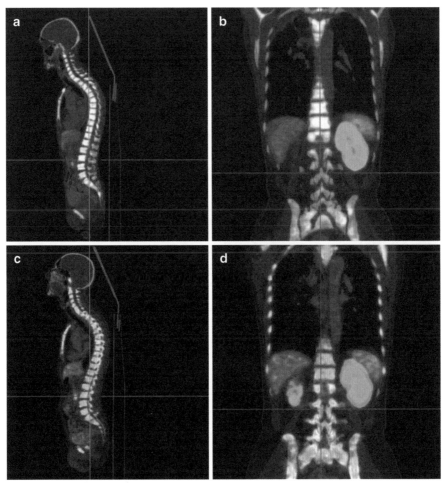

**图 3-10**　全身 PET/CT 扫描 5
轴心骨及附肢骨骨髓由于生理性反应性改变表现为弥漫性摄取增加（a、c），需要与骨髓的病理性摄取相鉴别。另外，可发现右肾及整个左肾摄取明显增加（b、d）。

## 3.6　DOTA- 碘化钠 - 奥曲肽和前列腺特异性膜抗原的生理性摄取

　　脾脏、肝脏和肠道表现为 DOTA- 碘化钠 - 奥曲肽（DOTONAC）和前列腺特异性膜抗原（prostate specific membrane antigen，PSMA）生理性的弥漫性摄取增加[20]。因此，在诊断为病理性摄取之前需要考虑到所使用的放射性示踪剂的组织亲和力特征（图 3-11）。

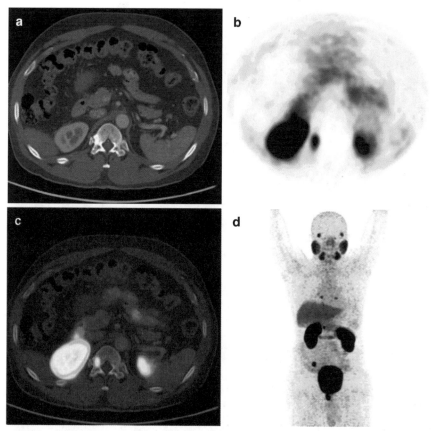

**图 3-11**  双侧颌下腺、双侧舌下腺、双肾、肝脏及膀胱可见弥漫性轻度生理性摄取(a~d)

## 3.7  儿童患者的生理性摄取

除常见的胸腺外,儿童正常生理性摄取的分布部位与成人基本一致。在儿童,胸腺是生理性摄取的常见部位之一[21]。

## 3.8  技术原因

多种技术原因引起的生理性摄取都可以通过提前采取措施避免,如显像前进行患者准备、避免身体活动或锻炼、注意保暖并保持放松、避免情绪紧张。静脉注射对比剂会导致 PET 图像出现与热点相关的伪影[22-23]。

其他可见的伪影为金属伪影,如牙套、牙科填充物、金属假体、起搏器、植入式化疗泵、导管(图 3-12、图 3-13)。

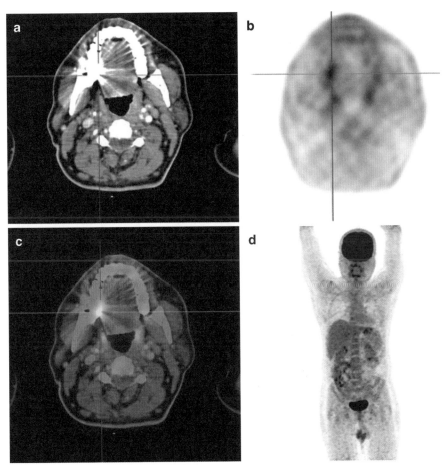

**图 3-12** 由牙科金属制品引起的右侧牙槽骨局灶性摄取

这些金属制品导致的摄取（a~d）需要与病理性摄取相鉴别，特别是与金属制品相关的感染相鉴别。

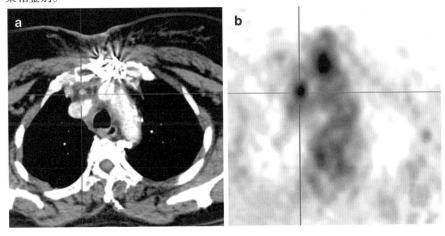

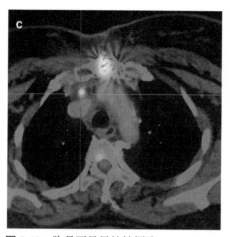
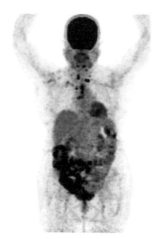

**图 3-13** 胸骨可见局灶性摄取

这些金属制品导致的摄取(a~d)需要与病理性摄取相鉴别,特别是与金属制品相关的感染相鉴别。

## 3.9 总结

PET/CT 可以很容易地区分生理性摄取和病理性摄取。

翻译 席笑迎 段绍峰 崔恩铭 朱高红

审校 范 岩 胡 娟 谷何一

## 参考文献

1. Cook GJ, Fogelman I, Maisey MN. Normal physiological and benign pathological variants of 18-fluoro-2-deoxyglucose positron-emission tomography scanning: potential for error in interpretation. Semin Nucl Med. 1996;26(4):308–14.
2. Cook GJ, Maisey MN, Fogelman I. Normal variants, artefacts and interpretative pitfalls in PET imaging with 18-fluoro-2-deoxyglucose and carbon-11 methionine. Eur J Nucl Med. 1999;26(10):1363–78.
3. Abouzied MM, Crawford ES, Nabi HA. 18F-FDG imaging: pitfalls and artifacts. J Nucl Med Technol. 2005;33(3):145–55; quiz 162–3.
4. Culverwell AD, Scarsbrook AF, Chowdhury FU. False-positive uptake on 2-[$^{18}$F]-fluoro-2-deoxy-D-glucose (FDG) positron-emission tomography/computed tomography (PET/CT) in oncological imaging. Clin Radiol. 2011;66(4):366–82. https://doi.org/10.1016/j.crad.2010.12.004.
5. Blodgett TM, Fukui MB, Snyderman CH, Branstetter BF, McCook BM, Townsend DW, Meltzer CC. Combined PET-CT in the head and neck: part 1. Physiologic, altered physiologic, and artifactual FDG uptake. Radiographics. 2005;25(4):897–912.
6. Truong MT, Erasmus JJ, Munden RF, Marom EM, Sabloff BS, Gladish GW, et al. Focal FDG uptake in mediastinal brown fat mimicking malignancy: a potential pitfall resolved on PET/

CT. AJR Am J Roentgenol. 2004;183:1127–32.

7. Nguyen M, Varma V, Perez R, Schuster DM. CT with histopathologic correlation of FDG uptake in a patient with pulmonary granuloma and pleural plaque caused by remote talc pleurodesis. AJR Am J Roentgenol. 2004;182(1):92–4.

8. Murray JG, Erasmus JJ, Bahtiarian EA, Goodman PC. Talc pleurodesis simulating pleural metastases on 18F-fluorodeoxyglucose positron emission tomography. AJR Am J Roentgenol. 1997;168(2):359–60.

9. Brink I, Reinhardt MJ, Hoegerle S, Altehoefer C, Moser E, Nitzsche EU. Increased metabolic activity in the thymus gland studied with 18F-FDG PET: age dependency and frequency after chemotherapy. J Nucl Med. 2001;42(4):591–5.

10. Lobert P, Brown RK, Dvorak RA, Corbett JR, Kazerooni EA, Wong KK. Spectrum of physiological and pathological cardiac and pericardial uptake of FDG in oncology PET-CT. Clin Radiol. 2013;68:e59–71.

11. Ding HJ, Shiau YC, Wang JJ, Ho ST, Kao A. The influences of blood glucose and duration of fasting on myocardial glucose uptake of [18F]fluoro-2-deoxy-D-glucose. Nucl Med Commun. 2002;23:961–5.

12. Kumar R, Chauhan A, Zhuang H, et al. Standardized uptake values of normal breast tissue with 2-deoxy-2-[F-18]fluoro-D: –glucose positron emission tomography: variations with age, breast density, and menopausal status. Mol Imaging Biol. 2006;8:355–62.

13. Gerard PS, Finestone H, Lazzaro R, et al. Intermittent FDG uptake in lipomatous hypertrophy of the interatrial septum on serial PET/CT scans. Clin Nucl Med. 2008 Sep;33(9):602–5.

14. Ahmad Sarji S. Physiological uptake in FDG PET simulating disease. Biomed Imaging Interv J. 2006;2(4):e59.

15. Piccoli GB, Arena V, Consiglio V, et al. Positron emission tomography in the diagnostic pathway for intracystic infection in adpkd and "cystic" kidneys. A case series. BMC Nephrol. 2011;12:48.

16. Zincirkeser S, Sahin E, Halac M, et al. Standardized uptake values of normal organs on 18F-fluorodeoxyglucose positron emission tomography and computed tomography imaging. J Int Med Res. 2007;35:231–6.

17. Kitajima K, Nakamoto Y, Senda M, Onishi Y, Okizuka H, Sugimura K. Normal uptake of 18F-FDG in the testis: an assessment by PET/CT. Ann Nucl Med. 2007;21:405–10.

18. Demirci E, Sahin OE, Ocak M, et al. Normal distribution pattern and physiological variants of 68Ga-PSMA-11 PET/CT imaging. Nucl Med Commun. 2016;37(11):1169–79.

19. Shammas A, Lim R, Charron M. Pediatric FDG PET/CT: physiologic uptake, normal variants, and benign conditions. Radiographics. 2009;29(5):1467–86. https://doi.org/10.1148/rg.295085247.

20. Cook GJ, Wegner EA, Fogelman I. Pitfalls and artefacts in 18FDG PET and PET/CT oncologic imaging. Semin Nucl Med. 2004;34(2):122–33.

21. Todd M, Blodgett MD, Ajeet S, Mehta BS, Amar S, Mehta BS, et al. PET/CT artifacts. Clin Imaging. 2011;35(1):49–63.

22. Abouzied MM, Crawford ES, Nabi HA. 18 F-FDG imaging: pitfalls and artifacts. J Nucl Med Technol. 2005;33(3):145–55.

23. Hany TF, Heuberger J, Schulthess GK. Iatrogenic FDG foci in the lungs: a pitfall of PET image interpretation. Eur Radiol. 2003;13(9):2122–7.

# 双时相 PET/CT 显像

4

**要点**

$^{18}$F-FDG PET/CT 双时相显像(dual time point imaging)是应用广泛的混合成像方式,其应用范围较广,但主要应用于肿瘤学[1-2]。全身成像的基础是确定感染灶、病变范围和监测治疗反应。PET 的良性摄取有多种不同原因。FDG 摄取的程度与代谢率和葡萄糖转运蛋白的数量成正比。肿瘤中 FDG 的摄取是基于恶性细胞中葡萄糖转运蛋白数量的增加。然而,包括感染与炎症在内的许多疾病也显示出葡萄糖转运蛋白的增加,此时就必须与恶性病变进行区分[3-5],这已成为任何代谢活跃病变(恶性或非恶性病变)中 FDG 摄取增加的基础。

## 4.1 概述

什么是双时相显像?双时相显像是第一次常规 PET/CT 显像后的延迟显像,用于区分炎症和恶性病变,以提高 PET/CT 显像的敏感性。其概念是第二次或第三次扫描时,FDG 摄取量的变化可以区分恶性和非恶性病变。这种延迟显像可以晚于初次 PET 显像 90~270 分钟[6-8]。这是由于恶性细胞的葡萄糖代谢增加,从而使示踪剂滞留,因此在恶性病变中标准摄取值(SUV)会随着时间的推移而增加。而良性病变随着时间的推移葡萄糖代谢会减少,因此其 SUV 保持稳定或下降。基于此概念,FDG PET 的特异性和敏感性都有明显的提高。

PET/CT 多用于疾病分期、监测疗效反应和疾病的复发。使用广泛的放射性示踪剂是 FDG。炎症条件下 FDG 的摄取是因为在各种细胞因子和生长因子作用下脱氧葡萄糖转运蛋白明显增加,而葡萄糖转运蛋白对脱氧葡萄糖具有亲和力。感染病灶 FDG 的摄取则与粒细胞和单核细胞通过磷酸己糖支路使用大量的葡萄糖有关。

随着 FDG PET 的广泛使用,越来越多的人发现在不同的部位和生理学过程中存在非特异性的 FDG 摄取。在这种情况下,良性病变也表现出 FDG 摄取增加,导致假阳性结果的出现并降低 PET 和 PET/CT 的阳性预测值。通常将最大标准摄取值（$SUV_{max}$）是 2.5 作为区分恶性和良性病变的参考标准[3,9-10]。然而,恶性和良性病变的 FDG 摄取量之间存在显著的重叠。恶性病变在注射放射示踪剂后数小时内 FDG 增加,是因为恶性细胞具有持续捕获 FDG 和使对比剂滞留的能力。其中一项研究显示,炎症性病变中的 FDG 示踪剂吸收分布逐渐增加,直至注射放射性核素后 60 分钟,然后显著下降。这一结论有助于区分与 FDG 示踪剂摄取相关的恶性和良性、恶性和炎症及并发的恶性和炎症性病变[11-12]。恶性病变的示踪剂摄取量随时间延长而增加,而非恶性病变的示踪剂摄取量则减少。Hamberg 等[13]对 29 例有软组织肿块的患者采用 6 小时扫描方案进行评估,该扫描方案包括注射示踪剂后立即进行 2 小时动态采集。组织学评估证实这些肿块中 17 个为良性、12 个为恶性病变。这表明某些情况下,恶性病变在注射 FDG 后可能需要更长的时间才能获得 $SUV_{max}$。

## 4.2 双时相显像方案

正常摄取的动态变化取决于各种因素,如示踪剂分布时间和血浆水平等。随着时间的推移,示踪剂在背景的活性逐渐减弱,使得目标病灶和周围组织之间的对比变得更加明显。因此,SUV 取决于 FDG 给药和图像采集之间的时间间隔。据此,虽然没有准确的时间线来解释 PET 图像以进行区分,但这些知识对于了解 FDG 摄取的动态变化及在不同时间限制下对双时相延迟显像进行分析非常必要。

不同的扫描方案显示了在注射放射性示踪剂后 0~40 分钟、1.5 小时和 3 小时之间的各种图像特征,但这种时间间隔评估并没有明确的界限。肿瘤与非肿瘤、肿瘤与器官摄取比率评估显示,3 小时的摄取量相较于 1.5 小时显著增加。因此,肿瘤的对比度和放射性示踪剂的摄取在不同的扫描方案中有所不同。Hustinx 等[14]的研究显示在头颈部癌症中双时相显像能有效区分恶性肿瘤、炎症和正常组织。他们研究了 21 例患者,分别在 70 分钟和 98 分钟时接受 PET 扫描,扫描的平均时间间隔为 28 分钟。在 FDG 聚集病灶上画出 ROI,以测量病理和正常结构的初始 SUV 和随时间的变化情况。结果发现,这些病灶的摄取量与同一水平的对侧位置相比明显增加,特别是在舌、喉和脑等部位。初步表明,肿瘤的摄取模式无法与正常组织和炎症组织区分开来,特别是在头颈部病变。

目前对 FDG 摄取时间变化和术后变化难以评估。但是,通过双时相显像技术能够获得区分两者的信息。有研究通过分析 CT 图像中的孤立性肺结节[15-17],发现从注射示踪剂后 60 分钟开始到延迟标准摄取值 1（SUV1）、延迟标准摄取值 2(SUV2)、延迟标准摄取值 3(SUV3) 和延迟标准摄取值 4(SUV4)等多重延迟显像及进一步延迟显像的 $SUV_{max}$ 不同。此外,需要注意第一次和第二次 PET 扫描之间 SUV 增加的相关性,包括 SUV 没有变化或增加。如果 SUV2 和 SUV3 没有变化(增加或减少),则需要进一步评估 SUV3 和 SUV4 延迟扫描。该研究共纳入 255 例患者,FDG 注射后 60 分钟进行第一次 PET 扫描,注射后 100 分钟进行第二次 PET 扫描。对于特定部位的疾病,第二次延迟不同于任何指定时间。255 例患者中,检测出 265 个孤立性肺结节(solitary pulmonary nodule,SPN),其中 72 个(27%)恶性结节,193 个(73%)良性结节。在对 FDG PET/CT 敏感性、特异性和准确率的评估中,首次基础 PET 扫描的结果分别为 97%、58% 和 68%,第一次延迟分别为 65%、92% 和 85%,第二次延迟分别为 90%、80% 和 83%,第三次延迟分别为 84%、91% 和 89%,第四次延迟分别为 84%、95% 和 92%。因此,基于这些不同标准获得的结果表明,双时相显像能提高评估这些病变的敏感性、特异性和准确率。评估这些肺结节的问题之一是炎症、结核、肉芽肿和真菌感染的 SUV 没有显著变化或变化很小。然而,有一些相关信息能够通过这些新方案[18-19]来获得(图 4-1、图 4-2)。

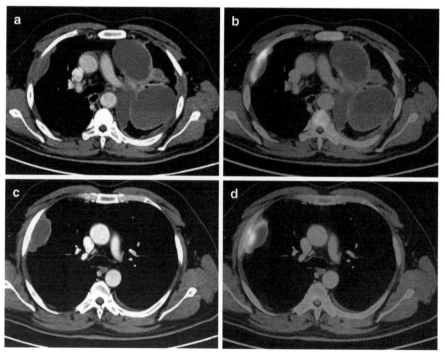

**图 4-1** 常规 PET/CT 扫描

右肋部结节性胸膜增厚,并伴有少量局部积液。$SUV_{max}$ 为 9.6。

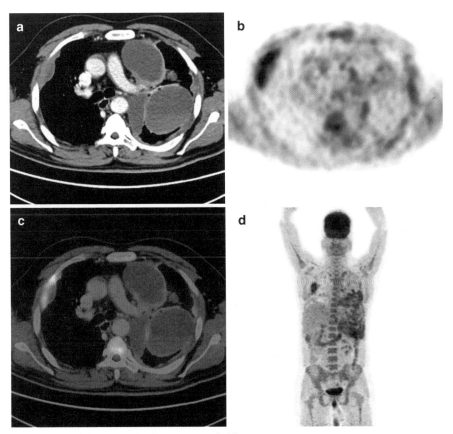

**图 4-2** 同一病例延迟 1 小时后 PET/CT 扫描

$SUV_{max}$ 为 8.3。由于 SUV 下降,提示这个局灶性结节性胸膜增厚更可能是感染性病灶。

## 4.3 双时相显像的应用

FDG PET/CT 双时相显像被推荐用于肺癌的分期及鉴别转移性和非转移性病变[20-21]。在已知原发恶性肿瘤或并发恶性和非恶性病变的可疑病例中,该技术对区域淋巴结的评估具有同样的意义。后者更难区分,但通过延迟显像的假设分析可以进行区分。首先,与恶性病变相比,良性病变的 FDG 摄取一定会降低。其次,不同延迟图像(如第一次延迟、第二次延迟和第三次延迟扫描)之间的 $SUV_{max}$ 存在差异,这种差异对于各种病变的量化很重要。该假设适用于所有器官的恶性病变,但与一些几乎没有分化的病变无关,尤其是低级别的肿瘤病变(图 4-3、图 4-4)。

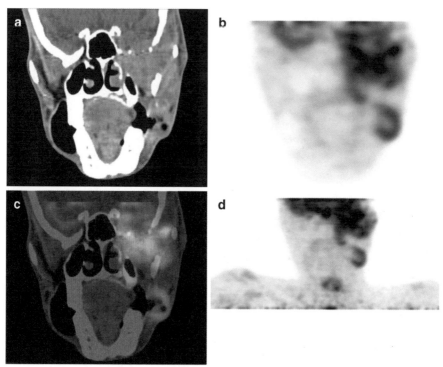

**图 4-3** 左颊区癌的术后，因残留病灶前来复诊

CT 冠状位图像示左侧上颌骨区域的不明确病变（a），PET（b、d）和融合（c）图像示病灶为炎症性病变，$SUV_{max}$ 为 7.8。

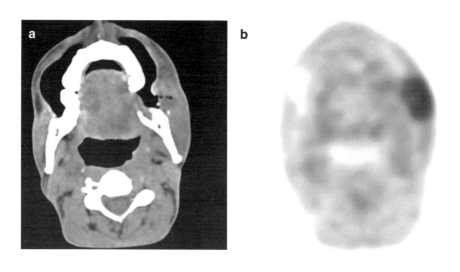

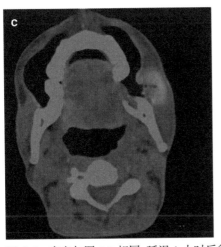

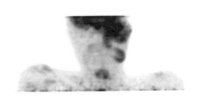

**图 4-4** 病变与图 4-3 相同,延迟 1 小时后行 PET/CT 扫描

$SUV_{max}$ 为 7.3(a~d)。$SUV_{max}$ 极小的下降并无多大意义,从组织病理学上看,该病灶是继发于术后的感染性病变。因此,区分良性和恶性病变非常困难,特别是在 $3UV_{max}$ 的小幅度变化中。这种情况下,组织病理学的结果是非常有意义的。

$SUV_{max}$ 通常在几小时后达到峰值水平,但在某些情况下,这个时间并不能达到峰值。SUV 达到最高水平的理想时间是 45~60 分钟,在该时间段进行扫描能避免 SUV 被低估。

## 4.4 双时相显像在骨骼肌肉成像中的应用

### 4.4.1 应用

上述双时相显像技术方案对于任何病变均具有应用价值。对于骨骼肌肉病变应用的缺点是术后变化、病灶残留、化疗后变化、放疗后变化及非恶性病变治疗后变化之间存在明显重叠,其鉴别能力非常有限。肌肉的摄取也取决于邻近组织的水肿、软组织平面的改变和纤维化。这里的重要鉴别因素之一是良性病变和感染与炎症性病变的肌肉受累情况。有时,很难鉴别各种早期肿瘤与低级别肿瘤肌肉受累[22]。可利用 $SUV_{max}=2.4$ 作为阈值来鉴别良性和恶性病变[22-24]。一项研究对肌肉软组织病变的诊断进行荟萃分析,发现软组织病变各种鉴别诊断的总体敏感性、特异性、准确率、阳性预测值和阴性预测值分别为 96%、77%、88%、86% 和 90%。肌肉良性病变的其他假阳性结果包括弥漫性腱鞘关节细胞瘤、冬眠瘤、类肉瘤、骨化性肌炎、脓肿和炎症,而假阴性结果包括黏液型脂肪肉瘤、低级别纤维黏液样肉瘤、高分化脂肪肉瘤和梭形细胞肿瘤[25]。Shin 等[26]发现良性软组织病变的平均 $SUV_{max}$ 为 4.7,良性骨病变的平均 $SUV_{max}$ 为 5.1,而恶性病变的平均 $SUV_{max}$ 为 8.8,存在统计学差异。以 $SUV_{max}=3.8$ 为总体阈值时,其敏感性、特异性和诊断准确率分别为80%、65.2% 和 73%。一些良性病变,如巨细胞瘤、朗格汉斯细胞组织细胞增生症、成骨细胞瘤被归类为含组织细胞或巨细胞的病变。FDG 高摄取的非恶性病变以细胞浸润、肉芽肿形成和巨噬细胞增殖为特征,可导致糖酵解增加,如纤维性结构不良、成纤维细胞病变。根据 Aoki 等的研究,一些病变 FDG 摄取非常高导致难以诊断,如嗜酸性肉芽肿和结核。这些病变无法与恶性病变鉴别。

1. 一项研究表明,[18]F-FDG PET 或 PET/CT 在骨骼肌肉肿瘤诊断中有一定的作用,但该研究也认为通过所收集的资料不足以区分 FDG 摄取的确切模式和特征,尤其是在良性病变中。这是骨骼肌肉病变检出率低的原因之一,而且由于成本效益问题,PET/CT 用于各种软组织和骨骼病变也受到限制[27]。

2. 与传统成像相比,FDG PET/CT 鉴别诊断的意义不大,是因为传统成像使用了更多关于结构变化的信息。

3. PET/CT 的问题是设备不统一,因注射示踪剂后扫描时间、解剖方位、患者体型及用于评估的 $SUV_{max}$ 不同导致检查方案不同,$SUV_{max}$ 会发生变化,这对 $SUV_{max}$ 处于临界范围的病例而言更加重要,因为在这些病例中必须作出一致的诊断,但会有很多变化影响判断。

4. 不同类型的骨骼肌肉病变表现多样,从侵袭性到非侵袭性病变、从良性到恶性病变、从低级别到高级别病变,以及各种组织病理学亚型、病变大小、肿瘤分化和其他参数均不同。因此,不同骨骼肌肉病变的双时相显像表现不同。

## 4.4.2　双时相显像在骨骼肌肉病变中的应用:临床结果

Tian 等[28]进行的一项前瞻性研究纳入了 67 例通过 CT 和 MRI 检测到骨病变的患者,研究目的为区分病变良性和恶性并确定 FDG PET/CT 的诊断效能。根据早期和延迟图像测量 SUV[分别测量早期图像的 $SUV(SUV_{maxe})$ 和延迟图像的 $SUV(SUV_{maxd})$]。通过以下公式计算滞留指数(retention index, RI),以了解示踪剂的滞留量。$RI=(SUV_{maxd}-SUV_{maxe}) \times 100/SUV_{maxe}$。比较良性和恶性病变 $SUV_{maxe}$ 和 $SUV_{maxd}$。通过计算 $SUV_{max}$ 的差异,发现该参数在良性和恶性病变于某些时间点表现出较大的重叠,敏感性、特异性和准确率分别为 96%、44% 和72.4%,阳性预测值和阴性预测值分别为 67.1% 和 90.9%。在该研究的分析中发现,良性和恶性病变的 RI 存在差异,良性病变的平均 RI 较低,为 $7 \pm 11$,而恶性病变为 $18 \pm 11$。因此,可以尝试采用 RI 作为判定良性、恶性病变的阈值,$RI<10$ 则良性病变的可能性大,$RI>10$ 则倾向于恶性病变。在这项研究中,PET/CT 的敏感性、特异性和准确率分别为 90.6%、76% 和 83.7%。阳性预测值和阴性预测值分别为 81.4% 和 87.1%。因此，建议将该双时相显像方案用于 $^{18}$F-FDG PET以评估各种骨病。

一项研究探讨了恶性骨病变和慢性骨髓炎的放射性示踪剂摄取量[27]。该研究在注射示踪剂 30 分钟和 90 分钟后对 $SUV_{max}$ 和 $SUV_{mean}$ 进行评估；中位SUV 和平均 SUV 必须在某个时间点进行评估；在某一时间点，对所有恶性病变患者的 $SUV_{max}$ 和 $SUV_{mean}$ 进行评估。结果发现这些值在恶性病变中显著升高。然而，在大多数情况下无法区分有效病变，如骨髓炎和骨肿瘤。骨髓炎的不同显像阶段也表现出不同的示踪剂摄取量，特别是在急性骨髓炎中摄取较多，在慢性骨髓炎中摄取较少。通过这种双时相显像，还可评估椎间盘炎的各种病因。

### 4.4.3 胸部和骨骼肌肉病变的 PET/CT 成像标准

在大多数双时相显像研究中，早期和延迟采集是在 I 或 II 延迟扫描时进行。在延迟相的评估过程中，双时相显像存在显著变化。一些变化在初始和延迟 30分钟之间就会出现，间隔时间很短，而另一些变化则相当长的间隔时间才会出现，达 120~140 分钟。这种差异可能是造成不同结果的主要原因之一。如上所述，RI 在诊断恶性肿瘤或感染与炎症性疾病时的标准具有很大差异。双时相显像 $^{18}$F-FDG PET 扫描在鉴别和确定病变方面有很大的潜力。通过上述扫描方案，PET 的结果可以在很大程度上区分恶性肿瘤和感染与炎症性病变。这种双时相显像具有提供关键信息的潜在作用。背景放射性示踪剂的摄取也是双时相显像的一个优势，可以改进图像对比度，用于检测各种病变。如前所述，其中一个假阳性是基于良性肿瘤的侵袭性，可能会表现为 $^{18}$F-FDG 摄取的增加。区分这种活动性感染与炎症性病变是双时相显像在肿瘤应用中的主要挑战。尽管有上述优势，$^{18}$F-FDG 的摄取在准确分析活动性炎症和肉芽肿病变，以及与其他病变鉴别时的能力仍然有限，特别是在恶性肿瘤和活动性感染并存时。这两者之间的区别无法明确界定。目前，一个问题是如何鉴别活动性（急性）炎症与非活动性（慢性）炎症；另一个问题是如何鉴别活动性肉芽肿病变、非活动性肉芽肿病变与良性病变（图 4-5、图 4-6）。

病变异质性对于不同的组织学亚型和变异也很重要，如不同的基质、血管分布、病变大小、基因分型和免疫状态等。因此，在识别放射性示踪剂活性度和治疗后的影响方面双时相显像的能力非常有限。此外，因为正常组织可能具有不同的背景活性程度，很小且边界不清的一些病灶有时很难评估。此时如果有任何疑问都应重新扫描、重新评估，以确认或排除特定的疾病。对于肥胖、肾衰竭、糖尿病等全身性疾病的患者，延迟扫描对隐匿性病变更有意义（图 4-7、图 4-8）。

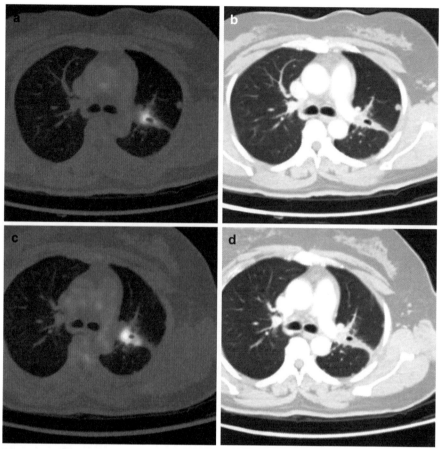

**图 4-5** PET/CT 扫描
左肺上叶可见高代谢不规则小实质结节,SUV$_{max}$ 为 8.6。

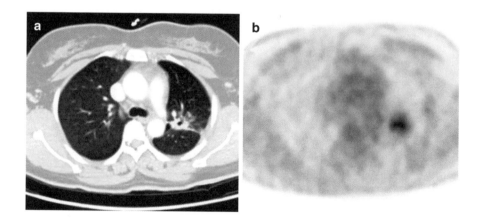

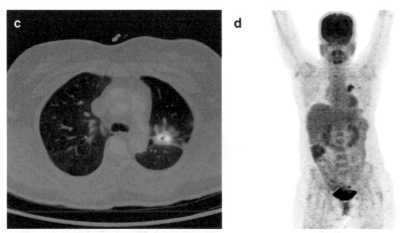

**图 4-6** 与图 4-5 为同一病灶

在延迟扫描中显示病灶代谢活动轻度下降(a~d),SUV_{max} 为 8.0,提示病灶病理为感染性。

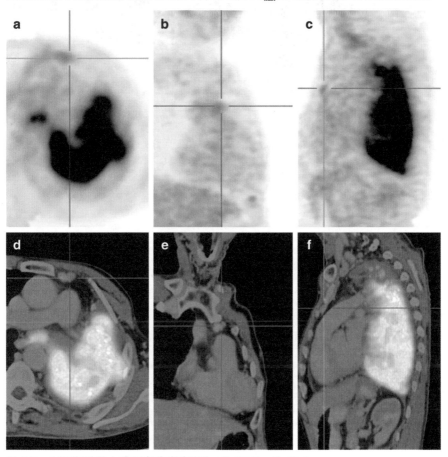

**图 4-7** 左肺实质的大范围高代谢病变(a~f),SUV_{max} 为 13.6

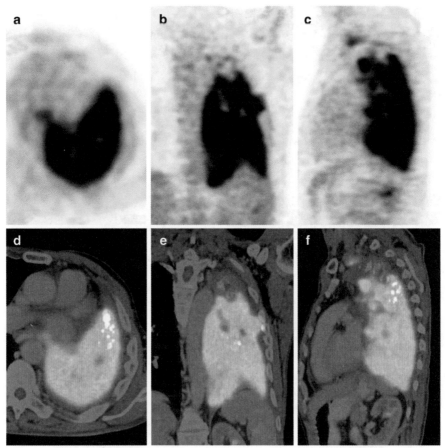

**图 4-8** 与图 4-7 为同一病灶

$SUV_{max}$ 为 14.5,略有增加(a~f)。提示为非感染性病灶。

由于传统成像技术和 $^{18}$F-FDG 放射性示踪剂活性度的限制,许多新的放射性示踪剂或正在试验中的 $^{125}$I- 碘代尿嘧啶($^{125}$I-FIAU)示踪剂被使用,这些示踪剂对细菌感染性病灶具有亲和力,如疼痛、关节炎或人工关节无菌性松动等感染的非特异性症状,有助于明确感染的诊断,而其他放射性示踪剂却不能诊断这些情况。FIAU PET/CT 的显像基础是氨基酸代谢,扫描方案是注射 FIAU 后 2 小时和 24 小时显像。这种放射性示踪剂有各种临床应用,目前已知的应用包括评估糖尿病、膝关节置换、假体感染、实验室参数的变化[如 C 反应蛋白(C-reactive protein,CRP)]、创伤后疼痛或非联合性骨折、慢性骨髓炎、不愈合的静脉溃疡、关节疼痛和肿胀,以及与之相关的关节退行性变和正常的放射性示踪剂生物分布。由于放射性示踪剂通过肾脏排泄,必须评估和了解这种放射性示踪剂的正常生物分布。FIAU 的毒副作用很小,肝脏毒性是常见的副作用之一。

PET 结果还需要通过阳性培养物、血细胞或任何相关感染进行验证。感染可以集中在任何区域,但在标明其病理性摄取量前,需要明确肺部和大脑中同时存在的最小摄取量。这种新型放射性示踪剂已广泛用于评估感染与炎症性病变、其他临床发现和常规实验室研究。

随着新的放射性示踪剂出现,许多部位的感染可以很容易地被评估和放射标记。因此,新放射性示踪剂显像技术已成为评估感染的独特方法,而 $^{18}$F-FDG PET 和其他解剖学检查手段对评估感染的能力有限(图 4-9、图 4-10)。

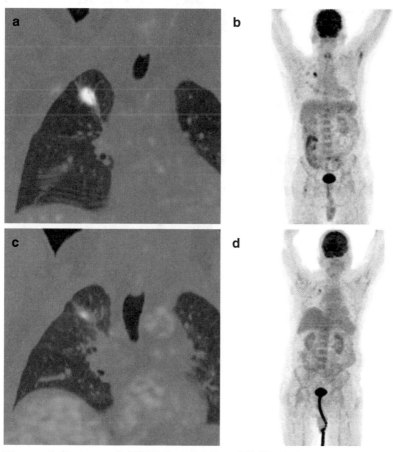

**图 4-9** 全身 PET/CT 胸部冠状位显示右肺上叶结节性病变
病变代谢活性增高,SUV$_{max}$ 为 6.7(a、b);60 分钟延迟扫描代谢活性与初次扫描类似,SUV$_{max}$ 为 6.6(c、d)。此特征不代表任何结论性的证据。活检显示为结核病。

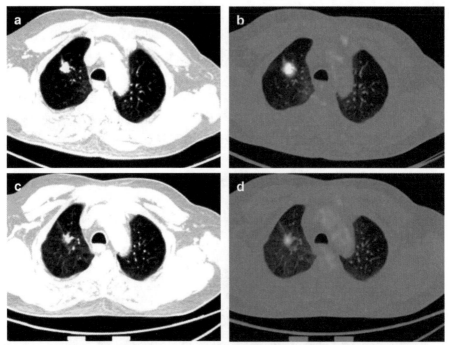

**图 4-10**　全身 PET/CT 胸部轴位显示右肺上叶结节性病变

病变代谢活性增高,$SUV_{max}$ 为 6.7(a、b);60 分钟延迟扫描代谢活性与初次扫描类似,$SUV_{max}$ 为 6.6(c、d)。此特征不代表任何结论性的证据。活检显示结核病。

## 4.5　双时相显像在腹部病变中的应用

双时相显像的概念也适用于腹部的所有器官和系统。

### 4.5.1　双时相显像在胃肠道病变中的应用

胃肠道感染与炎症性病变是重要的病理因素之一,其发病率和死亡率在过去几年中明显降低。$^{18}$F-FDG 可用于局灶性炎症是否改善的早期检测,许多传统成像方式在这方面的敏感性和准确性有限。同样,胃肠道局灶性炎症的征象取决于病变大小、病变特征、位置和组织病理学状态。因此,一些研究试图通过口服非离子型对比剂来使胃扩张。与常规传统研究相比,PET/CT 没有太多的整体优势。例如:在必须评估的局灶性胃壁增厚中,首选标准是口服对比剂扩张胃肠道,以便更好地评估细微病变。在这种情况下,FDG PET/CT 的作用仅限于评估病变代谢活动、摄取量、摄取程度和局部侵犯。消化道评估的理想方法是禁食至少 6 小时,血糖水平<8.33mmol/L。如前所述,与内镜、内镜超声和 CT 等其他成像

方式相比,$^{18}$F-FDG PET 的敏感性较低。PET/CT 在分辨率、敏感性和准确率方面也有局限性。通常情况下,胃部常见的病变是胃炎、胃溃疡,以及其他罕见的感染与炎症性病变。PET/CT 可根据示踪剂摄取量鉴别良性和恶性胃溃疡,使用延迟显像,可以很容易地进行鉴别。PET/CT 可否获得相对较高的敏感性取决于是否联合较新的技术,如 3D PET 结合 CT 胃造影。在一项研究中,早期显像评价良性和恶性病变的敏感性为 65.2%,曲线下面积仅为 0.635,95% 置信区间为 0.507~0.764。根据这些结果,双时相显像鉴别良性和恶性病变的难度不大。双时相显像可以评估静脉注射 FDG 和显像之间的组织吸收量和清除量,减去了正常的背景活动度对显像的影响,这是因为背景的 FDG 摄取量可能会在延迟显像中有所增加,从而影响病变的显示。

因此,双时相显像 PET/CT 在鉴别良性和恶性病变、良性与感染和炎症性病变及识别感染和炎症性病变特征方面具有重要作用。

### 4.5.2 肝胆病理学

与恶性病变鉴别困难的感染与炎症性病变为慢性组织性肝脓肿与囊性转移性病变[29-30]。浸润性胆管炎是一种边界清楚的病灶或多灶性小病变,与胆管细胞癌类似。肝脏弥漫性代谢浸润与血液恶性肿瘤的弥漫性恶性浸润需要鉴别。

局灶性胆囊壁增厚 / 弥漫性胆囊炎必须与局灶性胆囊癌或弥漫性浸润性胆囊癌鉴别[31]。同样,胆囊周围浸润需要鉴别胆管细胞癌与伴泥沙样结石的胆管炎。所有炎症性病变均与涉及肝胆区域的自身免疫状态有关。上述病变必须加以鉴别,因为临床对这些病变的处理、治疗方案制定及患者对治疗的反应都不同。双时相显像在鉴别上述病变中有重要作用。

### 4.5.3 胰腺

胰腺疾病是常见的腹部病变之一,其中 FDG PET 或 PET 质子可用于鉴别局灶性胰腺炎与小的局灶原发肿瘤性病变。使用传统的成像方式难以鉴别这两种病变,但 FDG PET/CT 和 PET/CT 质子可以在合并胰腺炎的情况下鉴别胰腺恶性肿瘤。在胰腺假性囊肿和囊性肿瘤性病变,如胰腺原发性浆液性和黏液性病变[32-34]的诊断中,如有任何疑问,常可选用 PET/CT 延迟显像。

### 4.5.4 脾脏

脾脏 FDG 摄取量的弥漫性增加也是感染与炎症性疾病的重要标志,尤其是疟疾等疾病。弥漫性摄取增加也见于淋巴瘤、真菌感染、弥漫性脾转移及反应性改变,但这些病变与感染和炎症性病变有关。自身免疫性疾病也表现为多器官受累,FDG PET 有助于相关征象的鉴别。脾脏是一个有重要功能的器官,如可以过滤血液、监测血源性抗原,脾脏中的白细胞包括 T 细胞、B 细胞、NK 细胞、树突状细胞和巨噬细胞等。有分析表明,脾脏代谢在不同的病理状态下是不同的,如自身免疫和局部感染。如果这一假设成立,FDG PET 将有助于鉴别自身免疫性炎症和局部感染[35]。与骨髓相比,脾脏 SUV 是单独获得的。脾脏与肝脏的 SUV 比值也是评价示踪剂摄取的一个有价值的指标。其他脾脏常见的疾病是噬血淋巴组织细胞瘤、系统性红斑狼疮、组织细胞坏死性淋巴结炎、成人斯蒂尔病、血管炎及类风湿关节炎。脾脏是最大的淋巴器官,没有输入淋巴管,只有输出淋巴管。脾脏的功能是监测血液中的微生物和血细胞,淋巴结则监测淋巴的局部炎症。$^{18}$F-FDG 对脾脏的评估是为了显示在系统性炎症中机体的免疫状态。脓毒症是发热患者脾脏和骨髓弥漫性吸收摄取的临床病变。脓毒症的诊断基于临床表现、生命体征和微生物的鉴定,这些都超出了 $^{18}$F-FDG 对脾脏的评估研究范围。脾脏的弥漫性摄取基于脾实质中的示踪剂弥漫性浸润,如导致脾脏摄取增加的淋巴瘤。骨髓也可与脾脏一起被全身性炎症所累及。骨髓的作用是产生造血祖细胞,而脾脏是免疫细胞相互作用的部位。脾脏的示踪剂摄取还取决于铁蛋白水平和脾脏葡萄糖代谢。

### 4.5.5　肾脏

双时相显像在肾脏病变中也具有重要的意义。这些肾脏病变将在单独的章节中描述。

使用 PET/MRI 评估肾脏病变会有更多发现,在软组织和肌肉特征方面也会有新的发现。但是,PET 的评估与 PET/CT 相同。PET 技术的进步和放射性示踪剂的发展将对未来产生更大的影响。

### 4.5.6　炎症性肠病

炎症性肠病(inflammatory bowel disease,IBD)由克罗恩病和溃疡性结肠炎组成。临床上二者相似,均为慢性炎症,但受累程度和模式不同。传统的影像学检查是常用手段,但准确率不高,特别是在炎症的诊断方面。$^{18}$F-FDG PET/CT 在评估其他方式无法检测到的早期炎症变化方面有重要作用[36-37]。IBD 也是一个诊断上的挑战,特别是在儿童和成人突然发作的早期阶段。一项研究探讨了 $^{18}$F-FDG PET/CT 在儿童 IBD 中的作用,发现与其他传统方式相比,PET 具有更好的诊断效果,其对儿童诊断的价值与成人一致[38]。PET/CT 在治疗反应监测中也很重要,可提示炎症是否消退,疾病是否有复发或恶化。

## 4.6　双时相显像在乳腺中的应用

双时相显像在乳腺病变中的作用是鉴别局灶性乳腺炎、纤维腺瘤和恶性病变。需要注意的是,当乳腺癌体积小、级别低时,很难鉴别这些病变。双时相显像显示,与正常乳腺实质相比,恶性病变的摄取增加。此外,不同设置的延迟显像可有效反映恶性病变的生物学特征和侵袭程度。双时相显像的原理与 $^{18}$F-FDG PET/CT 检查相似,可以用 $SUV_{max}$ 来量化。

## 4.7 双时相显像的局限性

双时相显像具有一定的局限性,尤其在对炎症性病变和恶性病变的准确鉴别方面。大多数这些病变的表现在双时相显像中存在重叠,如肺部病变、肺结节、纵隔淋巴结、肉芽肿性病变和结核病。此外,双时相显像对急性炎症、慢性炎症或急性炎症慢性转化方面的诊断也存在局限性,这些病变的表现形式会发生重叠、变化,如急性胰腺炎、慢性胰腺炎和慢性胰腺炎急性发作,这主要是由疾病不同阶段的特定病理学改变所致。

## 4.8 小结

双时相显像可区分恶性病变和炎症性病变。因此,它能够提高 $^{18}$F-FDG PET/CT 检查的敏感性、特异性和准确率。

翻译　王艳梅　唐德华　崔恩铭　胡　娟　谷何一
审校　范　岩　杨　斌

## 参考文献

1. Love C, Tomas MB, Tronco GG, et al. FDG-PET of infection and inflammation. Radiographics. 2005;25:1357–68.
2. Basu S, Alavi A. Unparalleled contribution of $^{18}$F-FDG PET to medicine over 3 decades. J Nucl Med. 2008;49:17–21.
3. Zhuang H, Pourdehnad M, Lambright ES, et al. Dual time point $^{18}$F-FDG PET imaging for differentiating malignant from inflammatory processes. J Nucl Med. 2001;42:1412–7.
4. Lee ST, Scott AM. Are we ready for dual-time point FDG-PET imaging? J Med Imaging Radiat Oncol. 2011;55:351–2.
5. Basu S, Chryssikos T, Moghadam-Kia S, et al. Positron emission tomography as a diagnostic tool in infection: present role and future possibilities. Semin Nucl Med. 2009;39:36–51.
6. Houshmand S, Salavati A, Basu S, et al. The role of dual and multiple time point imaging of FDG uptake in both normal and disease states. Clin Transl Imaging. 2004;2:281–93.
7. Cheng G, Torigian DA, Zhuang H, et al. When should we recommend use of dual time-point and delayed time-point imaging techniques in FDG PET? Eur J Nucl Med Mol Imaging. 2013;40:779–87.
8. den Hoff J, Hofheinz F, Oehme L, et al. Dual time point based quantification of metabolic uptake rates in 18F-FDG PET. EJNMMI Res. 2013;3:1–6.

 9. Chen YM, Huang G, Sun XG, et al. Optimizing delayed scan time for FDG PET: comparison of the early and late delayed scan. Nucl Med Commun. 2008;29:425–30.

10. Hustinx R, Smith RJ, Benard F, et al. Dual time point fluorine-18 fluorodeoxyglucose positron emission tomograpohy: a potential method to differentiate malignancy from inflammation and normal tissue in the head and neck. Eur J Nucl Med. 1999;26:1345–8.

11. Metser U, Even-Sapir E. Increased (18)F-fluorodeoxyglucose uptake in benign, non-physiologic lesions found on whole-body positron emission tomography/computed tomography (PET/CT): accumulated data from four years of experience with PET/CT. Semin Nucl Med. 2007;37:206–22.

12. Lan XL, Zhang YX, Wu ZJ, et al. The value of dual time point (18)F- FDG-PET imaging for the differentiation between malignant and benign lesions. Clin Radiol. 2008;63:756–64.

13. Hamberg LM, Hunter GJ, Alpert NM, et al. The dose uptake eratioasan index of glucose metabolism: useful parameter or oversimplification? J Nucl Med. 1994;35:1308–12.

14. Hustinx R, Smith RJ, Benard F, et al. Dual time point fluorine-18 fluorodeoxyglucose positron emission tomography: a potential method to differentiate malignancy from inflammation and normal tissue in the head and neck. Eur J Nucl Med. 1999;26:1345–8.

15. Farghaly HRS, Sayed MHM, Nasr HA, et al. Dual time point fluorodeoxyglucose positron emission tomography/computed tomography in differentiation between malignant and benign lesions in cancer patients. Does it always work? Indian J Nucl Med. 2015;30:314–9.

16. Gould MK, Maclean CC, Kuschner WG, et al. Accuracy of positron emission tomography for diagnosis of pulmonary nodules and mass lesions: a meta-analysis. JAMA. 2001;21:914–24.

17. Khan AN, Al-Jahdali H. Value of delayed [18]F-FDG PET in the diagnosis of solitary pulmonary nodule. J Thorac Dis. 2013;5:373–4.

18. Alkhawaldeh K, Bural G, Kumar R, et al. Impact of dual time point [18]F-FDG PET imaging and partial volume correction in the assessment of solitary pulmonary nodules. Eur J Nucl Med Mol Imaging. 2008;35:246–52.

19. Huang YE, Huang YJ, Ko M, et al. Dual-time-point [18]F-FDG PET/CT in the diagnosis of solitary pulmonary lesions in a region with endemic granulomatous diseases. Ann Nucl Med. 2016;30:652–8.

20. MacDonald K, Searle J, Lyburn I. The role of dual time point FDG-PET imaging in the evaluation of solitary pulmonary nodules with an initial standard uptake value less than 2.5. Clin Radiol. 2011;66:244–50.

21. Lin YY, Chen JH, Ding HJ, Liang JA, Yeh JJ, Kao CH. Potential value of dual-time-point (1) (8)F-FDG PET compared with initial single-time-point imaging in differentiating malignant from benign pulmonary nodules: a systematic review and meta-analysis. Nucl Med Commun. 2012;33(10):1011–8.

22. Suga K, Kawakami Y, Hiyama A, et al. Dual-time point 18F-FDG- PET/CT scan for differentiation between 18F-FDG avid non-small cell lung cancer and benign lesions. Ann Nucl Med. 2009;23:427–35.

23. Feldman F, Jeerti RV, Manos C. [18]F-FDG PET scanning of benign and malignant musculoskeletal lesions. Skelet Radiol. 2003;32:201–8.

24. Lan XL, Zhang YX, Wu ZJ, et al. The value of dual time point [18]F-FDG PET imaging for the differentiation between malignant and benign lesions. Clin Radiol. 2008;63:756–64.

25. Hong SP, Lee SE, Choi YL, et al. Prognostic value of 18F-FDG PET/CT in patients with soft tissue sarcoma: comparisons between metabolic parameters. Skelet Radiol. 2014;43:641–8.

26. Shin DS, Shon OJ, Han DS, et al. The clinical efficacy of 18F-FDG PET/CT in benign and malignant musculoskeletal tumors. Ann Nucl Med. 2008;22:603–9.

27. Sahlmann CO, Siefker U, Lehmann K, et al. Dual time point 2 [18]F fluoro-2′ deoxyglucose positron emission tomograpohy in chronic bacterial osteomyelitis. Nucl Med Commun. 2004;25:819–23.

28. Tian R, Su M, Tian Y, et al. Dual time point PET-CT with F-18 FDG forth differentiation of malignant and benign bone lesions. Skelet Radiol. 2009;38:451/458.

29. Dirisamer A, Halpern BS, Schima W, et al. Dual time point FDG PET-CT forth detection of hepatic metastases. Mol Imaging Biol. 2008;10:335–40.

30. Arena V, Skanjeti A, Casoni R, et al. Dual-phase FDG-PET: delayed acquisition improves hepatic detectability of pathological uptake. Radiol Med. 2008;113:875–86.
31. Nishiyama Y, Yamamoto Y, Fukunaga K, et al. Dual-time-point 18F-FDG-PET for the evaluation of gallbladder carcinoma. J Nucl Med. 2006;47:633–8.
32. Lyshchik A, Higashi T, Nakamoto Y, et al. Dual-phase 18F-fluoro-2- deoxy-$_D$-glucose positron emission tomography as a prognostic parameter in patients with pancreatic cancer. Eur J Nucl Med Mol Imaging. 2005;32:389–97.
33. Higashi T, Saga T, Nakamoto Y, et al. Relationship between retention index in dual-phase (18) F-FDG-PET, and hexokinase-II and glucosetransporter-1 expression in pancreatic cancer. J Nucl Med. 2002;43:173–80.
34. Nakamoto Y, Higashi T, Sakahara H, et al. Delayed (18)F-fluoro-2-deoxy-D-glucose positron emission tomography scan for differentiation between malignant and benign lesions in the pancreas. Cancer. 2000;89:2547–54.
35. Metser U, Miller E, Kessler A, Lerman H, Lievshitz G, Oren R, et al. Solid splenic masses: evaluation with FFDG PET/CT. J Nucl Med. 2005;46:52–9.
36. Vaidyanathan S, Patel CN, Scarsbrook AF, Chowdhury FU. FDG PET/CT in infection and inflammation–current and emerging clinical applications. Clin Radiol. 2015;70:787–800. https://doi.org/10.1016/j.crad.2015.03.010.
37. Van Limbergen J, Russell RK, Drummond HE, Aldhous MC, Round NK, Nimmo ER, Smith L, Gillett PM, McGrogan P, Weaver LT, Bisset WM, Mahdi G, Arnott ID, Satsangi J, Wilson DC. Definition of phenotypic characteristics of childhood onset inflammatory bowel disease. Gastroenterology. 2008;135:1114–22.
38. Mavi A, Urhan M, Yu JQ, et al. Dual time point 18F-FDG-PET imaging detects breast cancer with high sensitivity and correlates well with histologic subtypes. J Nucl Med. 2006;47:1440–6.

# PET/CT 在不明原因发热疾病中的临床应用

**5**

**要点**

发热是一种与多种疾病相关的重要临床症状,可以通过临床表现、体格检查、血液及尿常规检查等进行诊断。尽管发热病因多样,且临床表现方面也各有差异,但至今仍不能对其进行准确诊断。许多检查和指标可用于评估发热,但是没有哪种单一的检查模式或单个专科可以对其进行定义和诊断。发热可涉及多个系统,表现为各系统特异性的临床表现[1-4]。许多常规、传统的影像学方法均可用于发热的诊断,但结果、敏感性和特异性不尽相同。[18]F-FDG PET/CT 在临床广泛用于多种疾病的精准诊断[5-6],常见的应用领域是对恶性肿瘤的诊断,其次是各种非恶性疾病的评估。非恶性疾病是 [18]F-FDG PET/CT 的重要应用发展方向,在这一领域,各种原因的感染和炎症是重要和常见的适应证,包括细菌、病毒、真菌感染及其他相关病变。

## 5.1　概述

### 5.1.1　不明原因发热

不明原因发热(fever of unknown origin,FUO)定义为体温反复超过 38.3℃,持续 3 周以上,住院 1 周后仍然找不到病因的发热。FUO 三个重要的病因是感染、恶性肿瘤和非恶性肿瘤性炎症疾病。诊断 FUO 的系统性检查方法应依次为体格检查、实验室检查、简单介入方法和影像学检查。评估 FUO 首先取决于就诊时医疗机构的医疗设施和医生专业技术水平。大多数情况下,诊断应从简单到复杂、逐级应用不同的检查技术。通常来说,当初级和常规的检测结果正常或不确定,或需要进一步评估时,就会在后期应用高级的检测手段。在这种情况下,将 [18]F-FDG PET/CT 应用于 FUO 的诊断是存在争议的,通常不建议将其作为一线检查手段。然而,在某些地区和作者所在的医疗机构,也可以在符合适应证的情况下对确定为 FUO 的患者进行 $^{18}$F-FDG PET/CT 检查。PET/CT 的优势在于一次扫描就可以鉴别 FUO 的病因是局部感染还是其他相关组织器官或系统的受累,进而缩短患者诊疗时间及避免不必要的检查。$^{18}$F-FDG PET/CT 的成像基础是过量糖酵解酶的产生导致葡萄糖转运体(GLUT)表达增加,进而使葡萄糖代谢活性增高。研究显示,PET/CT 对感染与炎症性疾病的诊断准确率为25%~60%[7-8]。

### 5.1.2 评估不明原因发热的影像技术

X 线、超声、彩色多普勒、CT、MRI、介入放射学等常规影像技术被广泛应用于 FUO 的评估,用于排除占位性病变、恶性肿瘤和脓肿的可能性。核医学检查技术如放射性核素显像可用于 FUO 局部病变的检测,但相较于解剖学影像技术而言其灵敏度并不高。放射性核素标记的白细胞(white blood cell,WBC)和$^{67}$Ga- 枸橼酸盐($^{67}$Ga-citrate)用于评价急性或慢性感染、肉芽肿病变、自身免疫性感染、炎症及恶性病变[9-10]。随着 $^{18}$F-FDG PET/CT 技术的出现,放射性核素显像已不再广泛应用于 FUO 的诊断。$^{18}$F-FDG 在 FUO 的诊断中显示出较好的准确率。Buysschaert 等[11]在一项包含 74 例患者的前瞻性研究中发现 $^{18}$F-FDG PET/CT 诊断 FUO 的敏感性极高。有研究认为 $^{18}$F-FDG PET/CT 诊断 FUO 比常规 CT 及其他影像技术更准确。

### 5.1.3 $^{18}$F-FDG PET/CT 在不明原因发热评估中的应用

感染是儿童 FUO 常见的原因[12],且在成人中也很常见。炎症性疾病是继感染之后引起小儿 FUO 的另一常见病因。儿童 FUO 的病因包括自身免疫性疾病、结缔组织病、血管炎症、肉芽肿性疾病、内分泌系统疾病及亚急性甲状腺炎。

### 5.1.4 葡萄糖代谢

葡萄糖转运的三种机制归因于:① $^{18}$F-FDG 代谢;②被动扩散,GLUT 的主动转运;③转运葡萄糖到人体细胞的 GLUT1 和 GLUT3。$^{18}$F-FDG 进入机体后优先分布于葡萄糖消耗较多的组织,主要通过肾脏排泄[13]。

炎症细胞的摄取是通过活化后的淋巴细胞摄取较多的 $^{18}$F-FDG 来实现的,且 $^{18}$F-FDG 摄取与感染的炎症活动程度成正比。

### 5.1.5 不明原因发热的各种病因

导致 FUO 的原因很多,包括创伤、感染与炎症、恶性肿瘤及多种代谢性疾病,其中大部分为感染与炎症性病变。病因可能涉及单个或多个系统,也可能涉及所有系统,包含中枢神经系统、头颈部、呼吸系统、心血管系统、胃肠道、骨骼系统等[14-20]。根据系统的受累程度,可以判断患者的病情。<sup>18</sup>F-FDG PET/CT 能够有效地诊断及鉴别局部感染性病灶,并确定与治疗反应相关的感染复发。治疗反应涉及部分缓解、完全缓解和疾病进展。<sup>18</sup>F-FDG PET/CT 对可疑感染且不能反复移动进行多种检查的危重患者的评估亦发挥重要作用。另外一个引起 FUO 的主要病因是恶性肿瘤,也与治疗期间或作为治疗并发症的恶性肿瘤相关的附加感染有关。Mulders-Manders 等[21]在一项包含 33 例重症监护病房(intensive care unit,ICU)患者的研究中发现,PET/CT 在鉴别感染来源方面的敏感性为 100%,特异性为 79%。<sup>18</sup>F-FDG PET/CT 对儿科患者 FUO 评估作用的确切经验仍然有限,在制定具体方案方面还需进一步探讨。其中不推荐进行该检查常见的原因是存在辐射及考虑辐射防护最优化(as low as reasonably achievable,ALARA)原则。多项研究表明,<sup>18</sup>F-FDG PET/CT 对儿科 FUO 患者的管理非常重要。在一项包含 569 例患儿的大型多中心临床研究中,73% 的 FUO 患儿通过 <sup>18</sup>F-FDG PET/CT 得到了明确诊断。PET/CT 应用于儿童最大的缺点是辐射,需要谨慎制定检查方案,以减少辐射剂量。Ferda 等[22]应用 <sup>18</sup>F-FDG PET/CT 评估了 48 例 FUO 患者,明确诊断了其中 43 例患者的发热原因。也有研究者认为 <sup>18</sup>F-FDG PET/CT 只能用于伴有红细胞沉降率(erythrocyte sedimentation rate,ESR)和 C 反应蛋白(CRP)升高的成年 FUO 患者[23]。<sup>18</sup>F-FDG PET/CT 对于早期发现局部感染或炎症有重要价值。PET/CT 技术的进步和示踪剂的研发将会进一步提高诊断的灵敏度,在炎症性疾病的诊疗中必将发挥更为重要的作用。<sup>18</sup>F-FDG PET/CT 结果正常可排除大多数病灶感染的可能性,并有助于排除感染与炎症性疾病的活动性病灶(图 5-1~ 图 5-10)。

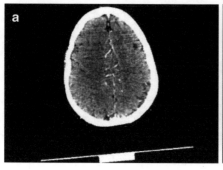
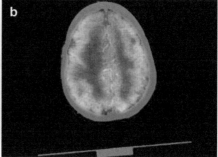

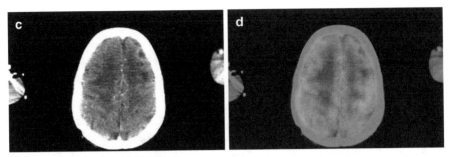

**图 5-1** 脑 PET/CT 扫描局部层面

CT 图像(a、c)示左侧额顶部脑膜轻度强化,图 b、d 未见明显示踪剂活度增高。示踪剂 [18]F-FDG 对脑部病变不敏感。本例不明原因发热(FUO)患者被诊断为脑膜炎。

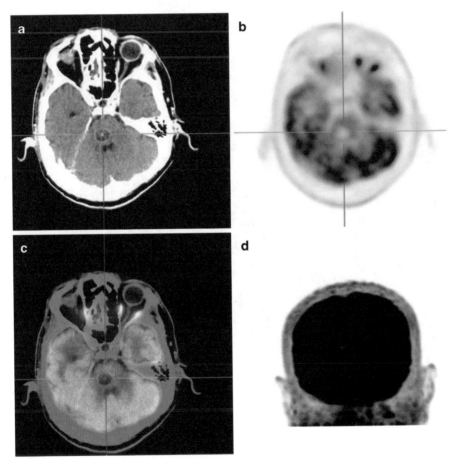

**图 5-2** 不明原因发热(FUO)患者的脑部 PET/CT 扫描

CT 图像(a)示脑桥环形强化病灶伴壁结节强化,提示脑囊虫病。PET(b、d)及融合(c)图像未见明显放射性摄取增加。

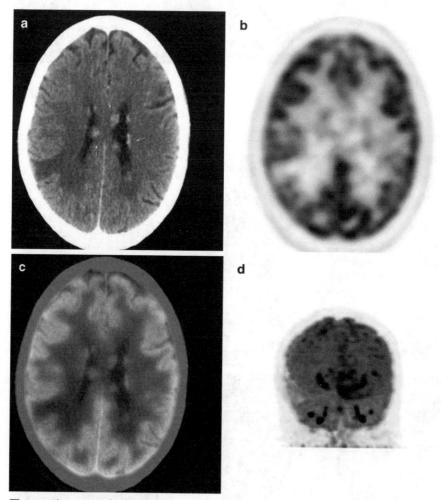

**图 5-3** 脑 PET/CT 扫描局部层面:25 岁不明原因发热(FUO)患者,表现为癫痫及间歇性发热

CT 图像(a)示室管膜下不规则强化小结节,提示结节性硬化症。PET(b、d)及融合(c)图像中相应结节未见异常放射性摄取。结节性硬化症也会表现为 FUO。

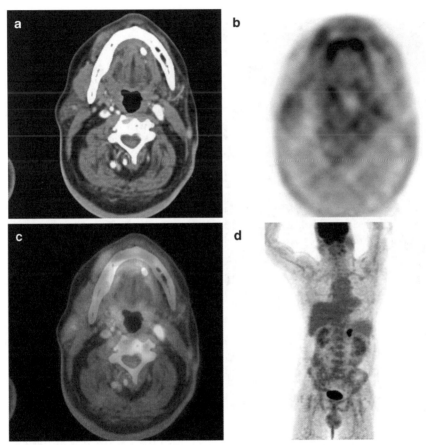

**图 5-4** 头颈部 PET/CT 扫描
CT 图像（a）示下颌骨左侧小结石，融合（c）及 PET（b、d）图像中有轻度 $^{18}$F-FDG 摄取，提示舌下腺结石。

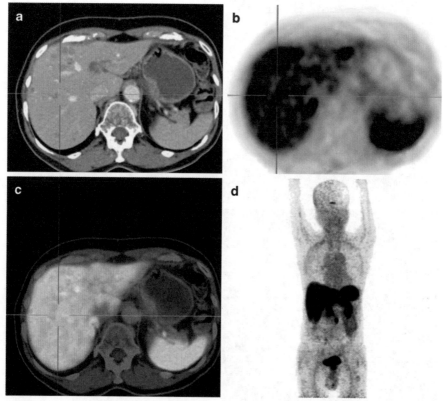

**图 5-5**  32 岁全身 PET/CT 扫描患者

CT 图像（a）示肝右叶不规则低密度小病灶。PET（b、d）及融合（c）图像示整个肝实质的放射性摄取弥漫性增加。全身其他部位未见明显异常。上述表现符合肝炎表现，本例患者为乙型肝炎。

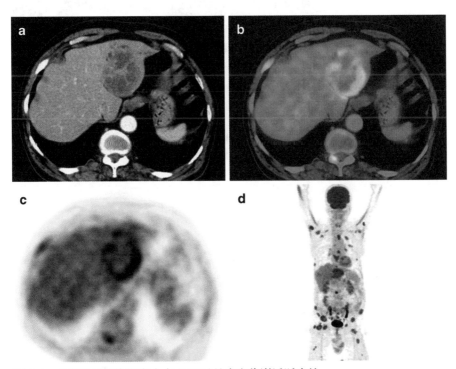

**图 5-6**　多发性骨髓瘤患者全身 PET 示骨多发代谢活跃病灶

CT 图像(a)示肝左叶低密度不均匀强化病变,符合包虫病影像表现。融合(b)、PET(c、d)图像示该病灶周边有少量的放射性摄取,术后经组织病理学证实为包虫病。

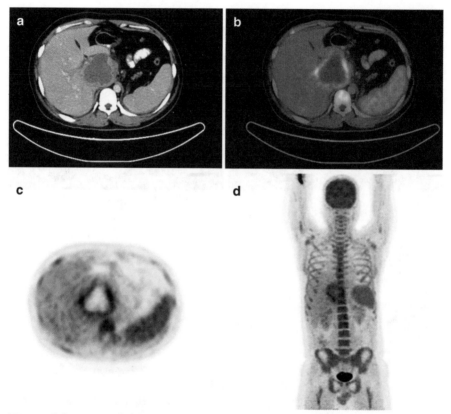

**图 5-7** 腹部 PET/CT 扫描

CT 图像(a)示肝脏 S1 低密度病灶,壁不均匀强化,融合图像(b)示病灶 SUV$_{max}$ 为 3.5,提示肝脓肿,PET 图像(c)示病灶不均匀轻度摄取增加,48 岁的 FUO 患者全身 PET 扫描(d)。(译者注:该患者同时可见脾脏及骨髓放射性摄取增加)

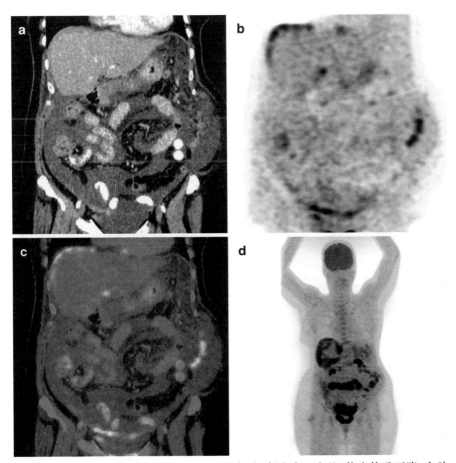

**图 5-8** 51 岁不明原因发热（FUO）女性患者，间断腹痛 1 个月，伴有体重下降，食欲不振

CT 图像（a）示不规则弥漫性腹膜增厚，伴有小结节及轻中度腹水，PET（b、d）及融合（c）图像示腹膜结节轻度放射性摄取增加，$SUV_{max}$ 为 4.8。上述征象提示腹膜炎。（译者注：本例尚需与腹膜种植转移相鉴别）

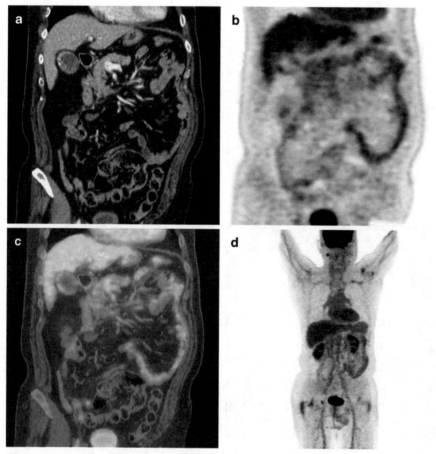

**图 5-9**　42 岁患者,诊断不明原因发热(FUO)1 个月,表现为右季肋区疼痛,墨菲征阳性

PET/CT 图像示胆囊内小的泥沙样结石并胆囊底部壁增厚(a),局部轻度放射性摄取增加,SUV$_{max}$ 为 3.5(b~d),提示结石性胆囊炎。

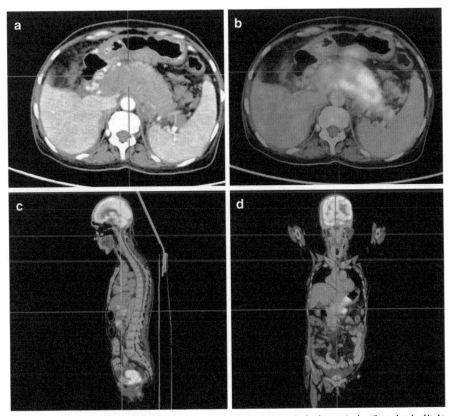

**图 5-10**　39 岁不明原因发热（FUO）男性患者，严重上腹疼痛 2 天，加重 6 小时，伴有持续性呕吐。全身 PET/CT 显像

CT 图像（a）示胰腺弥漫性肿大，融合图像（b~d）示胰腺弥漫性放射性摄取增加，$SUV_{max}$ 为 8.2，胰腺周围脂肪间隙模糊，提示急性胰腺炎。

### 5.1.6　与传统放射性核素显像技术比较，$^{18}$F-FDG PET/CT 在感染与炎症性疾病诊断中的优势

- 灵敏度高
- 图像分辨率高
- 图像靶 / 本底比值高
- 采集速度快，一次采集能够显示全身图像（图 5-10）

　　与其他检查技术相比,PET/CT 的优势在于单一模式单次扫描能够提供更精确的信息。唯一的区别是与 MRI 相比,PET/CT 软组织敏感性较低。但是,PET/MRI 能更好地应用于对软组织疾病的诊断,特别是对儿童患者有很好的应用价值(图 5-11~ 图 5-18)。

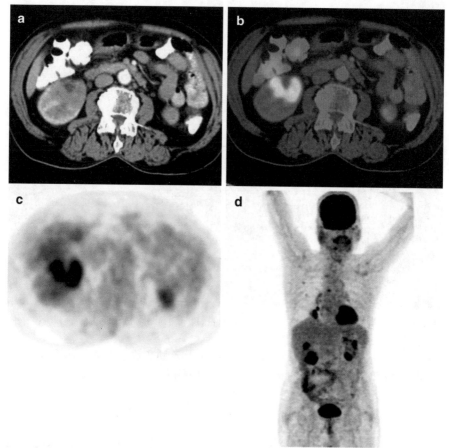

**图 5-11**　不明原因发热(FUO)患者伴咳嗽、咳痰。胸部 X 线显示右下叶肺炎。全身PET/CT 扫描

CT 图像(a)示双肾均有不规则低密度未强化区,最大者见于右肾下极,提示急性肾盂肾炎。相应融合(b)和 PET(c、d)图像示病灶局灶性放射性摄取增加,SUV$_{max}$ 为 5.2。

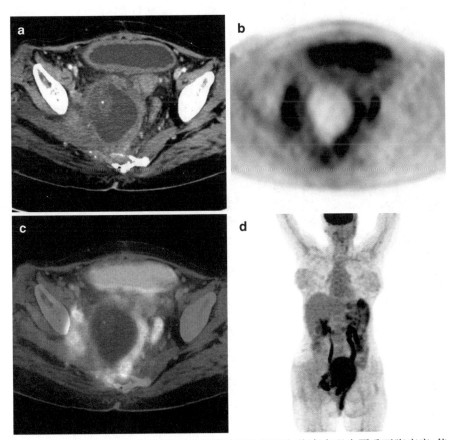

**图 5-12**  患者子宫切除术后诊断不明原因发热(FUO),临床表现为严重下腹疼痛,伴有间断便秘。全身 PET/CT 扫描

CT 图像(a)示右下盆腔厚壁囊性病灶,侵及右侧盆底肌肉,PET(b、d)和融合(c)图像中病灶壁强化的部位可见放射性摄取增加,$SUV_{max}$ 为 6.7。

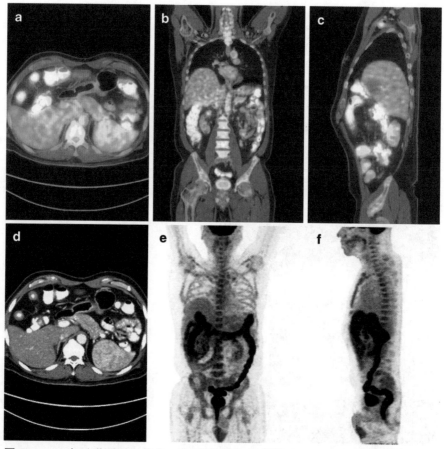

**图 5-13** 52 岁不明原因发热（FUO）男性患者，间断性腹泻、便秘，体重下降。全身
PET/CT 扫描

CT 图像（d）示升结肠及结肠肝曲肠壁弥漫性不规则环形增厚，管腔狭窄。融合（a~c）
和 PET（e、f）图像示病灶部位轻度放射性摄取，上述表现不能与肠道生理性摄取进行
准确鉴别。该患者临床证实为克罗恩病。

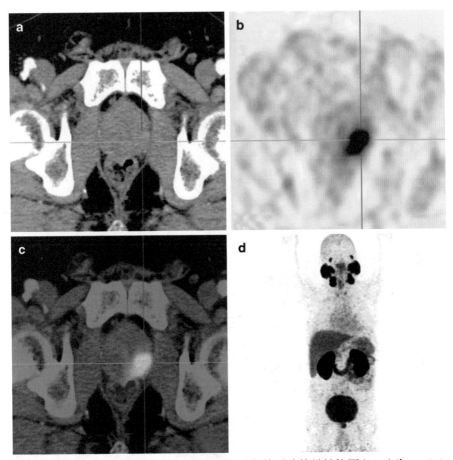

**图 5-14** 不明原因发热（FUO）患者伴尿痛 3 周，前列腺特异性抗原（PSA）为 5ng/ml。全身 PSMA PET/CT 扫描

CT 图像（a）正常，PET 图像（b~d）示前列腺左外侧叶放射性摄取增加病灶，$SUV_{max}$ 为 8.2，怀疑前列腺恶性肿瘤可能。但经直肠前列腺超声（TRUS）活检证实为前列腺炎病灶。

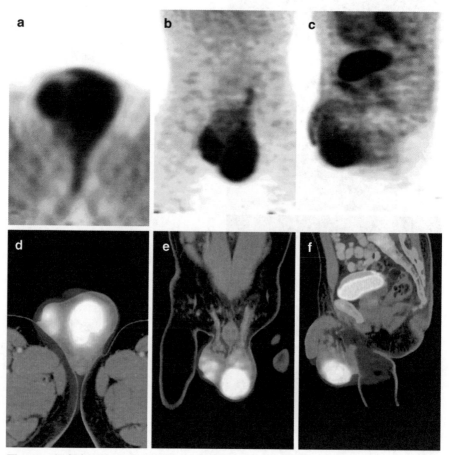

**图 5-15** 间断睾丸疼痛,伴有发热。盆腔局部 PET/CT 扫描
PET(a~c)及融合(d~f)图像示 $^{18}$F-FDG 弥漫性放射性摄取增加,$SUV_{max}$ 为 10。诊断
为左侧弥漫性睾丸炎。

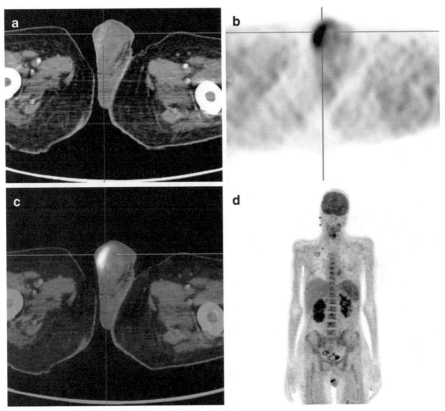

**图 5-16** 不明原因发热(FUO)患者间断低热,伴有阴囊右侧轻度压痛。全身 PET/CT 扫描

CT 图像(a)显示阴囊右侧壁轻度不均匀强化,PET(b、d)及融合(c)图像可见病灶放射性摄取弥漫性增加,$SUV_{max}$ 为 7.1,提示阴囊壁炎症性改变。

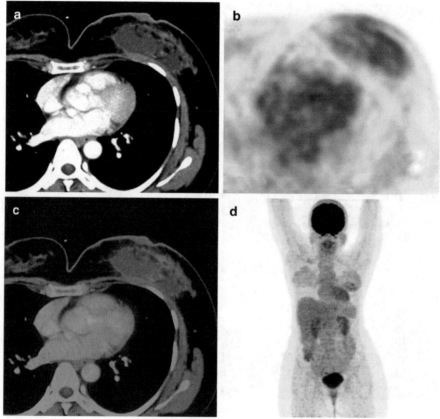

**图 5-17** 低热伴左乳压痛 1 个月。全身 PET/CT 检查

CT 图像(a)示左乳病灶轻度不均匀强化,PET(b、d)和融合(c)图像示病灶部位轻度
[18]F-FDG 摄取,$SUV_{max}$ 为 2.1。此外,CT 图像示局部积液,提示乳腺炎。

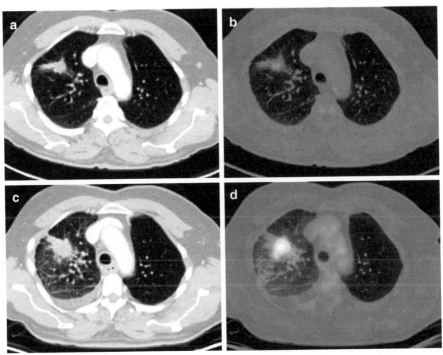

**图 5-18**　不明原因发热（FUO）患者全身 PET/CT 检查
CT 图像（a、c）示右肺上叶不规则实性结节病变，同层融合图像（b、d）示病灶放射性摄取增加，$SUV_{max}$ 为 6.2，邻近纤维索条、局灶胸膜增厚、肺实质浸润。最终证实为肺部 Koch's 病。

## 5.2　总结

　　FUO 是一个重要且有时很复杂的疾病，$^{18}$F-FDG PET/CT 可对 FUO 进行早期诊断，并有助于降低 FUO 的伤残率和患者的住院率，避免一些不必要的检查。FUO 有许多病因，将在后续章节中进一步讨论。总之，$^{18}$F-FDG PET/CT 是一种理想的检查方法，有更好的诊断能力、更高的灵敏度，因此具有替代其他影像学检查技术的潜力。

翻译　卢　霞　鲁仁财　崔恩铭　杨　斌
审校　范　岩　胡　娟　谷何一

# 参考文献

1. de Kleijn EM, van Lier HJ, van der Meer JW. Fever of unknown origin (FUO). II. Diagnostic procedures in a prospective multicenter study of 167 patients. The Netherlands FUO Study Group. Medicine (Baltimore). 1997;76:401–14.
2. Bleeker-Rovers CP, Vos FJ, de Kleijn EM, et al. A prospective multicenter study on fever of unknown origin: the yield of a structured diagnostic protocol. Medicine (Baltimore). 2007;86:26–38.
3. Vanderschueren S, Del Biondo E, Ruttens D, et al. Inflammation of unknown origin versus fever of unknown origin: two of a kind. Eur J Intern Med. 2009;20:415–8.
4. Vanderschueren S, Knockaert D, Adriaenssens T, et al. From prolonged febrile illness to fever of unknown origin: the challenge continues. Arch Intern Med. 2003;163:1033–41.
5. Blockmans D, Knockaert D, Maes A, et al. Clinical value of [(18)F]fluorodeoxyglucose positron emission tomography for patients with fever of unknown origin. Clin Infect Dis. 2001;32:191–6.
6. Lorenzen J, Buchert R, Bohuslavizki KH. Value of FDG PET in patients with fever of unknown origin. Nucl Med Commun. 2001;22:779–83.
7. Meller J, Altenvoerde G, Munzel U, et al. Fever of unknown origin: prospective comparison of [18F]FDG imaging with a double-head coincidence camera and gallium-67 citrate SPET. Eur J Nucl Med. 2000;27:1617–25.
8. Bleeker-Rovers CP, de Kleijn EM, Corstens FH, et al. Clinical value of FDG PET in patients with fever of unknown origin and patients suspected of focal infection or inflammation. Eur J Nucl Med Mol Imaging. 2004;31:29–37.
9. Signore A, Glaudemans AWJM, Malviya G, Lazzeri E, Prandini N, Viglietti AL, et al. Development and testing of a new disposable sterile device for labelling white blood cells. Q J Nucl Med Mol Imaging. 2012;56(4):400–8.
10. Wang L, Yang H, Zhao X, Cai J, Zhu Z, Li F. Feasibility of 18F-FDG combination with 68Ga-citrate PET/CT in the diagnosis of inflammatory bowel disease—first results. J Nucl Med. 2014;55:381.
11. Buysschaert I, Vanderschueren S, Blockmans D, Mortelmans L, Knockaert D. Contribution of (18) fluoro-deoxyglucose positron emission tomography to the work-up of patients with fever of un- knownorigin. Eur J Intern Med. 2004;15:151–6.
12. Chang L, Cheng MF, Jou ST, et al. Search of unknown fever focus using PET in critically ill children with complicated underlying diseases. Pediatr Crit Care Med. 2016;17:e58–65.
13. Scholtens AM, Verberne HJ, Budde RP, et al. Additional heparin pre-administration improves cardiac glucose metabolism suppression over low-carbohydrate diet alone in (1)(8)F-FDG PET imaging. J Nucl Med. 2016;57:568–73.
14. Semmler A, Hermann S, Mormann F, Weberpals M, Paxian SA, Okulla T, et al. Sepsis causes neuro-inflammation and concomitant decrease of cerebral metabolism. J Neuroinflammation. 2008;5:38.
15. Balink H, Verberne HJ, Bennink RJ, et al. A rationale for the use of F18-FDG PET/CT in fever and inflammation of unknown origin. Int J Mol Imaging. 2012;2012:165080.
16. Federici L, Blondet C, Imperiale A, Sibilia J, Pasquali JL, Pflumio F, et al. Value of (18) F-FDG-PET/CT in patients with fever of unknown origin and unexplained prolonged inflammatory syndrome: a single centre analysis experience. Int J Clin Pract. 2010;64:55–60.
17. Habib G, Lancellotti P, Antunes MJ, Bongiorni MG, Casalta JP, Del Zotti FESC, et al. ESC 2015 guidelines on management of infective endocarditis. Eur Heart J. 2015;36:3075–128.
18. Vaidyanathan S, Patel CN, Scarsbrook AF, Chowdhury FU. FDG PET/CT in infection and inflammation—current and emerging clinical applications. Clin Radiol. 2015;70:787–800.
19. van der Bruggen W, Bleeker-Rovers CP, Boerman OC, et al. PET and SPECT in osteomyelitis and prosthetic bone and joint infections: a systematic review. Semin Nucl Med. 2010;40:3–15.

20. Martin C, Castaigne C, Tondeur M, et al. Role and interpretation of fluorodeoxyglucose-positron emission tomography/computed tomography in HIV-infected patients with fever of unknown origin: a prospective study. HIV Med. 2013;14:455–62.
21. Mulders-Manders C, Simon A, Bleeker-Rovers C. Fever of unknown origin. Clin Med (Lond). 2015;15:280–4.
22. Ferda J, Ferdova E, Zahlava J, et al. Fever of unknown origin: a value of (18)F-FDG-PET/CT with integrated full diagnostic isotropic CT imaging. Eur J Radiol. 2010;73:518–25.
23. Balink H, Veeger NJ, Bennink RJ, et al. The predictive value of C-reactive protein and erythrocyte sedimentation rate for 18F-FDG PET/CT outcome in patients with fever and inflammation of unknown origin. Nucl Med Commun. 2015;36:604–9.

# PET/CT 在胸部感染与炎症性疾病中的应用

# 6

**要点**

    PET/CT 是一种诊断肿瘤性病变的成熟融合成像技术,随着新的放射性示踪剂和仪器设备的发展,PET/CT 在感染和炎症方面也出现了一些新的应用。[18]F-FDG 是使用广泛的放射性示踪剂,可反映体内各种组织的代谢活动。炎症细胞被激活时,葡萄糖成为其能量来源,基于此,[18]F-FDG 可用来检测各种感染与炎症性病变,也可用于评估多种新发病变。

## 6.1 概述

    PET/CT 是一种成熟的影像学检查方法,可对体内的标记化合物进行成像[1]。由于各种非恶性病变具有相似的 FDG 摄取原理,PET/CT 也可用于评价此类病变,包括肺、胸膜和纵隔病变。在感染与炎症性病变中,各种局部细胞因子、白介素、前列腺素的释放诱发了一系列反应[2-3]。这些促炎症介质通过中性粒细胞、单核细胞和肥大细胞的迁移调节一系列连锁反应。炎症反应被调节的同时也促进了葡萄糖代谢[4]。感染与炎症性病变摄取 FDG 增加是因为在这些病变中出现了炎症细胞(如粒细胞、白细胞、巨噬细胞)的聚集和毛细血管通透性的增加[5]。

    PET/CT 显示的弥漫性摄取增加是由各种炎症性连锁反应引发的葡萄糖代谢所导致的。FDG 摄取的增加也取决于中性粒细胞的活性,中性粒细胞由于肺泡和肺间质巨噬细胞的激活而摄取 FDG[6]。

    [18]F-FDG PET/CT 在评估各种肺部和肺外病变中具有重要作用,PET/CT 有助于鉴别良性和恶性病变,PET/CT 的技术进步降低了对胸部病变诊断的困扰。

    [18]F-FDG PET/CT 是重要的影像学检查手段,显著提高了疾病诊断的准确率,具有无创成像的优势。一些良性病变可能会出现假阳性或非特异性。通过此项检查可明确不同的肺部病变、胸膜病变,以及累及肺、胸膜和其他胸部相关的系统性病变[7],因而在肺部良性和恶性病变的鉴别诊断中发挥着重要作用。

## 6.2　PET/CT 采集

### 6.2.1　采集方案

通过使用 Somaton Siemens biograph PET/CT 设备获得 $^{18}$F-FDG PET/CT 图像,该设备具有 16 排 CT 和高分辨率 PET 组件[8]。所有患者在检查前 1 小时按体重和需求注射 $^{18}$F-FDG,全身增强 CT 扫描图像采集完成后进行 PET 图像采集,根据患者情况,必要时进行延迟 PET/CT 扫描。在患者吸气后屏气的情况下再进行一次专门的肺部 CT 扫描(图 6-1)。

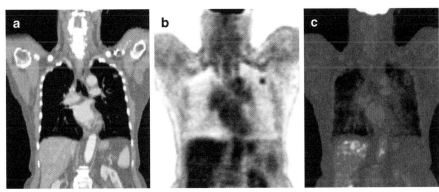

**图 6-1**　胸部 PET/CT 扫描局部层面示左上肺小结节
该结节的 CT(a)、PET(b)和 PET/CT 融合(c)图像。由于技术方面的原因,融合图像显示错配。CT 是在吸气后屏气的情况下扫描,而 PET 是在正常呼吸的情况下扫描,这种错配有时会导致显示为两个结节。

### 6.2.2　图像分析

$^{18}$F-FDG PET 的量化是基于标准化 $SUV_{max}$ 的半定量分析,这种常规的量化方法是在肺部病变部位设置 ROI。在现代 PET/CT 系统中,$SUV_{max}$ 可以通过自动量化来获得,解剖学测量可以常规进行。

## 6.3　肺部病变

### 6.3.1　原发性肺部病变

随着结构和功能组件的快速发展,PET/CT 已经逐步成为一种重要的影像学检查手段。随着 PET 在肿瘤学的广泛应用,不同的影像指标和特征也能对大量并发的非恶性病变进行评估,这引起了临床对非恶性病变进行评估的浓厚兴趣。起初,这很困难,且必须经组织病理学证实。但现在有了新的成像技术和方案,鉴别良性、恶性病变及感染与炎症性病变和恶性病变更加容易。在这种情况下,许多 PET/CT 扫描被建议用于评估肺部的各种感染与炎症性病变、肉芽肿和其他良性病变。肺部病变的表现包括孤立性肺结节、斑片状浸润、斑片状实质结节、空洞样病变、磨玻璃影、腺泡影、间质性病变、网状结节样病变、间质增厚、有或无肺不张的肿块样病变及上述表现的组合[5,9]。恶性病变多数情况下也有类似的表现,因此难以区分恶性和非恶性病变。同时还必须排除或确认其他病变,如肉芽肿、代谢性病变,有时也包括创伤性病变,尤其重要的是与结核的鉴别[10-14]。使用量化的 $SUV_{max}$ 也很难区分肺部恶性和非恶性病变,特别是两者的临床表现也无明显差异时更难区分(图 6-2~ 图 6-5)。

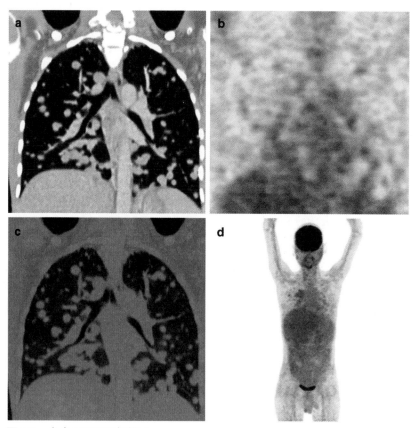

**图 6-2　全身 PET/CT 扫描 1**
CT 图像(a)示双肺实质多发圆形结节。PET(b、d)和融合(c)图像示双肺多发结节无 FDG 摄取,提示为多发非活动性肉芽肿。

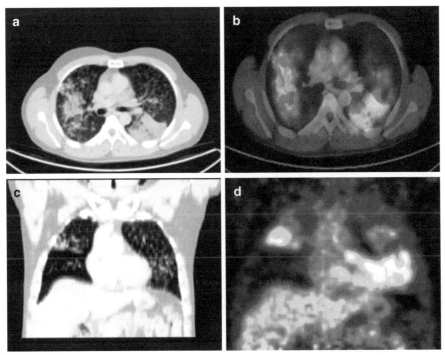

**图 6-3** 胸部 PET/CT 扫描

显示双肺支气管肺泡阴影,伴微小结节影(a、c),FDG 摄取增加(b、d),SUV$_{max}$ 为 4.5,提示支气管肺泡病变,组织学证实合并肺部恶性和非恶性病变。

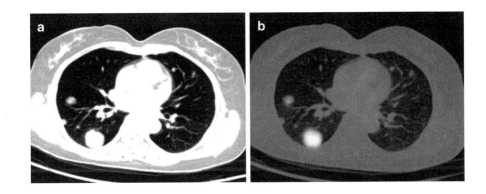

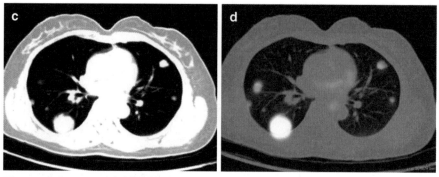

**图 6-4** 全身 PET/CT 扫描胸部层面
显示双肺多发结节（a、c），FDG 代谢显著增加（b、d），其中最大病灶位于右下肺，$SUV_{max}$ 为 8.9，提示为活动性肉芽肿，全身其他部位正常。

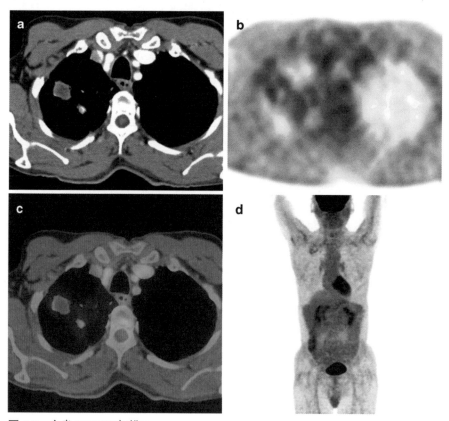

**图 6-5** 全身 PET/CT 扫描 2
显示右上肺小结节（a），FDG 代谢轻微增高（b~d），$SUV_{max}$ 为 1.8，提示为良性孤立性肺结节。

对于较大的空洞性病变,累及一个肺段或延伸至另一个肺段的片状实变可以进一步评估,其鉴别诊断取决于临床情况,可能是结核、恶性病变或胶原肉芽肿。腺泡和磨玻璃影多数与病灶周边成分相关[15]。但是在细支气管肺泡癌中可见特有的腺泡影,需要进行鉴别[16](图 6-6~ 图 6-8)。

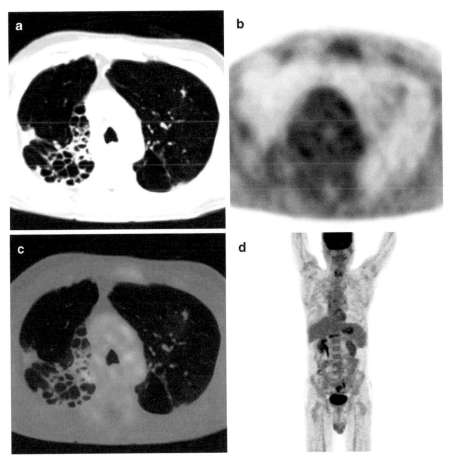

**图 6-6** 慢性间断性咳嗽 3 个月患者,全身 PET/CT 扫描
显示右上肺支气管扩张,伴局部胸膜增厚(a),FDG 代谢轻微增高(b~d),$SUV_{max}$ 为 2。

### 6.3.2 评估的扫描方案

双时相显像是一种较新的评价方案,在初次 PET 显像后 1 小时进行延迟显像,延迟显像也可以在初次显像后 2 小时或 3 小时进行。由于示踪剂在组织分布的代谢活性取决于病变的恶性潜能,对恶性肿瘤而言,示踪剂在延迟显像时仍滞留,导致 $SUV_{max}$ 趋于恒定。然而,对非恶性肿瘤、感染与炎症性和其他良性病变,与初次 PET 显像相比,延迟显像的 $SUV_{max}$ 明显下降[17]。但该扫描方案并不适用于所有病例。

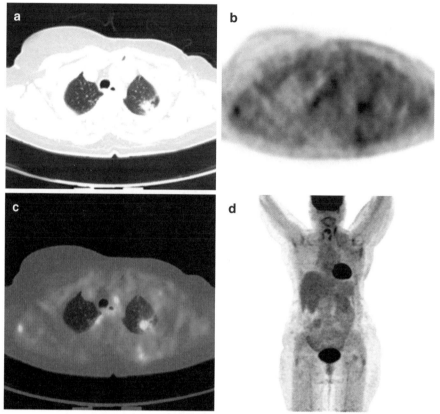

**图 6-7**　发热、体重减轻 2 个月患者，全身 PET/CT 扫描
CT 示左上肺尖结节，伴局部胸膜增厚（a），与肺部 Koch's 一致。PET（b、d）和融合（c）图像
显示结节代谢轻度增高，$SUV_{max}$ 为 3.2。（译者注：图 d 显示颈部多发放射性摄取增加病灶）

　　胸部其他感染与炎症包括真菌性病变、肉芽肿性感染、纤维性纵隔炎、组织性
肺炎、多血管炎症性肉芽肿及组织细胞增生症如 Erdheim-chester 病。常规 PET/CT
另一个重要的适应证是监测治疗后的病变。如果有感染性的空洞样病变，则可以
在抗生素治疗后进行评估[18]。但这并不是感染与炎症治疗后评估的常规方案，因
为 X 线、胸部 CT 或 MRI 等常规影像学手段更容易完成评估。有时，很难去评估一
个恶性肿瘤患者或免疫功能低下患者同时伴发的感染性炎症，或是继发于恶性肿
瘤治疗并发症的感染。在这种情况下，因为原发灶和邻近的继发病灶都有代谢活
动，PET/CT 具有重要作用。除 FDG 外，一些新的 PET 示踪剂也可被用于评估。

### 6.3.3　非感染性肺部病变

　　PET/CT 也有助于评估一些非感染性肺部疾病，如慢性阻塞性肺疾病（chronic
obstructive pulmonary disease，COPD）、哮喘、尘肺病、结节病等。

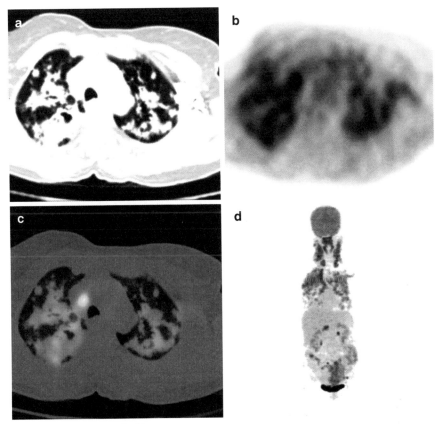

**图 6-8** 全身 PET/CT 扫描 3

显示两肺弥漫性团片状、结节状病变,伴空气支气管征(a),PET(b、d)和融合(c)图像示轻度代谢活性,$SUV_{max}$ 为 6.4。组织病理学证实为结节病。(译者注:图 d 同时可见颈部、中下腹部团片状放射性摄取增加病灶)

    COPD 是由吸烟或哮喘引起的慢性阻塞性肺部疾病,区分病因是很重要的一个方面,吸烟引起的 COPD 存在炎症,往往表现出 FDG 摄取增加[19-20]。另一个方面是由于呼吸费力,导致呼吸肌摄取 FDG。呼吸肌的 FDG 定量摄取可以显示呼吸的费力程度,并诊断 COPD 的并发症,如肺源性心脏病。

### 6.3.4 尘肺病

    尘肺病是从事职业暴露工作的人吸入有毒粉尘后的实质反应,主要包括煤炭肺、硅沉着病、石棉肺、铍肺。吸入的有毒粉尘可引起炎症性反应,并可进展为功能丧失和永久性瘢痕。PET/CT 可以通过量化 FDG 摄取,在监测疾病进展方面发挥重要作用[21]。

### 6.3.5　结节病

　　结节病是一种原因不明、可累及体内各个器官、多系统的非干酪性肉芽肿性疾病,纵隔淋巴结受累常见,其次为肺实质。结节病 FDG 摄取的基础在于活化的白细胞、巨噬细胞、淋巴细胞和巨细胞,FDG 摄取与这些细胞的活跃程度成正比。[18]F-FDG PET/CT 有助于评估炎症性活动的程度和累及的器官,从而监测治疗反应。因此,PET/CT 在显示活动性炎症部位的形态和功能成像方面有较大意义,如对单发或多部位病变的显示[22-31](图 6-9)。

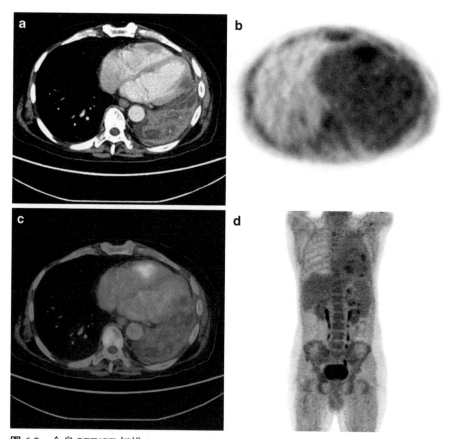

**图 6-9　全身 PET/CT 扫描 4**
CT 图像(a)示左下肺明显萎陷性实变,PET(b、d)和融合(c)图像示病灶无代谢活性。

#### 6.3.5.1　囊性纤维化

　　囊性纤维化是一种中性粒细胞和巨噬细胞异常活化的疾病。分泌促炎症介质是囊性纤维化摄取 FDG 的基础。[18]F-FDG PET/CT 的其他作用是识别、量化和监测气道炎症[32]。

### 6.3.5.2 急性肺损伤和急性呼吸窘迫综合征

急性肺损伤(acute lung injury,ALI)大多与急性呼吸窘迫综合征(acute respiratory distress syndrome,ARDS)有关,由于组织损伤,引起中性粒细胞炎症,FDG PET 有助于提供与各种刺激的炎症性反应有关的信息,也能证实 ALI/ARDS 的病理生理学改变[33](图 6-10)。

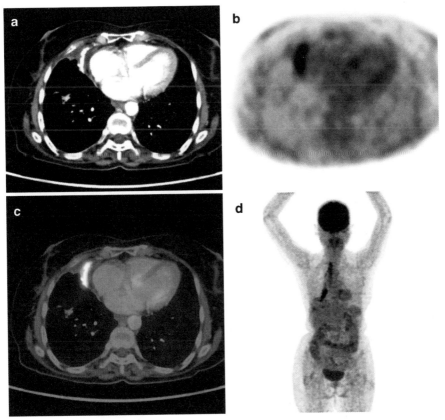

**图 6-10　右胸轻度疼痛患者,全身 PET/CT 扫描**
CT 图像(a)示右侧胸膜增厚伴钙化,PET(b、d)和融合(c)图像示病灶 FDG 代谢显著增高,$SUV_{max}$ 为 8.6,提示局灶性慢性钙化性胸膜炎。

## 6.3.6　肺朗格汉斯细胞组织细胞增生症

朗格汉斯细胞组织细胞增生症(langerhans cell histiocytosis,LCH)是一种罕见疾病,其病因被认为是异常的 T 细胞、巨噬细胞和 / 或细胞因子浸润。在这种情况下,LCH 中血管内皮生长因子的释放导致了炎症性改变。因此,$^{18}$F-FDG PET/CT 有助于临床评估 LCH 和监测治疗反应[34]。

## 6.4　胸膜病变

　　$^{18}$F-FDG PET/CT 同样适用于胸膜病变。胸膜病变多数表现为局限性胸膜增厚或胸膜结节、胸膜肿块。胸膜病变常见的原因是结核、感染性炎症、结缔组织病，或良性、恶性原发性胸膜病变。胸膜病变的诊断敏感性同样依赖于 $SUV_{max}$[35]。双时相显像可用于区分良性、恶性胸膜病变。$^{18}$F-FDG PET 在评价胸腔积液时同样重要，尤其是恶性或感染性炎症病灶显示不明显时。$^{18}$F-FDG PET/CT 可以通过 $SUV_{max}$ 对胸膜局部细微结节进行量化（图 6-11~ 图 6-13）。

　　胸部病变局限于纵隔、胸壁，或从颈部或腹部累及胸部。

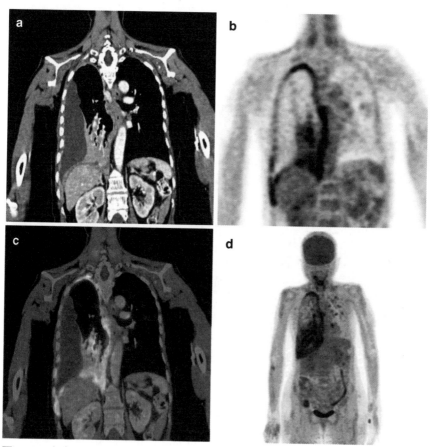

**图 6-11　全身 PET/CT 扫描 5**
CT 图像（a）示右侧肋部和纵隔胸膜弥漫性不规则增厚，伴中度胸腔积液和右下肺不张、实变。PET（b、d）和融合（c）图像示胸膜病变 FDG 代谢增高，右下肺沿纵隔胸膜侧 FDG 代谢显著增高，$SUV_{max}$ 为 7.7。

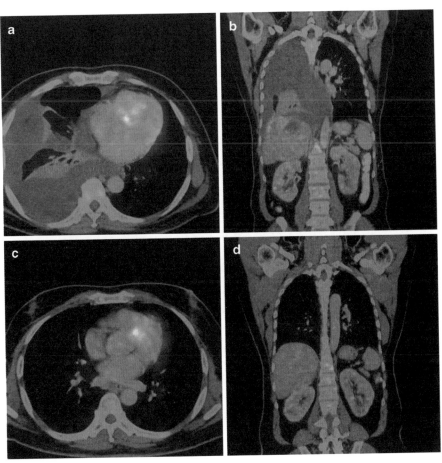

**图 6-12** 全身 PET/CT 扫描 6

融合图像(a~d)示右侧中度胸腔积液,伴部分右肺不张,无代谢活性,提示为非恶性胸腔积液。

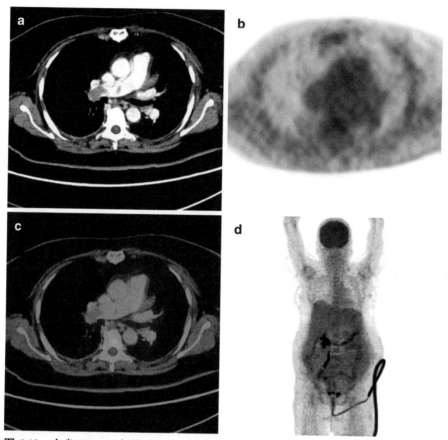

**图 6-13** 全身 PET/CT 扫描 7
CT 图像(a)示右肺动脉干的腔内血栓,PET(b、d)和融合(c)图像示无 FDG 摄取,提示为慢性非活动性肺动脉血栓。

## 6.5 纵隔病变

纵隔病变可能是起源于纵隔结构的原发性肿块病变,并累及邻近结构,也可以是相邻区域的病变浸润纵隔。另一个重要的纵隔结构是纵隔淋巴结,大多数淋巴结局限于胸部淋巴引流区域,纵隔淋巴结病变既可以是原发性恶性病变,也可以是恶性肿瘤的淋巴结转移性病变。纵隔良性病变可以是良性肿瘤、结缔组织病、肉芽肿性病变、结核及其他感染性炎症。$^{18}$F-FDG PET/CT 可根据病变的代谢活性和 SUV$_{max}$ 来描述这些病变的特征,因此可用于评估这些病变。恶性肿瘤的典型特征决定了 PET 的典型表现,如纵隔高代谢、坏死区域和钙化。双时相显像同样适用于鉴别纵隔恶性病变和非恶性病变。大多数肿瘤性检查均能发现恶性和非恶性纵隔淋巴结。在这些结构的评估方面,PET/CT 有重要作用[36-37](图 6-14)。

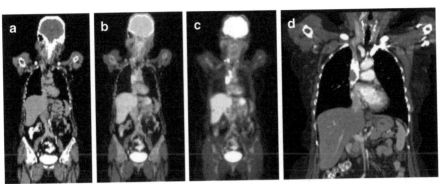

**图 6-14**　全身 PET/CT 扫描 8
CT 图像(a、d)示上腔静脉腔内血栓,相应 PET(c)及融合(b)图像示 FDG 代谢增高。平扫 CT 图像(a)未见明确血栓。

## 6.6　胸壁病变

　　胸壁病变包括恶性病变、感染性炎症、结核、肉芽肿,以及累及皮肤、皮下组织、肌肉和骨骼的多种疾病;[18]F-FDG PET/CT 可用于分别评估女性和男性的乳腺实质,包括评估常见的累及乳腺实质的感染性炎症(乳腺炎)、男性乳房发育,并鉴别乳腺实质的良性、恶性结节(图 6-15),以及评估累及胸壁的重要感染性炎症病变,包括皮下水肿、蜂窝织炎及特定区域的积液或脓肿。[18]F-FDG PET/CT 对于鉴别和评价胸壁病变具有重要作用,而且敏感性很高[38-42]。无论是否行 SPECT/CT 扫描,新型放射性示踪剂奥曲肽显像均可用于评价和监测治疗反应(图 6-16)。

　　PET/MRI 的出现使显示胸壁病变和纵隔病变的分辨率更高。PET/MRI 的优势之一是对儿童的作用,这将在第 14 章讨论。

　　[18]F-FDG PET 可用于评估不同种类的尘肺病,如硅沉着病、石棉肺、肺纤维化和其他职业病,这些病变摄取 FDG 的基本原理是成纤维细胞和炎症细胞使放射性示踪剂在特定部位的聚积[43-44]。同样,任何相关的感染性肺部改变也可以诊断为并发病变或职业病引起的并发症。

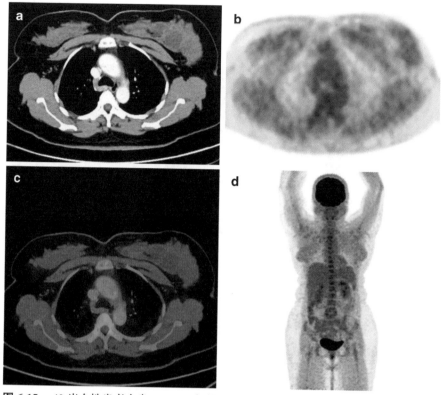

**图 6-15** 　43 岁女性患者全身 PET/CT 扫描
CT 图像(a)示左侧乳腺的分叶状囊性病变,PET(b、d)和融合(c)图像示病灶无 FDG
摄取,提示左侧乳腺纤维囊性病变。

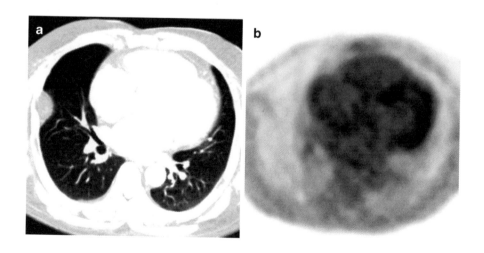

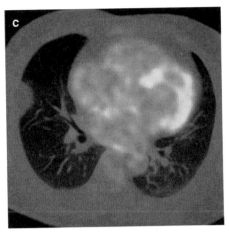 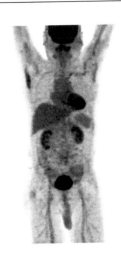

**图 6-16** 全身 PET/CT 扫描 9

CT 图像（a）示基于胸膜的局限性结节状病变，且病变沿着右侧肋部胸膜侵蚀右侧肋骨，PET（b,d）和融合（c）图像示病灶无 FDG 摄取，提示慢性感染性炎症结节。

翻译　吴　江　何　枫　崔恩铭　杨　斌　谷何一
审校　范　岩　胡　娟

## 参考文献

1. Basu S, Hess S, Braad P-EN, et al. The basic principles of FDG-PET/CT imaging. PET Clin. 2014;9(4):355–70, v.
2. Akdis M, Burgler S, Crameri R, Eiwegger T, Fujita H, Gomez E, et al. Interleukins, from 1 to 37, and interferon-gamma: receptors, functions, and roles in diseases. J Allergy Clin Immunol. 2011;127(e1–70):701–21.
3. Scheller J, Garbers C, Rose-John S. Interleukin-6: from basic biology to selective blockade of pro-inflammatory activities. Semin Immunol. 2014;26:2–12.
4. Petho G, Reeh PW. Sensory and signaling mechanisms of bradykinin, eicosanoids, platelet-activating factor, and nitric oxide in peripheral nociceptors. Physiol Rev. 2012;92:1699–775.
5. Cochran BJ, Ryder WJ, Parmar A, et al. Determining glucose metabolism kinetics using 18F-FDG micro-PET/CT. J Vis Exp. 2017;(123):55184.
6. Jones HA, Cadwallader KA, White JF, et al. Dissociation between respiratory burst activity and deoxyglucose uptake in human neutrophil granulocytes: implications for interpretation of 18F-FDG PET images. J Nucl Med. 2002;43:652–7.
7. Kubota R, Yamada S, Kubota K, Ishiwata K, Tamahashi N, Ido T. Intratumoral distribution of fluorine-18-fluorodeoxyglucose in-vivo: high accumulation in macrophages and granulation tissues studied by micro-autoradiography. J Nucl Med. 1992;33:1972–80.
8. Dimastromatteo J, Charles EJ, Laubach LE. Molecular imaging of pulmonary diseases. Respir Res. 2018;19:1–17.
9. Kim IJ, Lee JS, Kim SJ, et al. Double-phase 18F-FDG PET-CT for determination of pulmonary tuberculoma activity. Eur J Nucl Med Mol Imaging. 2008;35:808–14.
10. Abe M, Kobashi Y, Mouri K, et al. Solitary pulmonary nodule due to Mycobacterium kansasii. Intern Med. 2011;50:775–8.

11. Soussan M, Brillet PY, Mekinian A, et al. Patterns of pulmonary tuberculosis on FDG-PET/CT. Eur J Radiol. 2012;81:2872–6.

12. Demura Y, Tsuchida T, Uesaka D, et al. Usefulness of 18F-fluorodeoxyglucose positron emission tomography for diagnosing disease activity and monitoring therapeutic response in patients with pulmonary mycobacteriosis. Eur J Nucl Med Mol Imaging. 2009;36:632–9.

13. Sathekge MM, Maes A, Pottel H, Stoltz A, van de Wiele C. Dual time-point FDG PET-CT for differentiating benign from malignant solitary pulmonary nodules in a TB endemicarea. S Afr Med J. 2010;100:598–601.

14. Shin L, Katz DS, Yung E. Hypermetabolism on F-18 FDG PET of multiple pulmonary nodules resulting from bronchiolitis obliterans organizing pneumonia. Clin Nucl Med. 2004;29:654–6.

15. Gambhir S, Ravina M, Rangan K, Dixit M, Barai S, Bomanji J. International atomic energy agency extra-pulmonary TB consortium. Imaging in extrapulmonary tuberculosis. Int J Infect Dis. 2017;56:237–47.

16. Chiu C-F, Liu Y-Y, Hsu W-H, et al. Shorter-time dual-phase FDG PET/CT in characterizing solid or ground-glass nodules based on surgical results. Clin Imaging. 2012;36:509–14. https://doi.org/10.1016/j.clinimag.2011.11.032.

17. Lee HY, Lee KS, Han J, Kim BT, Cho YS, Shim YM, et al. Mucinous versus non-mucinous solitary pulmonary nodular bronchioloalveolar carcinoma: CT and FDG PET findings and pathologic comparisons. Lung Cancer. 2009;65:170–5.

18. Nakajo M, Jinguji M, Aoki M, et al. The clinical value of texture analysis of dual-time-point [18]F-FDG-PET/CT imaging to differentiate between [18]F-FDG-avid benign and malignant pulmonary lesions. Eur Radiol. 2020;30(3):1759–69.

19. Sheikhbahaei S, Mena E, Marcus C, et al. [18]F-FDG PET/CT: therapy response assessment interpretation (Hopkins criteria) and survival outcomes in lung cancer patients. J Nucl Med. 2016;57:855–60.

20. Jones HA, Marino PS, Shakur BH, et al. In vivo assessment of lung inflammatory cell activity in patients with COPD and asthma. Eur Respir J. 2003;21:567–73.

21. Kothekar E, Borja AJ, Gerke O, Werner TJ, Alavi A, Revheim ME. Assessing respiratory muscle activity with 18F-FDG-PET/CT in patients with COPD. Am J Nucl Med Mol Imaging. 2019;9:309–15.

22. Reichert M, Bensadoun ES. PET imaging in patients with coal workers pneumoconiosis and suspected malignancy. J Thorac Oncol. 2009;4:649–51.

23. Nishiyama Y, Yamamoto Y, Fukunaga K, Takinami H, Iwado Y, Satoh K, Ohkawa M. Comparative evaluation of 18F-FDG PET and 67Ga scintigraphy in patients with sarcoidosis. J Nucl Med. 2006;47:1571–6.

24. Norikane T, Yamamoto Y, Maeda Y, Noma T, Dobashi H, Nishiyama Y. Comparative evaluation of 18F-FLT and 18F-FDG for detecting cardiac and extra-cardiac thoracic involvement in patients with newly diagnosed sarcoidosis. EJNMMI Res. 2017;7:69.

25. Palestro CJ, Schultz BL, Horowitz M, Swyer AJ. Indium-111-leukocyte and gallium-67 imaging in acute sarcoidosis: report of two patients. J Nucl Med. 1992;33:2027–9.

26. Rizzato G, Blasi A. A European survey on the usefulness of 67Ga lung scans in assessing sarcoidosis. Experience in 14 research centers in seven different countries. Ann N Y Acad Sci. 1986;465:463–78.

27. Israel HL, Albertine KH, Park CH. Whole-body gallium 67 scans. Role in diagnosis of sarcoidosis. Am Rev Respir Dis. 1991;144:1182–6.

28. Sulavik SB, Spencer RP, Weed DA, Shapiro HR, Shiue HR, Castriotta RJ. Recognition of distinctive patterns of gallium-67 distribution in sarcoidosis. J Nucl Med. 1990;31:1909–14.

29. Sulavik SB, Spencer RP, Palestro CJ, Swyer AJ, Teirstein AS, Goldsmith SJ. Specificity and sensitivity of distinctive chest radiographic and/or 67 Ga images in the non-invasive diagnosis of sarcoidosis. Chest. 1993;103:403–9.

30. Braun JJ, Kessler R, Constantinesco A, et al. [18]F-FDG PET/CT in sarcoidosis management: review and report of 20 cases. Eur J Nucl Med Mol Imaging. 2008;35:1537–43.

31. Kiatboonsri C, Resnick SC, Chan KM, et al. The detection of recurrent sarcoidosis by FDG-PET in a lung transplant recipient. West J Med. 1998;168:130–2.

32. Keijsers RG, Verzijlbergen FJ, Oyen WJ, et al. [18]F-FDG PET, genotype-corrected ACE and sIL-2R in newly diagnosed sarcoidosis. Eur J Nucl Med Mol Imaging. 2009;36:1131–7.

33. Konstan MW, Berger M. Current understanding of the inflammatory process in cystic fibrosis: onset and etiology. Pediatr Pulmonol. 1997;24:137–42.

34. Braune J, Hofheinz F, Bluth T, Kiss T, Wittenstein J, Scharffenberg M, Kotzerke J, Gamade Abreu M. Comparison of static 18F-FDG-PET/CT (SUV, SUR) and dynamic 18F-FDGPET/CT(Ki) for quantification of pulmonary inflammation in acute lung injury. J Nucl Med. 2019;60:1629–34.

35. Kannourakis G, Abbas A. The role of cytokines in the pathogenesis of Langerhans cell histio-cytosis. Br J Cancer Suppl. 1994;23:S37–40.

36. Kaira K, Serizawa M, Koh Y, Takahashi T, Hanaoka H, Oriuchi N, et al. Relationship between 18F-FDG uptake on positron emission tomography and molecular biology in malignant pleural mesothelioma. Eur J Cancer. 2012;48:1244–54.

37. Hara T, Inagaki K, Kosaka N, Morita T. Sensitive detection of mediastinal lymphnode metastasis of lung cancer with 11C-choline PET. J Nucl Med. 2000;41:1507–13.

38. Tatci E, Ozmen O, Dadali Y, et al. The role of FDG PET/CT in evaluation of mediastinal masses and neurogenic tumors of chest wall. Int J Clin Exp Med. 2015;8(7):11146–52.

39. Moore SL, Rafii M. Imaging of musculoskeletal and spinal tuberculosis. Radiol Clin North Am. 2001;39:329–42.

40. Yago Y, Yukihiro M, Kuroki H, et al. Cold tuberculous abscess identified by FDG PET. Ann Nucl Med. 2005;19:515–51.

41. Harkirat S, Anana SS, Indrajit LK, Dash AK. Pictorial essay: PET/CT in tuberculosis. Indian J Radiol Imaging. 2008;18:141–7.

42. Litmanovich D, Gourevich K, Israel O, Gallimidi Z. Unexpected foci of 18F-FDG uptake in the breast detected by PET/CT: incidence and clinical significance. Eur J Nucl Med Mol Imaging. 2009;36(10):1558–64.

43. O'Connell M, Kennedy M. Progressive massive fibrosis secondary to pulmonary silicosis appearance on F-18 fluorodeoxyglucose PET/CT. Clin Nucl Med. 2004;29(11):754–5.

44. Choi EK, Park HL, Yoo IR. The clinical value of F-18 FDG PET/CT in differentiating malignant from benign lesions in pneumoconiosis patients. Eur Radiol. 2020;30(1):442–51.

# PET/CT 在心肌、心外膜及心包感染性炎症性疾病中的应用

# 7

**要点**

FDG PET/CT 在累及心包、心肌及心内膜的多种感染性疾病的病情评估及疾病诊断中发挥着重要的作用。

PET/CT 有助于评估心脏瓣膜、支架、移植物和心脏植入性电子设备相关的疾病。

大量研究表明,PET/CT 在多种疾病的图像获取、半定量测量及分析中具有重要作用。

## 7.1　概述

心脏的感染性炎症是不明原因发热(FUO)的重要原因之一。主要的感染性病变包括心包炎、心肌炎及心内膜炎。由于心包结构过于菲薄,CT、MRI 这些传统成像方式很难对其病变作出精准的评估。但随着技术的进步,CT 和 MRI 已经可以获得良好的解剖图像,与 PET 的唯一区别在功能影像方面。临床需要仔细评估假体和置换瓣膜、移植物及起搏器等植入性设备涉及其他导致心内膜炎的因素。Millar 等详细阐述了 FDG PET/CT 在心脏感染性疾病中的重要作用[1-2]。由于心脏的持续运动,患者准备及心脏成像具有挑战性,因此在心脏显像前需要一些特殊的准备。目前有许多方案,但尚未标准化。近期日本心脏核医学学会指出,低碳水化合物/高脂肪饮食及延长禁食时间是可取的方案,但仍存在些许争议[3-6]。这一方案的主要目的在于抑制导致多种常见假阳性结果的心肌葡萄糖代谢,这些导致假阳性的因素应尽可能被排除(图 7-1)。

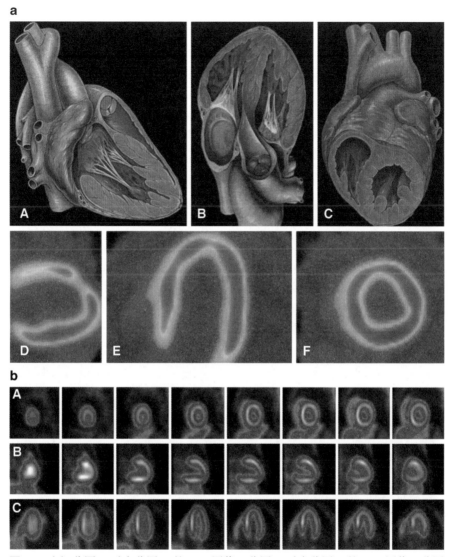

**图 7-1** （a）：分图 A 对应分图 D 的 PET 图像。分图 B 对应分图 E 的 PET 图像。分图 C 对应分图 F 的 PET 图像。（b）：正常氨水心肌显像短轴（A）、垂直长轴（B）及水平长轴（C）。

## 7.2 心包炎

心包炎是来自心包的炎症，可有胸痛、心悸、气短、类似心肌梗死或缺血等多种临床症状。其他症状包括发热、体重下降及乏力。由于存在症状重叠，其与心肌炎和血管炎很难鉴别。CT 和 MRI 在分析和评估心血管系统的结构异常方面有显著优势,PET/CT 在评估心包和心肌病变方面亦发挥着重要作用。FDG PET 在识别心包和心肌的代谢活动方面有着独特的能力。如今,FDG PET 已成为评估有全身症状患者的重要工具[7-10]。示踪剂在正常心肌的浓聚是 FDG PET/CT 的缺点。由于左心室心肌较为发达,该现象在左心室表现尤为突出。心脏的摄取顺序是左心室、右心室、右心房和左心房。在正常心肌中,受生理条件、禁食状态和其他因素的影响,心肌生理性摄取在同一个体上可表现为局灶性或弥漫性摄取。在正常情况下不会出现心包摄取,存在炎症、心包增厚或其他病理情况时才会出现,可以是局灶性摄取或弥漫性摄取。显像前应低碳水化合物饮食,并且至少禁食 12 小时,以抑制正常心肌细胞的生理性摄取。心包炎可以表现为弥漫性心包增厚、局灶性心包增厚、心包肿物、心包钙化或多种表现同时出现,其中重要的病因是结核。心包的摄取量与炎症活动的程度成正比。因此,FDG PET/CT 可以鉴别急性心包炎和慢性心包炎[11-12]。关键的问题在于如何区分心包结节与心包肿瘤。在此,双时相显像或许可以起到一定的鉴别作用。常见的容易与恶性病变相混淆的疾病是结核病。缩窄性心包炎通常没有明显的摄取,但由于其可合并心脏压塞,因此明确诊断至关重要(图 7-2~ 图 7-4)。

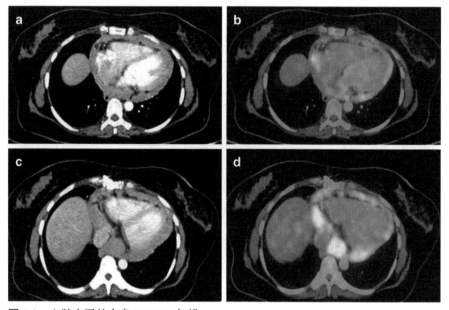

**图 7-2　心脏水平的全身 PET/CT 扫描**
CT 图像(a、c)示不规则的心包结节样增厚,合并轻度心包积液,融合图像(b、d)示 $SUV_{max}$ 为 7.2。提示缩窄性心包炎。

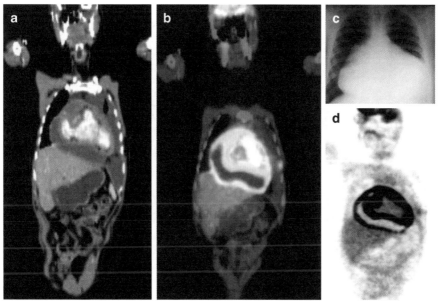

**图 7-3**　全身 PET/CT 扫描 1

CT 图像（a）示心包增厚伴中度心包积液。PET/CT 图像（b、d）示心包弥漫性 FDG 摄取,心包积液由于重力作用积聚于心包下方,无摄取。胸部 X 线片（c）示烧瓶心,提示心包积液。

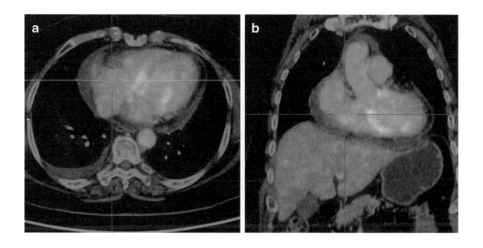

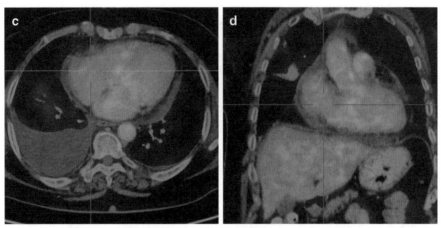

**图 7-4　全身 PET/CT 扫描 2**
心脏层面（a~d）示轻度心包增厚伴心包积液，未见 FDG 代谢增高。右侧中度胸腔积液，未见 FDG 代谢增高。

## 7.3　心肌炎

　　引起心肌炎的常见心肌疾病有炎症性心肌病、结节病、嗜酸性粒细胞增多症和其他感染引起的心肌炎。FDG PET 用于直接评估心肌炎症浸润过程，可以识别局灶性或弥漫性代谢增高或减低区域。PET 心肌显像的方案可以是静息、负荷或两者结合。FDG PET 的作用是进行初步诊断和疗效监测。心肌细胞损伤造成炎症、细胞坏死、变性或三者并存，是心肌炎的基本病理生理过程。常见的病因包括病毒感染、自身免疫过程、心脏毒性药物和超敏反应。放疗和化疗后也可能出现与心肌炎表现类似的示踪剂弥漫性代谢（图 7-5）。

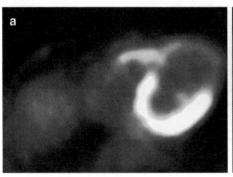
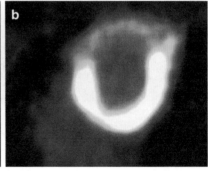

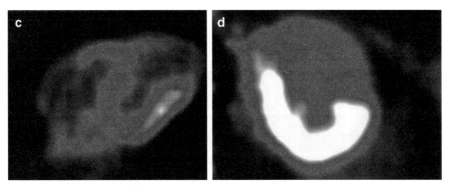

**图 7-5** FDG PET 扫描
左前降支（LAD）狭窄区域表现为摄取缺损区。

## 7.4 心外膜炎

心外膜炎可表现为类似急性胸膜性胸痛,临床表现为非特异性的心包炎样的类心肌梗死样症状。该病可为局灶性或弥漫性,与心外膜脂肪坏死相关,在FDG PET/CT 上的表现类似于炎症性病变。其他相关的情况为心外膜脂肪坏死。FDG PET/CT 可显示含脂肪成分的肿块。其他疾病也可以出现类似的表现,如房间隔脂肪瘤样肥厚。在这种情况下,FDG PET/CT 可显示房间隔局部代谢活动增强。动脉粥样硬化也是血管内皮内膜层慢性炎症性改变的重要因素。动脉粥样硬化可对所有血管造成不同程度的影响,受累程度因动脉粥样硬化斑块、管壁增厚、管腔狭窄或扩大的程度而异。FDG PET/CT 可表现为管壁无摄取、沿着血管壁轻度弥漫性摄取或局部摄取增加。FDG PET 可用于评估冠状动脉及其分支,可显示动脉粥样硬化改变,无论是无梗阻的软斑块,还是高度钙化接近完全或已经完全闭塞的管壁[13-15]。心肌受累是冠状动脉受累的直接反应。FDG PET/CT 与其他影像技术能形成互补,如 CT 冠状动脉造影和 CT 主动脉造影。

## 7.5 氨水成像

氨是精确的放射性示踪剂,半衰期很短,只有 2.2 分钟。氨由回旋加速器产生,由于其半衰期很短,生产后需要立即注射。与常规的 FDG 扫描相比,这种放射性核素在心脏成像方面特异性和精确性高,在诊断的准确率方面也更高。与$^{13}N-NH_3$ 一样,$^{82}Rb$ 也是同样敏感的评估心肌灌注的放射性示踪剂。用这种双放射性示踪剂进行负荷心肌灌注显像,比 FDG PET 更加敏感(图 7-6~ 图 7-9)。

其他已被应用的放射性示踪剂包括 $^{62}$Cu- 丙酮醛双 N 4-2 甲基缩氨基硫脲（$^{62}$Cu-PTSM）、$^{62}$Zn、$^{15}$O、$^{18}$F- 吡达嗪（$^{18}$F-Flurpiridaz），它们的半衰期各不相同。

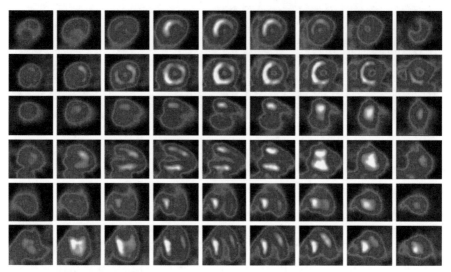

**图 7-6** 氨水扫描三轴位图像
显示心尖部和中前部心尖侧壁心肌缺血，心尖下壁心肌感染。

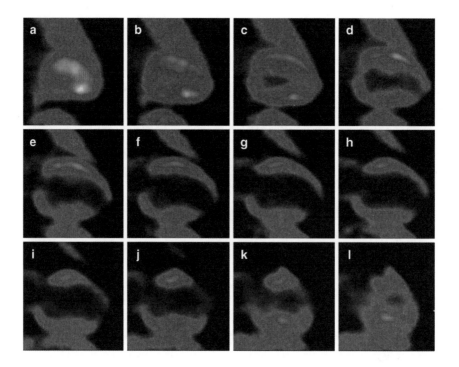

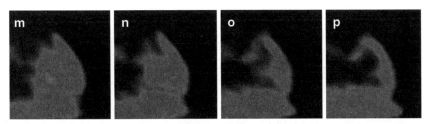

**图 7-7** 心尖部和心尖下壁血流灌注减低,PET 扫描无明显的 FDG 摄取(a~p),提示无存活心肌

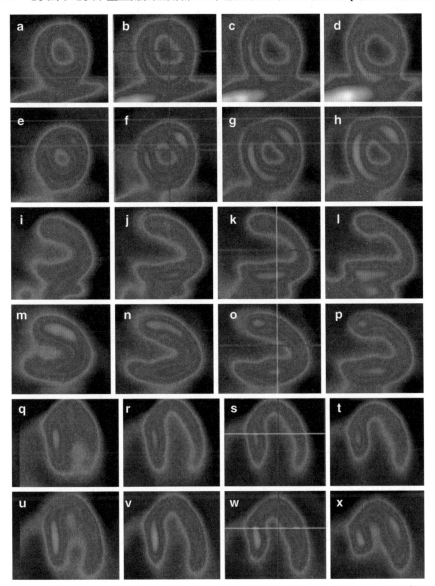

**图 7-8** 心尖部前壁和基底部侧壁血流灌注减低,PET 扫描显示存在 FDG 摄取(a~x),提示存活心肌

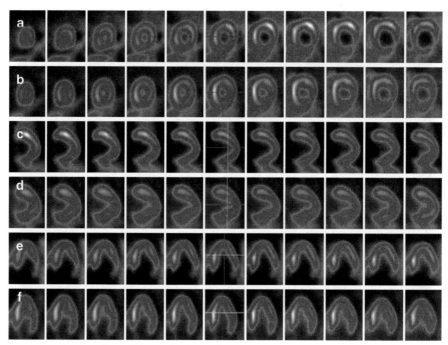

**图 7-9** 氨水扫描示基底部下侧壁心肌缺血（a~f）

## 7.6  心脏 PET/CT 显像中的伪影

CT 和 PET 数据之间的错位会产生 PET/CT 伪影，多是由患者移动、心脏运动或呼吸运动所引起，这些伪影会影响对图像的评估从而造成假阳性结果。另一个技术上的伪影源于闪烁晶体。CT 或 DSA 可以检测冠状动脉多支病变，但其结果必须与心肌血流量相结合，以定量反映心肌灌注。有时，为了更好地评估可同时进行 PET 和冠状动脉 CT 血管造影并对数据进行融合。

## 7.7  自体瓣膜心内膜炎

FDG PET/CT 对瓣膜心内膜炎的诊断敏感性低，其诊断价值不大。近期一项研究报道，FDG PET/CT 在 115 例怀疑瓣膜心内膜炎患者中的诊断敏感性为 22%[10,16]。虽然特异性很高，但诊断的准确率却很低。这是由瓣膜上的微小赘生物造成的。尽管这些赘生物很小，但却很重要，它们是白细胞对细菌的反应。FDG PET/CT 的基本原理是与疾病严重程度呈正相关的白细胞迁移和葡萄糖消耗。邻近瓣膜结构 FDG PET/CT 的阳性结果可能提示更为复杂的感染。然而，与感染性病变相关的研究表明,FDG PET 阳性时患者感染的可能性为 55%[17]。但是随着高分辨率 PET/CT 的出现,越来越多的研究致力于瓣膜病变。

## 7.8  心脏植入性设备

### 7.8.1  影像学检查

心脏电子植入设备会出现不同程度的感染。这是因为共存的感染很难通过常规的检查方式进行诊断。一项 2019 年的荟萃分析的研究发现,常规检查方式诊断心脏电子植入设备感染的敏感性为 83%,特异性为 89%[18-22]。与此相比,FDG PET/CT 诊断的敏感性为 96%,特异性为 97%。心肌内导线旁的心肌生理性摄取必须谨慎判读。感染可以是赘生物的形式,可能没有明显的白细胞反应。一项关于临床怀疑植入设备感染的研究显示,加入 Duck 标准后,FDG PET/CT 改变了 1/4 患者的诊断结果。因此,FDG PET/CT 能够诊断疑似感染的心内膜炎,也能够诊断可疑的排斥反应。

### 7.8.2  左心室设备感染

左心室设备是具有心脏循环功能的植入式装置,通常由一个通过输液管与循环相连的经皮泵组成。2019 年 7 月的一项关于 FDG PET/CT 对左心室辅助装置(left ventricular assist device,LVAD)感染的病例系列报道和荟萃分析研究显示,FDG PET/CT 检测 LVAD 感染的敏感性高达 92%,特异性可达 83%[23-25]。研究显示,FDG PET/CT 的敏感性为 95%,高于敏感性为 71% 的白细胞标记的闪烁显像。手术对输入和输出管道造成的粘连可导致假阳性结果,高密度的泵壳同样容易造成低剂量 CT 的线束硬化伪影和散射伪影。随着 FDG PET/CT 的应用,多模态成像有助于识别感染。如上所述,仅用 FDG PET/CT 不能有效地排除赘生物的存在。其他成像方式如二维超声、经胸超声心动图和经食管超声心动图亦不能区分设备和人工瓣膜上的感染灶。而 FDG PET/CT 对识别设备和人工瓣膜上感染灶的敏感性为 86.4%,特异性为 87.5%,CT 血管造影的敏感性和特异性也在不断提高,而 FDG PET 联合 CT 血管造影的敏感性和特异性可分别显著提升至 91% 和 90.6%[26-28]。由此可见,所有的显像方法在评估设备感染时都有各自的优势和劣势。这种多模态成像很有价值,应在多学科背景下进行综合评估。全身成像是排除四肢感染性病灶的首选方案,但由于心肌生理性摄取背景的存在,FDG PET 对心腔内病变的评估较为困难。增加心脏门控显像对观察心动周期中心肌和瓣膜运动具有额外的价值,而且与 CT 血管造影相比,该显像过程更快、更容易且效果更好。目前欧洲心脏病学会指南规定,考虑到假阳性结果的存在,不鼓励在手术后的前 3 个月进行 FDG PET/CT 检查。这种假阳性是由于病变愈合过程中出现的炎症性反应造成的[29-32]。

## 7.9  图像分析

　　总的来说,非生理性的局灶性 FDG 摄取增加可预测感染。常见的摄取部位包括瓣叶、瓣环或人工材料。机械人工瓣膜和生物人工瓣膜的摄取量是不同的,必须与正常的摄取变异相区别,特别是在摄取程度较轻的情况下。需要注意的是,在人工瓣膜中,明显摄取增加或临床怀疑有感染的情况下,这种病灶可以被解释为可能存在感染。而在有血管移植的病例中,术后粘连更为常见,并且是沿着植入物边缘分布的摄取增加。反之,没有 FDG 摄取并不意味着没有疾病证据或没有赘生物。然而,FDG 摄取增加的感染性病灶,如右心疾病所致的化脓性肺栓塞和细菌性动脉瘤可能是心内膜炎更直接的特征。高密度线束硬化或低剂量 CT 的散射,均可能导致伪影出现。此外,也需要对其他心内病变进行评估,如心脏肿瘤或腔内血栓(图 7-10)。

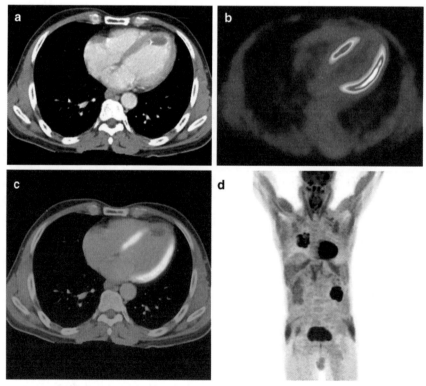

**图 7-10**　右肺腺癌患者全身 PET/CT 扫描
左心室心腔内血栓无 FDG 摄取,提示为慢性非活动性血栓。

## 7.10 展望

FDG PET/CT 重要的问题是制定一个关于这些结果的标准化阅读、解读、测量和报告的统一指南。由于不同的中心或协会提出的标准不同,目前使用的半定量测量方法并不特异。同样,不同的假体和不同类型设备的指南也应该有所不同,如瓣膜、支架和假体材料。

## 7.11 结论

随着一体化 PET/CT 心脏显像的应用,通过不同的放射性示踪剂可检测和定量斑块血管反应性、血管内皮状态并进行冠状动脉评估,且对心外膜、心包、心肌和心内膜的评估变得更加容易。PET/CT 在未来将成为诊断和治疗的靶向分子显像。

翻译　王　昱　吴彩霞　崔恩铭　杨　斌

审校　范　岩　胡　娟　谷何一

## 参考文献

1. Millar BC, de Camargo RA, Alavi A, et al. PET/computed tomography evaluation of infection of the heart. PET Clin. 2019;14(2):251–69.
2. Millar BC, Prendergast BD, Alavi A, et al. 18FDG- positron emission tomography (PET) has a role to play in the diagnosis and therapy of infective endocarditis and cardiac device infection. Int J Cardiol. 2013;167:1724–36.
3. Habib G, Lancellotti P, Antunes MJ, et al. 2015 ESC guidelines for the management of infective endocarditis: the task force for the management of infective endocarditis of the European Society of Cardiology (ESC). endorsed by: European Association for Cardio-Thoracic Surgery (EACTS), the European Association of Nuclear Medicine (EANM). Eur Heart J. 2015;36:3075–128.
4. Millar BC, Habib G, Moore JE. New diagnostic approaches in infective endocarditis. Heart. 2016;102:796–807.
5. Balmforth D, Chacko J, Uppal R. Does positron emission tomography/computed tomography aid the diagnosis of prosthetic valve infective endocarditis? Interact Cardiovasc Thorac Surg. 2016;23:648–52.
6. Camargo RA, Siciliano RF, Paixao MR, et al. Diagnostic value of positron emission tomography (PET/ CT) in native and prosthetic infective endocarditis. Eur Heart J. 2017;38(Issue Suppl 1):1010.
7. Adler Y, Charron P, Imazio M, et al. 2015 ESC guidelines for the diagnosis and management of pericardial diseases: the task force for the diagnosis and management of pericardial diseases of the European Society of Cardiology (ESC) endorsed by: the European Association for Cardio-Thoracic Surgery (EACTS). Eur Heart J. 2015;36:2921–64.
8. Assayag M, Abbas R, Chanson N, et al. Diagnosis of systemic inflammatory diseases among patients admitted for acute pericarditis with pericardial effusion. J Cardiovasc Med (Hagerstown). 2017;18:875–80.

9. Lobert P, Brown RK, Dvorak RA, Corbett JR, Kazerooni EA, Wong KK. Spectrum of physiological and pathological cardiac and pericardial uptake of FDG in oncology PET-CT. Clin Radiol. 2013;68:e59–71.

10. Dong A, Dong H, Wang Y, Cheng C, Zuo C, Lu J. (18) F-FDG PET/CT in differentiating acute tuberculous from idiopathic pericarditis: preliminary study. Clin Nucl Med. 2013;38(4):e160–5.

11. Sagristà-Sauleda J, Mercé J, Permanyer-Miralda G, Soler-Soler J. Clinical clues to the causes of large pericardial effusions. Am J Med. 2000;109(2):95–101.

12. Vaidyanathan S, Patel CN, Scarsbrook AF, Chowdhury FU. FDG PET/CT in infection and inflammation—current and emerging clinical applications. Clin Radiol. 2015;70(7):787–800.

13. Imazio M, Cecchi E, Demichelis B, Ierna S, Demarie D, Ghisio A, et al. Indicators of poor prognosis of acute pericarditis. Circulation. 2007;115(21):2739–44.

14. Fukuchi K, Ohta H, Matsumura K, et al. Benign variations and incidental abnormalities of myocardial FDG uptake in the fasting state as encountered during routine oncology positron emission tomography studies. Br J Radiol. 2007;80(949):3–11.

15. Cheng VY, Slomka PJ, Ahlen M, Thomson LE, Waxman AD, Berman DS. Impact of carbohydrate restriction with and without fatty acid loading on myocardial 18F-FDG uptake during PET: a randomized controlled trial. J Nucl Cardiol. 2010;17(2):286–91.

16. de Camargo RA, Bitencourt MS, Meneghetti JC, et al. The role of 18F-FDG-PET/CT in the diagnosis of left-sided endocarditis: native vs. prosthetic valves endocarditis. Clin Infect Dis. 2019;70(4):583–94.

17. Swart LE, Gomes A, Scholtens AM, et al. Improving the diagnostic performance of [18]F-FDG PET/CT in prosthetic heart valve endocarditis. Circulation. 2018;138:1412–27.

18. Kouijzer IJE, Berrevoets MAH, Aarntzen EHJG, et al. 18F-fluorodeoxyglucose positron-emission tomography combined with computed tomography as a diagnostic tool in native valve endocarditis. Nucl Med Commun. 2018;39(8):747–52.

19. Granados U, Fuster D, Pericas JM, et al. Diagnostic accuracy of [18]F-FDG PET/CT in infective endocarditis and implantable cardiac electronic device infection: a cross-sectional study. J Nucl Med. 2016;57:1726–32.

20. Mikail N, Benali K, Mahida B, et al. [18]F-FDG-PET/ CT imaging to diagnose septic emboli and mycotic aneurysms in patients with endocarditis and cardiac device infections. Curr Cardiol Rep. 2018;20:14.

21. Mahmood M, Kendi AT, Farid S, et al. Role of (18)F- FDG PET/CT in the diagnosis of cardiovascular implantable electronic device infections: a meta- analysis. J Nucl Cardiol. 2019;26(3):958–70.

22. Kusumoto FM, Schoenfeld MH, Wilkoff BL. HRS expert consensus statement on cardiovascular implantable electronic device lead management and extraction. Heart Rhythm. 2017;14:e503–51.

23. Sarrazin JF, Philippon F, Tessier M, et al. Usefulness of fluorine-18 positron emission tomography/ computed tomography for identification of cardio- vascular implantable electronic device infections. J Am Coll Cardiol. 2012;59:1616–25.

24. Tam MC, Patel VN, Weinberg RL, et al. Diagnostic accuracy of FDG PET/CT in suspected LVAD infections: a case series, systematic review, and meta- analysis. JACC Cardiovasc Imaging. 2019;13(5):1191–202.

25. Legallois D, Manrique A. Diagnosis of infection in patients with left ventricular assist device: PET or SPECT? J Nucl Cardiol. 2018;26(1):56–8. https://doi.org/10.1007/s12350-018-1324-6.

26. Absi M, Bocchini C, Price JF, et al. F-fluorodeoxyglucose positive emission tomography/CT imaging for left ventricular assist device-associated infections in children. Cardiol Young. 2018;28:1157–9.

27. Avramovic N, Dell'Aquila AM, Weckesser M, et al. Metabolic volume performs better than SUVmax in the detection of left ventricular assist device drive- line infection. Eur J Nucl Med Mol Imaging. 2017;44:1870–7.

28. Bernhardt AM, Pamirsad MA, Brand C, et al. The value of fluorine-18 deoxyglucose positron emission tomography scans in patients with ventricular assist device specific infections. Eur J Cardiothorac Surg. 2017;51:1072–7.

29. Akin S, Muslem R, Constantinescu AA, et al. [18]F-FDG PET/CT in the diagnosis and management of continuous flow left ventricular assist device infections: a case series and review of the literature. ASAIO J. 2018;64:e11–9.
30. Habib G, Lancellotti P, Antunes MJ, et al. ESC guidelines for the management of infective endocarditis: the task force for the management of infective endocarditis of the European Society of Cardiology (ESC) endorsed by: European Association for Cardio-Thoracic Surgery (EACTS), the European Association of Nuclear Medicine (EANM). Eur Heart J. 2015;36(44):3075–128.
31. Herzog BA, Husmann L, Valenta I, et al. Long-term prognostic value of 13N-ammonia myocardial perfusion positron emission tomography added value of coronary flow reserve. J Am Coll Cardiol. 2009;54:150–6. https://doi.org/10.1016/j.jacc.2009.02.069.
32. Sampson UK, Dorbala S, Limaye A, et al. Diagnostic accuracy of rubidium-82 myocardial perfusion imaging with hybrid positron emission tomography/computed tomography in the detection of coronary artery disease. J Am Coll Cardiol. 2007;49:1052–8. https://doi.org/10.1016/j.jacc.2006.12.015.

# PET/CT 在心血管疾病中的应用

**8**

**要点**

心血管疾病是全世界死亡的主要原因之一,是现代医学面临的挑战之一。尽管已取得了诸多进展,但心血管疾病的预防和处理仍存在诸多问题。随着各种分子成像技术的出现,PET/CT 已被公认为评估各种心血管疾病的重要手段。PET/CT 可以评估各种感染性炎症和心肌疾病的解剖和代谢变化。心肌灌注成像可以有效评估冠状动脉和其他弥漫性心脏受损情况。在心血管疾病的诊断、治疗和预防方面已取得长足进展。

## 8.1 概述

心血管疾病伴发脑卒中是导致死亡的主要原因。心血管疾病的基础是血管内皮细胞的损伤和炎症,导致动脉粥样硬化形成,进而引起心肌梗死和脑卒中。此类疾病主要的危险因素是高血压、肥胖和糖尿病[1]。

## 8.2 分子成像

分子成像是在分子和亚细胞水平上对生物过程进行无创显示、特征描述和定量,在疾病生物学监测、早期发现、准确诊断和治疗反应评估方面具有重要作用。以前,PET 是重要的成像方式,但随着 PET/CT 和 PET/MRI 的出现,开发了很多更新的应用场景。在心血管疾病方面,PET/CT 和 PET/MRI 可用于评估心肌的冠状血管、心肌淀粉样变、心脏结节病、脑血管疾病、急性冠脉综合征及心血管肿瘤、心血管感染性病变[2]。三维 PET/CT 对于提高心肌灌注成像的分辨率也很重要,这将缩短成像方案的时间、减少辐射暴露,并增加其在脑血管疾病中的应用。

## 8.3 正常心脏解剖

心脏的主要能量来源是脂肪酸,其中 70% 的三磷酸腺苷来自脂肪酸的氧化,其余能量来源是葡萄糖、乳酸和酮体。在应激、病理和各种损伤的影响下,心脏对各种底物依赖程度的变化和最终反应将以这些因素为基础。在糖尿病等疾病中,心肌的葡萄糖摄取量减少,而脂肪酸代谢负荷增加。正常的心脏由心内膜、心肌层、心外膜和心包组成。右心房接受来自体循环的静脉引流,右心室将血液泵到肺部进行氧合。之后,氧合的血液进入左心房,再被泵入左心室。心脏的动脉供血来自右冠状动脉和冠状动脉左主干。冠状动脉左主干分为冠状动脉左前降支和左回旋支。右冠状动脉向左心室的下壁供血。冠状动脉左前降支向左心室前壁和室间隔供血,左回旋支向左心室的侧壁和后壁供血[3]。

## 8.4 心脏显像技术

### 8.4.1 心肌灌注显像

心肌灌注显像适用于已知或疑似冠状动脉疾病的病例。用于心脏灌注显像的放射性示踪剂是 $^{82}$Rb 和 $^{13}$N- 氨水。然而,这两种放射性核素的半衰期是不同的。$^{13}$N- 氨水需要有回旋加速器。心肌灌注显像也可以通过 SPECT 心肌显像实现。但 PET 心肌灌注显像具有更好的衰减校正和更高的时间和空间分辨率。与用于心肌灌注显像的放射性示踪剂相比,基于 $^{18}$F 的放射性示踪剂可能具有更长的半衰期(图 8-1)。

### 8.4.2 心肌存活显像

心肌存活显像是指对心肌的显像,特别是在疑似患病的情况下。FDG 具有很高的空间分辨率和准确率,因此也是首选检查方法。早期研究显示心肌灌注缺损区中亦存在存活心肌组织;在此区域内,FDG 摄取与心肌活性相对应。

### 8.4.3 正常的血管解剖(非冠状动脉)

左心室通过主动脉将血液泵入体循环,而主动脉先分出较大分支,最终分为较小的分支。灌注发生在毛细血管水平,该处血液通过静脉系统回流。

所有动脉都由三层组成,外层、中间层、内层分别是外膜、中膜和内膜。动脉粥样硬化只能出现在内膜,而其他心血管病变可以影响其他两层。

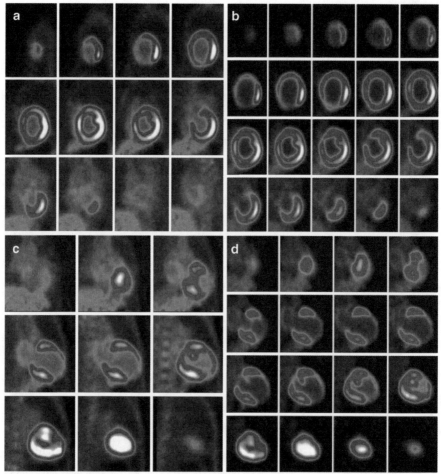

**图 8-1** FDG PET 扫描

左心室腔扩张。心尖、前壁、心尖部间隔壁、心尖下壁和中下壁的示踪剂摄取减少（a~d）。

### 8.4.4 冠状动脉血管成像

FDG PET 通过灌注显像评估冠状动脉，还可以评估涉及血管系统的病因。

## 8.5 显像方案

### 8.5.1 心肌灌注

心肌灌注显像适用于已知或怀疑有冠状动脉疾病的患者。使用的放射性示

踪剂是 $^{82}$Rb 和 $^{13}$N- 氨水。患者须在检查前晚禁食,24 小时内避免食用含咖啡因的食品,48 小时内避免服用含茶碱的药物。须在不同日期分别采集静息图像和负荷图像;首先进行静息态显像,或采用 2 日法检查,首先进行负荷态显像。采集心脏的定位图以确定采集视野。标准的心脏成像视野从肺尖到心脏底部。注射放射性核素($^{82}$Rb)后,通常在 5 分钟左右开始进行扫描。放置心电图导联以评估心脏状态。在扫描中,连续监测患者的心电图、血压和心率很重要[4-7](图 8-2、图 8-3)。

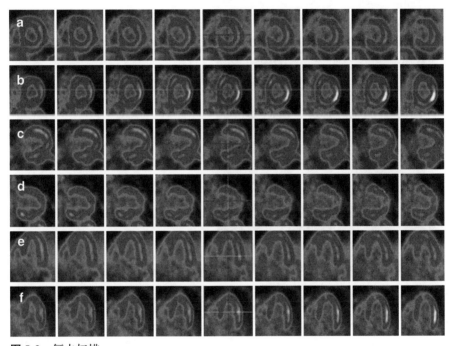

**图 8-2** 氨水扫描
整个室间隔壁心肌都是存活的,其余各壁灌注正常,左心室扩张(a~f)。

## 8.5.2 心肌活性

心肌存活显像通常被建议用于可疑的高危心脏病患者,这些患者有较高的血管再通机会,并疑有冬眠心肌。心肌存活显像禁忌证等同于 PET 扫描的常规禁忌证。糖尿病或使用胰岛素的患者应继续服用药物并采取饮食预防措施。患者在检查前,需检测血糖,并可在转诊医生的指导下进行胰岛素注射[8-9]。

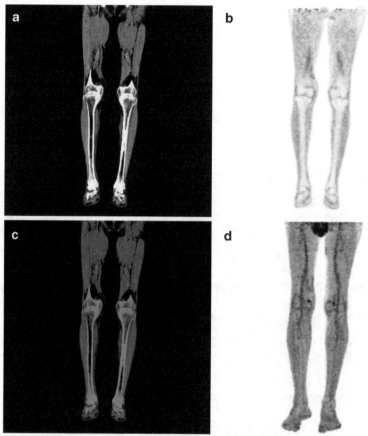

**图 8-3** 下肢 FDG PET/CT 扫描
PET(b、d)和融合(c)图像示沿双侧股浅动脉和腘动脉的弥漫性不规则线状轻度摄取,$SUV_{max}$ 为 2,提示有动脉粥样改变。CT 图像(a)未见明显改变。

## 8.6 心脏疾病

### 8.6.1 心脏结节病

　　心脏结节病的扫描方案用于疑似结节病的患者。患者的准备与心肌存活显像相同。检查时,如果血糖水平在允许范围内,注入 10mCi FDG PET 放射示踪剂并按结节病方案进行扫描。本方案更侧重于评估已知或疑似结节病的患者[10-14]。

### 8.6.2 心肌淀粉样变

　　FDG PET 在评估淀粉样斑块方面已显示出明显的效果[15-17]。评估时可以使用优化的技术参数。

## 8.7 心血管感染、炎症和肿瘤

全身 FDG PET/CT 是评估恶性肿瘤常见的且应用广泛的检查方法。但如今随着其他 PET 应用的出现,感染和炎症也成为全身扫描的适应证。成像标准等同于常规全身 PET 方案[18-20]。

### 8.7.1 病理和影像学表现

### 8.7.2 心肌 / 心包显像

## 8.8 灌注扫描

静息状态下的正常心肌灌注显示心肌整体的弥漫性摄取。任何局灶性灌注缺损均提示心肌梗死或伪影。在注射放射性示踪剂后进行负荷心肌灌注扫描,以观察灌注缺损。负荷扫描时无灌注缺损,说明冠状动脉正常。各个心肌壁的灌注缺损的定量分析可提示这些部位血管情况,例如:下壁的灌注缺损表明右冠状动脉狭窄;前壁或间隔壁或心尖的灌注缺损表明冠状动脉左前降支狭窄;心肌前外侧壁或下外侧壁的灌注缺损提示左回旋支狭窄[21-22]。

## 8.9 存活显像

基于灌注显像中的固定性缺损区,心肌存活率显示了正常存活组织的数量。瘢痕 / 梗死表现为无 FDG 摄取,在灌注显像上表现为局灶性缺损[23-24]。

## 8.10 非缺血性心肌病和炎症性疾病

### 8.10.1 结节病

结节病是一种非干酪样的肉芽肿性疾病,涉及多器官多系统。心脏受累表现为心肌病或心律失常。在一项研究中,25% 的结节病患者有心脏受累[25-26]。结节病也可累及心包、心肌和心房或心室的心内膜。所有心肌壁均可受累,其中左侧壁受累常见。室间隔基底段受累时可累及传导系统。心肌受累的情况类似于斑块状炎症,发生炎症的心肌壁可出现肉芽肿。在病变相应部位,PET/CT 可显示摄取。结节病显像还可以根据炎症和相关的缺血或梗死程度,评估静息和负荷显像中的缺损。因此,在此基础上,PET 在诊断及评估治疗反应方面也具有重要的作用。

### 8.10.2 非缺血性炎症性心肌病

正如前文所述,PET/CT 在评估心肌缺血性改变方面具有重要作用。目前,PET/CT 也可用于评估非缺血性炎症性心肌病、炎症性心肌炎、心肌负荷或应激性心肌病等。应激性心肌病的机制尚不清楚,但与儿茶酚胺水平增加和压力诱发的神经肽有关,这些神经肽可引起血管痉挛或心肌损伤[27-29]。

### 8.10.3 淀粉样变性

淀粉样变性是由淀粉样斑块的异常沉积所致[30]。淀粉样变也以淀粉样斑块的形式出现在疑似阿尔茨海默病患者中。$^{18}F$- 氟化钠($^{18}F$-NaF)PET 在对甲状腺素运载蛋白相关的心肌淀粉样变与轻链心肌淀粉样变进行亚分类时也有重要作用。

### 8.10.4 感染

研究表明,PET 可诊断人工瓣膜感染和植入式电子设备的感染[31-32]。PET 可显示明显的心内膜炎,且可评估感染性心肌炎。

---

## 8.11 血管显像

### 8.11.1 动脉粥样硬化

动脉粥样硬化斑块与冠状动脉血流改变导致的心肌代谢有关。PET 可显示动脉粥样硬化斑块和与炎症有关的重要病变[33-34]。根据疾病的病理生理过程,动脉粥样硬化过程中可能有炎症和钙化。PET 可用于监测动脉粥样硬化对治疗的反应。治疗前后的 FDG 摄取量代表病灶对治疗的反应。

### 8.11.2 动脉瘤

动脉瘤常见于主动脉。FDG 摄取量与炎症程度和巨噬细胞聚集有关。动脉瘤的进展可表现为疼痛和破裂,而稳定的动脉瘤提示为良性病程的可能性更大[35]。

### 8.11.3 主动脉缩窄、主动脉夹层和壁间血肿

主动脉缩窄出现炎症时也可显示轻度摄取。主动脉夹层可以是急性或慢性

的。FDG 摄取也可见于在血小板与白细胞粘连的壁内区域。该病灶区显示相应的 FDG 摄取[36-37]（图 8-4）。

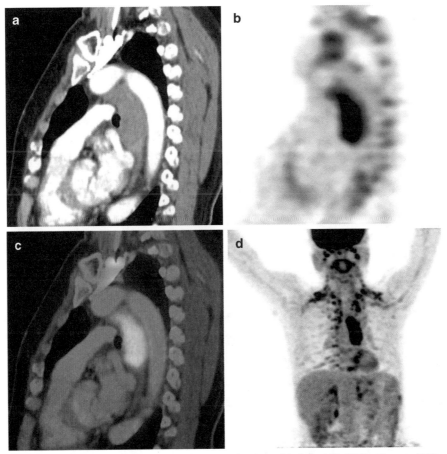

**图 8-4**  CT 图像（a）示主动脉弓后方有局灶性狭窄，提示主动脉缩窄，无 FDG 摄取。PET（b、d）和融合（c）图像示无摄取。

### 8.11.4  脉管炎

FDG PET/CT 的作用见第 10 章。

## 8.12  脑血管疾病

脑血管疾病是另一个重要的疾病，有很高的发病率和死亡率。PET/CT 可用于评估脑血管病的病因，通过缺血半暗带评估治疗方案。炎症是脑血管病的重要原因之一[38-39]。

## 8.13　移植物感染

PET/CT 可用于评价血管移植物感染,而其他成像手段无法评价这种感染。这种感染与感染程度、炎症和并发症成正比[40-42]。

**血管病变引起的感染**

血管病变很少出现明显的病理变化。常见的病理变化与糖尿病相关,如糖尿病足,会出现明显的血管狭窄、软组织肿胀、骨质侵蚀和破坏。许多其他与血管受累有关的病变也会在 PET/CT 上显示出明显的变化(图 8-5~ 图 8-7)。

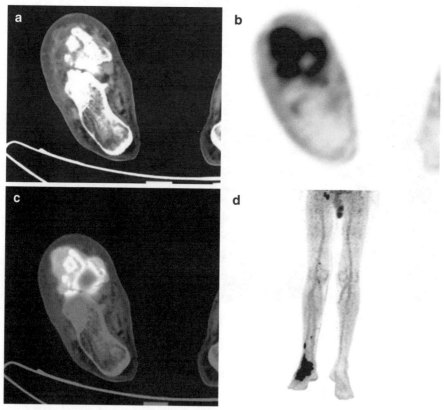

**图 8-5**　糖尿病确诊患者,下肢 PET/CT 扫描

CT 图像(a)示受累的右踝和足部软组织界限不清,跗骨被侵蚀破坏,相关的软组织肿胀。该软组织在 PET(b、d)和融合(c)图像示明显地摄取,$SUV_{max}$ 为 8.2。

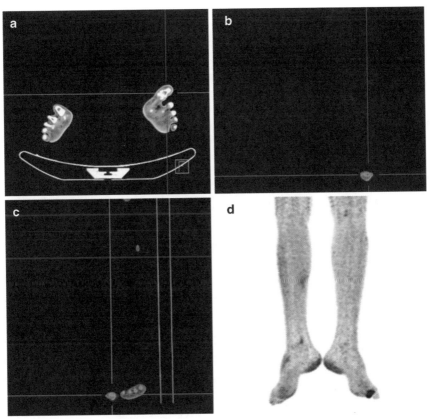

**图 8-6** 下肢 FDG PET/CT 扫描

CT 图像(a)可见小结节状增厚,PET(b、d)和融合(c)图像示左足大姆趾结节状摄取。无糖尿病病史。在溃疡性病变检查中,这些表现提示有未愈合的溃疡。

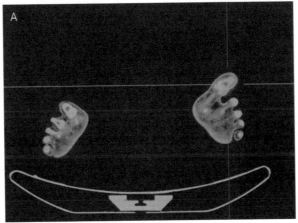

**图 8-7** 图 8-6 的 PET/CT 融合图像

轻度结节状摄取,SUV$_{max}$ 为 3.1,提示有未愈合的溃疡。

## 8.14 冬眠心肌

疑似冬眠心肌进行血管重建的标准是 FDG PET 诊断有存活组织。

## 8.15 总结

PET/CT 是评估心血管疾病中各种炎症性、感染性疾病的重要手段。PET 在诊断上述所有疾病时都具有明显的作用。更新的放射性示踪剂和更新的技术在诊断和监测各种疾病的治疗反应方面具有巨大前景。

翻译　唐立钧　王　昱　崔恩铭　杨　斌

审校　范　岩　胡　娟　谷何一

## 参考文献

1. Murillo H, Restrepo CS, Marmol-Velez JA, et al. Infectious diseases of the heart: pathophysiology, clinical and imaging overview. Radiographics. 2016;36:963–83.
2. Brunken RC. Promising new 18F-labeled tracers for PET myocardial perfusion imaging. J Nucl Med. 2015;56(10):1478–9.
3. Buckberg GD. Basic science review: the helix and the heart. J Thorac Cardiovasc Surg. 2002;124:863–83. https://doi.org/10.1067/mtc.2002.122439.
4. Rieber J, Huber A, Erhard I, Mueller S, Schweyer M, Koenig A, Schiele TM, Theisen K, Siebert U, Schoenberg SO, Reiser M, Klauss V. Cardiac magnetic resonance perfusion imaging for the functional assessment of coronary artery disease: a comparison with coronary angiography and fractional flow reserve. Eur Heart J. 2006;27:1465–71.
5. Thomson LEJ, Kim RJ, Judd RM. Magnetic resonance imaging for the assessment of myocardial viability. J Magn Reson Imaging. 2004;19(6):771–88. https://doi.org/10.1002/jmri.20075.
6. Brazier J, Hottenrott C, Buckberg G. Non-coronary collateral myocardial blood flow. Ann Thorac Surg. 1975;19:426–35.
7. Pascual TN, Mercuri M, El-Haj N, Bom HH, Lele V, Al-Mallah MH, et al. Nuclear cardiology practice in Asia: analysis of radiation exposure and best practice for myocardial perfusion imaging - results from the IAEA Nuclear Cardiology Protocols Cross-Sectional Study (INCAPS). Circ J. 2017;81(4):501–10.
8. Henzlova MJ, Duvall WL, Einstein AJ, Travin MI, Verberne HJ. ASNC imaging guidelines for SPECT nuclear cardiology procedures: stress, protocols, and tracers. J Nucl Cardiol. 2016;23(3):606–39.
9. Malik D, Basher R, Vadi S, et al. Cardiac metastasis from lung cancer mimicking as perfusion defect on N-13 ammonia and FDG myocardial viability PET/CT scan. J Nucl Cardiol. 2016; https://doi.org/10.1007/s12350-016-0609-x.
10. Skali H, Schulman AR, Dorbala S. 18F-FDGPET/CT for the assessment of myocardial sarcoidosis. Curr Cardiol Rep. 2013;15(4):352.
11. Okumura W, Iwasaki T, Toyama T, et al. Usefulness of fasting 18F-FDG PET in identification of cardiac sarcoidosis. J Nucl Med. 2004;45(12):1989–98.
12. Miller CT, Sweiss NJ, Lu Y. FDGPET/CT evidence of effective treatment of cardiac sarcoid-

osis with Adalimumab. Clin Nucl Med. 2016;41(5):417–8.

13. Lapa C, Reiter T, Kircher M, et al. Somatostat in receptor based PET/CT in patients with the suspicion of cardiac sarcoidosis: an initial comparison to cardiac MRI. Oncotarget. 2016;7(47):77807–14.

14. Lhommel R, Sempoux C, Ivanoiu A, et al. Is 18F-flutemetamol PET/CT able to reveal cardiac amyloidosis? Clin Nucl Med. 2014;39(8):747–9.

15. Garcia-Gonzalez P, Cozar-Santiago MD, Maceira AM. Cardiac amyloidosis detected using 18F-florbetapir PET/CT. Rev Esp Cardiol (Engl Ed). 2016;69(12):1215.

16. Gagliardi C, Tabacchi E, Bonfiglioli R, et al. Does the etiology of cardiac amyloidosis determine the myocardial uptake of [18F]-NaFPET/CT? J Nucl Cardiol. 2017;24(2):746–9.

17. Li JS, Sexton DJ, Mick N, et al. Proposed modifications to the Duke criteria for the diagnosis of infective endocarditis. Clin Infect Dis. 2000;30:633–8.

18. Baddour LM, Wilson WR, Bayer AS, et al. Infective endocarditis in adults: diagnosis, antimicrobial therapy, and management of complications: a scientific statement for healthcare professionals from the American Heart Association. Circulation. 2015;132:1435–86.

19. Gomes A, Glaudemans AWJM, Touw DJ, et al. Diagnostic value of imaging in infective endocarditis: a systematic review. Lancet Infect Dis. 2017;17:e1–14.

20. Otsuka R, Kubo N, Miyazaki Y, Kawahara M, Takaesu J, Fukuchi K. Current status of stress myocardial perfusion imaging pharmaceuticals and radiation exposure in Japan: results from a nationwide survey. J Nucl Cardiol. 2017;24(6):1850–5.

21. Xue H, Hansen MS, Nielles-vallespin S, Arai AE, Kellman P. Inline quantitative myocardial perfusion flow mapping. JCMR/ISMRM Work. 2016;18:4–6.

22. Gewirtz H, Dilsizian V. Myocardial viability: survival mechanisms and molecular imaging targets in acute and chronic ischemia. Circ Res. 2017;120:1197–212.

23. Packard RR, Huang SC, Dahlbom M, Czernin J, Maddahi J. Absolute quantitation of myocardial blood flow in human subjects with or without myocardial ischemia using dynamic flurpiridaz F 18 PET. J Nucl Med. 2014;55:1438–44. https://doi.org/10.2967/jnumed.114.141093.

24. Murtagh G, Laffin LJ, Beshai JF, Maffessanti F, Bonham CA, Patel AV, Yu Z, Addetia K, Mor-Avi V, Moss JD, Hogarth DK, Sweiss NJ, Lang RM, Patel AR. Prognosis of myocardial damage in sarcoidosis patients with preserved left ventricular ejection fraction: risk stratification using cardiovascular magnetic resonance. Circ Cardiovasc Imaging. 2016;9:e003738.

25. Vita T, Okada DR, Veillet-Chowdhury M, Bravo PE, Mullins E, Hulten E, Agrawal M, Madan R, Taqueti VR, Steigner M, Skali H, Kwong RY, Stewart GC, Dorbala S, Di Carli MF, Blankstein R. Complementary value of cardiac magnetic resonance imaging and positron emission tomography/computed tomography in the assessment of cardiac sarcoidosis. Circ Cardiovasc Imaging. 2018;11:e007030.

26. Vrtovec B, Poglajen G, Lezaic L, Sever M, Domanovic D, Cernelc P, Socan A, Schrepfer S, Torre-Amione G, Haddad F, Wu JC. Effects of intracoronary CD34+ stem cell transplantation in nonischemic dilated cardiomyopathy patients: 5-year follow-up. Circ Res. 2013;112:165–73. https://doi.org/10.1161/CIRCRESAHA.112.276519.

27. Hare JM, DiFede DL, Rieger AC, et al. Randomized comparison of allogeneic versus autologous mesenchymal stem cells for non-ischemic dilated cardiomyopathy: POSEIDON-DCM trial. J Am Coll Cardiol. 2017;69:526–37. https://doi.org/10.1016/j.jacc.2016.11.009.

28. Namdar M, Rager O, Priamo J, Frei A, Noble S, Amzalag G, Ratib O, Nkoulou R. Prognostic value of revascularising viable myocardium in elderly patients with stable coronary artery disease and left ventricular dysfunction: a PET/CT study. Int J Cardiovasc Imaging. 2018; https://doi.org/10.1007/s10554-018-1380-7.

29. Morgenstern R, Yeh R, Castano A, Maurer MS, Bokhari S. [18]Fluorine sodium fluoride positron emission tomography, a potential biomarker of transthyretin cardiac amyloidosis. J Nucl Cardiol. 2017; https://doi.org/10.1007/s12350-017-0799-x.

30. Millar B, Moore J, Mallon P, et al. Molecular diagnosis of infective endocarditis: a new Duke's criterion. Scand J Infect Dis. 2001;33:673–80.

31. Swart LE, Gomes A, Scholtens AM, et al. Improving the diagnostic performance of [18]F-FDG PET/CT in prosthetic heart valve endocarditis. Circulation. 2018;138:1412–27.

32. Bala G, Blykers A, Xavier C, et al. Targeting of vascular cell adhesion molecule-1 by 18F-labelled nanobodies for PET/CT imaging of inflamed atherosclerotic plaques. Eur Heart J Cardiovasc Imaging. 2016;17(9):1001–8.

33. Tahara N, Kai H, Ishibashi M, et al. Simvastatin attenuates plaque inflammation: evaluation by fluorodeoxyglucose positron emission tomography. J Am Coll Cardiol. 2006;48(9):1825–31.

34. Courtois A, Nusgens BV, Hustinx R, Namur G, Gomez P, Somja J, et al. 18F-FDG uptake assessed by PET/CT in abdominal aortic aneurysms is associated with cellular and molecular alterations prefacing wall deterioration and rupture. J Nucl Med. 2013;54:1740–7.

35. Marini C, Morbelli S, Armonino R, Spinella G, Riondato M, Massollo M, et al. Direct relationship between cell density and FDG uptake in asymptomatic aortic aneurysm close to surgical threshold: an in vivo and in vitro study. Eur J Nucl Med Mol Imaging. 2012;39:91–101.

36. Tahara N, Hirakata S, Okabe K, Tahara A, Honda A, Igata S, et al. FDG-PET/CT images during 5 years before acute aortic dissection. Eur Heart J. 2016;37:1933.

37. Yang F, Luo J, Hou Q, Xie N, Nie Z, Huang W, et al. Predictive value of 18F-FDG PET/CT in patients with acute type B aortic intramural hematoma. J Nucl Cardiol. 2017; https://doi.org/10.1007/s12350-017-1014-9.

38. Bartels S, Kyavar L, Blumstein N, et al. FDG PET findings leading to the diagnosis of neurosarcoidosis. Clin Neurol Neurosurg. 2013;115(1):85–8.

39. Kampe KKW, Roetermund R, Tienken M, et al. Diagnostic value of positron emission tomography combined with computed tomography for evaluating critically ill neurological patients. Front Neurol. 2017;8:33.

40. Sah BR, Husmann L, Mayer D, et al. Diagnostic performance of 18F-FDG-PET/CT in vascular graft infections. Eur J Vasc Endovasc Surg. 2015;49(4):455–64.

41. Husmann L, Sah BR, Scherrer A, et al. 18F-FDG PET/CT for therapy control in vascular graft infections: a first feasibility study. J Nucl Med. 2015;56(7):1024–9.

42. Sarikaya I, Elgazzar AH, Alfeeli MA, Sharma PN, Sarikaya A. Status of F-18 fluorodeoxyglucose uptake in normal and hibernating myocardium after glucose and insulin loading. J Saudi Heart Assoc. 2018;30:75–85.

# PET/CT 在外周血管疾病中的应用 **9**

**要点**

外周血管炎症属于心血管疾病。FDG PET 通过分子生物标志物来量化代谢性摄取。

代谢活跃的巨噬细胞是易破裂动脉粥样硬化斑块中的促炎症因子。

[18]F-FDG PET 可用于检测动脉炎症和早期动脉粥样硬化,进而对心血管风险进行评估。

## 9.1 概述

动脉粥样硬化是大、中动脉内壁的炎症性疾病。影响动脉粥样硬化因素的研究多基于疾病本身、血流阻塞的程度和相关诱发因素[1-2]。随着影像技术的发展和普及,目前已形成动脉粥样硬化的影像评估方法。

## 9.2 动脉粥样硬化的发病机制

动脉粥样硬化是由于血管内皮破坏、巨噬细胞活化和浸润、脂质沉积等一系列促炎症事件所致,并最终形成斑块[3-4]。血管斑块是血管风险增加的标志和预测性生物标志物。然而,在评估血栓导致梗死或脑卒中的潜在风险时,并非所有生物标志物均有价值。与人类免疫缺陷病毒(human immunodeficiency virus, HIV)感染和心血管疾病的免疫反应相关的慢性低度炎症便是其中一个重要的例子。然而,目前仍在使用 D- 二聚体、细胞因子等既不特异也不敏感的炎症生物标志物。

## 9.3 FDG PET/CT 的价值

基于动脉壁上巨噬细胞对 [18]F-FDG 的摄取是一种评估早期动脉粥样硬化形成的

无创、敏感且特异的方法。PET/CT 通过探测巨噬细胞对 [18]F-FDG 的摄取,进而对动脉粥样硬化和易损斑块的相关炎症反应进行定量测定。一项研究初步表明,心血管疾病轻度风险患者的颈动脉和主动脉瓣存在弥漫性炎症反应[5-6]。FDG PET/CT 也被用于监测各种相关因素所致的动脉粥样硬化病变程度。颈动脉内 - 中膜厚度是颈动脉多普勒超声检查评价动脉粥样硬化斑块的重要标准之一,通常在 B 型超声图像中通过测量局部和弥漫血管壁增厚来评估。从技术的角度来说,PET/CT 可以在动脉粥样硬化病变的早期实现对血管壁高分辨率定量评估。FDG PET 是基于沿血管壁示踪剂摄取的量化。PET/CT 中局灶性动脉粥样硬化病变摄取的改变与相关的多普勒检查结果一致。疑似高危患者需要测量血脂水平,特别是甘油三酯和低密度脂蛋白(low density lipoprotein,LDL)胆固醇水平。FDG PET/CT 可以根据 FDG 摄取情况来区分相关的早期动脉粥样硬化病变和早期血管炎症。在早期动脉粥样硬化中 FDG 摄取并不明显,然而,在血管炎症中 FDG 摄取量与其急性程度成正比[7-8](图 9-1、图 9-2)。

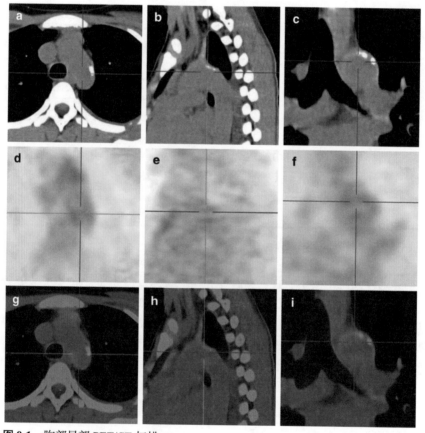

**图 9-1** 胸部局部 PET/CT 扫描

CT 图像(a~c)示小的动脉粥样硬化钙化,PET(d~f)和融合(g~i)图像示沿主动脉弓的动脉粥样硬化斑块表现为轻度摄取。$SUV_{max}$ 为 1.8。

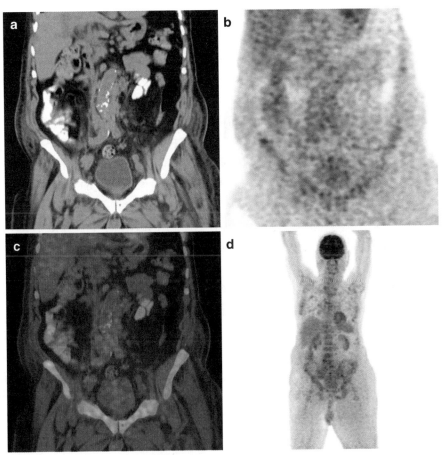

**图 9-2**　全身 PET/CT 扫描腹部层面
CT 图像（a）示腹部主动脉管壁粥样硬化改变伴有钙化，PET（b、d）和融合（c）图像示动脉粥样硬化斑块病灶无 FDG 摄取。

## 9.4　血管炎症

　　相比之下，血管炎症更容易诱发心肌梗死和脑卒中。但是，这一结论是基于血液循环中的促炎症因子或促氧化生物标志物的研究，这种血管炎症在高风险病例和免疫缺陷感染等炎症中更为突出。因此，从生化反应的角度来看，FDG 对于量化与动脉粥样硬化发生有关的促炎症事件具有重要意义[9-12]，并且这些生化事件对于指导风险分层很重要。因此，FDG PET 可以检测出 HIV 感染者早期轻度的血管炎症，双时相显像对此类病变的评估也非常重要。

　　保留指数百分比的计算方法是用延迟图像的 $SUV_{max}$ 减去早期图像的

$SUV_{max}$, 再除以早期图像的 $SUV_{max}$[13-14]。

（延迟图像的 $SUV_{max}$－早期图像的 $SUV_{max}$）/早期图像的 $SUV_{max}$。

延迟图像中主动脉壁 FDG 摄取分级如下。

1 级：为 FDG 活性小于或等于血池 FDG 活性。

2 级：为 FDG 活性高于血池但低于肝脏 FDG 活性。

3 级：为 FDG 活性高于血池但等于肝脏 FDG 活性。

4 级：为 FDG 活性高于血池并略高于肝脏 FDG 活性。

主动脉壁由升主动脉、主动脉弓、降主动脉胸段和降主动脉腹段四部分组成。每部分的动脉内膜 CT 平均值、最大内膜厚度、内膜变化的程度、主动脉钙化程度和管腔直径是评估血管壁的参数。

在非增强图像中，通过多次绘制包括主动脉壁的 ROI，并测量每个 ROI 中的 CT 平均值（单位：HU），然后通过计算每个部位的所有测量值的平均值，获得内膜 CT 平均值。

在增强图像中管腔内有强化的血液，从而能有效区分相对低强化的主动脉壁，因此内膜的厚度是在增强图像中进行测量。通过评估每个节段动脉周径上血管壁增厚的百分比，可判断内膜改变的程度。内膜改变的定性评估包括轮廓不规则，伴或不伴钙化。关于管腔直径，血管腔内径是在主动脉的最大横断面上进行测量，但主动脉弓则使用最短轴线进行测量。主动脉直径与体表面积的比值用于了解个体体型差异。在 CT 平扫图像中测量主动脉管壁钙化程度，以每个长度单位的纵向长度上的钙化百分比的形式表示。

## 9.5　静脉血栓栓塞性疾病

静脉血栓栓塞症是常见的临床疾病之一，包括深静脉血栓（deep venous thrombosis，DVT）和肺栓塞（pulmonary embolism，PE）。由于其非特异性的临床表现，早期诊断十分困难，所以是一种致死率很高的疾病。传统成像技术诊断此类疾病存在一些缺陷。由于炎症和血栓形成在发病机制上的相互关联性，全身 FDG PET 有很好的应用前景。DVT 和 PE 的 FDG PET 常表现为 FDG 在病灶部位的浓聚。FDG PET 的另一个优势是可以分析 DVT 和 PE 的病因，特别是在有恶性肿瘤的情况下。全身 FDG PET/CT 为确定血栓形态和病因提供了重要的筛查手段[13,15]。它可以通过量化病灶代谢活度来分析 DVT 和 PE 的病因是恶性病变还是良性病变。PET/CT 正在成为评估静脉血栓栓塞症病变范围、原因、相关并发症和治疗反应的重要成像方式。对特定疾病在特定剂量和方案实施后可进行再次扫描，评估治疗反应。重要的是 FDG PET 可以确定血栓是活动性的、慢性的还是非活动性的（图 9-3~图 9-7）。

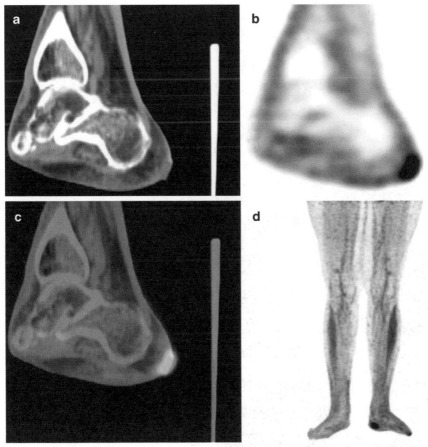

**图 9-3**　CT 图像（a）示足跟后侧结节状软组织病灶，伴皮下水肿，PET（b、d）和融合（c）图像示 SUV$_{max}$ 为 6.7，提示炎症性病变。双侧腓肠肌明显摄取与其无相关性。

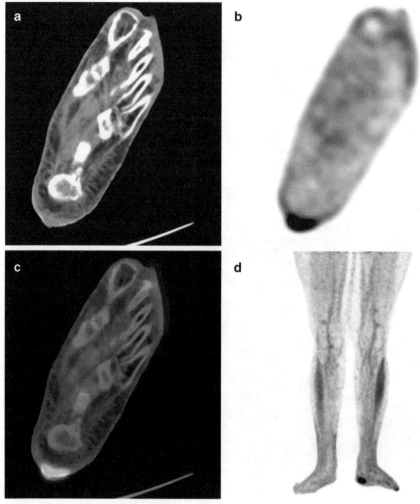

**图 9-4** 双下肢局部 PET/CT 扫描

CT 图像（a）示结节状软组织病变伴皮肤溃疡,PET（b、d）和融合（c）图像示明显 FDG
高摄取,SUV$_{max}$ 为 6.6。组织病理学提示炎症性病变。

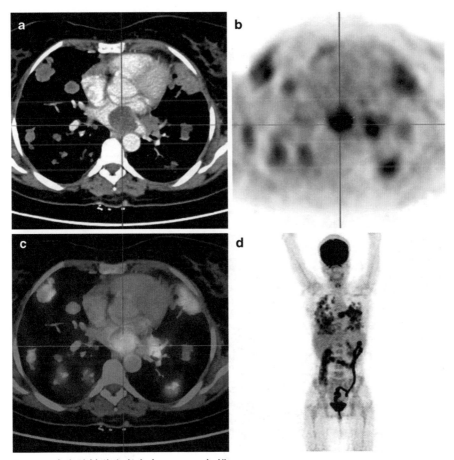

**图 9-5** 多发肺转移患者全身 PET/CT 扫描

CT 图像(a)示左心房圆形病灶,PET(b、d)和融合(c)图像示显著高摄取,$SUV_{max}$ 为 6.4,符合活动性腔内栓塞。

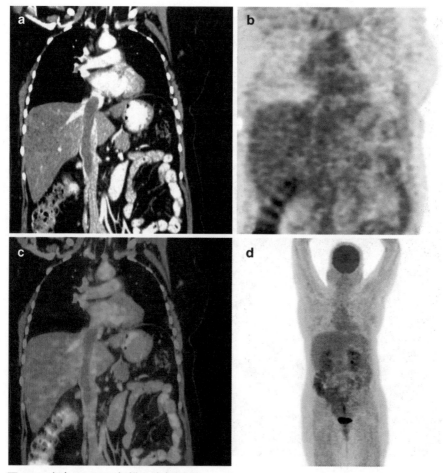

**图9-6** 全身 PET/CT 扫描上腹部层面
CT 图像(a)示下腔静脉内不规则线状非活动性血栓,PET(b、d)和融合(c)图像示其无代谢。

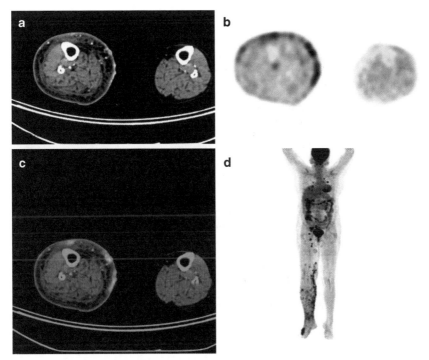

**图 9-7** 全身 PET/CT 扫描

CT 图像（a）示右下肢体积增大、皮下水肿，皮肤结节状增厚。PET 图像（d）示盲肠和升结肠不规则病变，右髂外区有结节浓聚灶。PET（b、d）和融合（c）图像示有大量显著高摄取，$SUV_{max}$ 为 6.2。右胫后静脉近端管腔内血栓，轻度示踪剂摄取，$SUV_{max}$ 为 4.0，提示右下肢深静脉血栓形成。

翻译 鲁仁财 卢 霞 崔恩铭 胡 娟 谷何一

审校 范 岩 杨 斌

## 参考文献

1. Montecucco F, Mach F. Atherosclerosis is an inflammatory disease. Semin Immunopathol. 2009;31:1–3.
2. Ferrari E, Vidal R, Chevallier T, et al. Atherosclerosis of the thoracic aorta and aortic debris as a marker of poor prognosis: benefit of oral anticoagulants. J Am Coll Cardiol. 1999;33(5):1317–22.
3. Sakakura K, Nakano M, Otsuka F, Ladich E, Kolodgie FD, Virmani R. Pathophysiology of atherosclerosis plaque progression. Heart Lung Circ. 2013;22(6):399–411.
4. Tarkin JM, Dweck MR, Evans NR, et al. Imaging atherosclerosis. Circ Res. 2016;118(4):750–69.
5. Cavalcanti Filho JLG, Ronaldo de Souza Leão L, Luiz de Souza Machado N, et al. PET/CT and vascular disease: current concepts. Eur J Radiol. 2011;80(1):60–7.
6. Virmani R, Kolodgie FD, Burke AP, et al. Atherosclerotic plaque progression and vulnerability

to rupture: angiogenesis as a source of intra-plaque hemorrhage. Arterioscler Thromb Vasc Biol. 2005;25(10):2054–61.

7. Cybulsky MI, Iiyama K, Li H, et al. A major role for VCAM-1, but not ICAM-1, in early atherosclerosis. J Clin Invest. 2001;107(10):1255–62.

8. Tatsumi M, Cohade C, Nakamoto Y, et al. Fluorodeoxyglucose uptake in the aortic wall at PET/CT: possible finding for active atherosclerosis. Radiology. 2003;229(3):831–7.

9. Meirelles GSP, Gonen M, Strauss HW. 18F-FDG uptake and calcifications in the thoracic aorta on positron emission tomography/computed tomography examinations: frequency and stability on serial scans. J Thorac Imaging. 2011;26(1):54–62.

10. Rudd JH, Myers KS, Bansilal S, et al. Relationships among regional arterial inflammation, calcification, risk factors, and biomarkers: a prospective fluorodeoxyglucose positron-emission tomography/computed tomography imaging study. Circulation. 2009;2(2):107–15.

11. Tawakol A, Migrino RQ, Bashian GG, et al. In vivo 18Ffluorodeoxyglucose positron emission tomography imaging provides a non-invasive measure of carotid plaque inflammation in patients. J Am Coll Cardiol. 2006;48:1818–24.

12. Evans NR, Tarkin JM, Chowdhury MM, et al. PET imaging of atherosclerotic disease: advancing plaque assessment from anatomy to pathophysiology. Curr Atheroscler Rep. 2016;18:30.

13. Tawakol A, Migrino RQ, Bashian GG, et al. In vivo 18F-fluorodeoxyglucose positron emission tomography imaging provides a noninvasive measure of carotid plaque inflammation in patients. J Am Coll Cardiol. 2006;48(9):1818–24. https://doi.org/10.1016/j.jacc.2006.05.076.

14. Puchner SB, Liu T, Mayrhofer T, et al. High-risk plaque detected on coronary CT angiography predicts acute coronary syndromes independent of significant stenosis in acute chest pain: results from the ROMICAT-II trial. J Am Coll Cardiol. 2014;64(7):684–92. https://doi.org/10.1016/j.jacc.2014.05.039.

15. Figueroa AL, Subramanian SS, Cury RC, et al. Distribution of inflammation within carotid atherosclerotic plaques with high-risk morphological features: a comparison between positron emission tomography activity, plaque morphology, and histopathology. Circ Cardiovasc Imaging. 2012;5(1):69–77. https://doi.org/10.1161/CIRCIMAGING.110.959478.

# PET/CT 在血管炎中的应用

<big>**10**</big>

**要点**

血管炎是一种累及血管的炎症,大血管、中血管及小血管均可受累。血管炎的评估对于及时和准确地诊断至关重要。截至目前,颞动脉活检仍是唯一的确诊方法,但随着科学技术地迅速发展,许多新方法应运而生并得到广泛应用。PET/CT 作为目前先进的一种影像学检查方法之一,正在被广泛应用于血管炎的诊断。此外,临床症状(如头痛)、人口统计学特征(如年龄)及红细胞沉降率(ESR)等也有助于血管炎的诊断。各类炎症性标志物也可用于血管炎的诊断,但通常是非特异性的,而且很可能与最终的诊断不相符。

## 10.1 概述

血管炎是血管壁的一种炎症。当血管炎累及重要脏器并表现为非特异性症状时,诊断血管炎非常具有挑战性。血管炎的诊断极其困难,通常常规影像学检查方法的敏感性较差。到目前为止,颞动脉活检被认为是诊断血管炎的金标准,但获得理想的活检结果十分困难。近年来随着技术发展,配有 CT 的 $^{18}$F-FDG PET 是一种非常有前景的血管炎影像诊断工具,可用于血管炎的诊断、评估和检查。但是目前,采用 $^{18}$F-FDG PET/CT 诊断血管炎的准确率和实用性仍存在争议。然而,PET/CT 正在成为各种疾病的首选检查方法,其对偶发病灶的定位也有特定的价值,使 PET/CT 在血管炎中的应用越来越多。目前关于 PET/CT 在大/小型血管炎中的应用研究较少,还没有获得足够多的证据来支持其应用价值。

血管炎需要早期诊断并且及时治疗,即使诊断尚不明确。血管炎的诊断主要基于临床症状和体征,同时结合影像学的相关表现。血管炎的诊断常是基于临床体格检查、影像学诊断和实验室检查综合信息共同完成的。血管炎通常伴有炎症标志物升高。其他评估指标包括 C 反应蛋白（CRP）、红细胞沉降率（ESR）、活检及对类固醇药物治疗的反应。FDG PET/CT 在评估大型血管炎和中型血管炎方面具有重要作用[1-5]。

FDG PET/CT 检查疑似病例应采用全身扫描方案，必要时上肢和下肢可单独扫描。推荐方案是先行 CT 血管造影检查，随后行 PET/CT 扫描。血管造影的目的是显示动脉期的血管壁增厚和炎症，与此同时可以更好地观察血管炎的早期变化，否则，在常规四期增强扫描中，静脉期时血管壁炎症和强化可能无法确定。

在 $^{18}$F-FDG-PET/CT 扫描图像中，当出现沿大动脉壁和 / 或其分支分布的线状摄取模式，且摄取程度接近或高于肝脏摄取时，被认为是阳性显像。当类似的摄取模式出现在中小型血管管壁时亦被认为是有意义的，其可能类似于树根状的摄取模式。

在疑似病变血管中发现动脉管壁较低密度区的 FDG 摄取，则可诊断为原发性大型血管炎。

## 10.2  血管炎

血管炎多指大中型血管的炎症。它的临床病理学过程主要是血管壁的炎症和破坏。由于供应血管壁的组织缺血，导致血管管腔变窄。依据受累血管的类型、大小和位置差异，可有不同的疾病类型。血管炎通常可分为小型（韦格纳肉芽肿）、中型（结节性多动脉炎、川崎性动脉炎）和大型血管炎［多发大动脉炎，又称高安动脉炎，以及巨细胞动脉炎（giant cell arteritis，GCA）］。通常来说，血管炎是一种由大中型血管炎症引起的自身免疫性疾病，好发于 50 岁以上的老年人。中性粒细胞浸润并沉积在血管壁是血管炎常见的发病机制。当病程进入亚急性或慢性期时，这类血管炎可能没有临床症状，在诊断性检查中也无法确诊。既往颞动脉活检被认为是 GCA 特异性的诊断性检查。然而，颞动脉活检的敏感性一般，而且假阴性率非常高，为 15%~66%。巨细胞动脉炎的诊断非常关键，而且需要尽快治疗。PET/CT 在巨细胞动脉炎的早期诊断中发挥了重要作用，这与近期欧洲抗风湿病联盟（European Alliance Against Rheumatism，EULAR）对巨细胞动脉炎的影像学应用建议是一致的，该指南推荐使用 PET/CT 进行早期诊断。

由于动脉壁存在代谢活性较低的细胞，$^{18}$F-FDG PET/CT 图像的主动脉及其主要分支常显示为正常的本底代谢活性。而大型血管炎主要表现为沿受累血管壁的异常线状摄取模式，如系统性红斑狼疮、多发大动脉炎和 GCA。巨细胞动脉炎是一种主要表现为累及颅外动脉或大血管的血管炎亚型，影响主动脉及其主要分支[6-10]。系统性血管炎的主要临床症状为疲劳、体重减轻、发热和夜间盗汗,有时还可表现为其他症状,如肢体跛行、大血管杂音、无脉及上述症状的组合。其他非特异性症状包括头痛、头皮触痛、视觉障碍和下颌运动障碍(俗称颌跛行)。这种巨细胞动脉炎也可伴发于多发性肌痛性风湿病[11]。血管壁炎症使血流量减少,从而引起一系列缺血症状,如视力下降、脑卒中、头皮或舌坏死。GCA 的治疗主要是早期应用糖皮质激素(类固醇)(图 10-1、图10-2)。

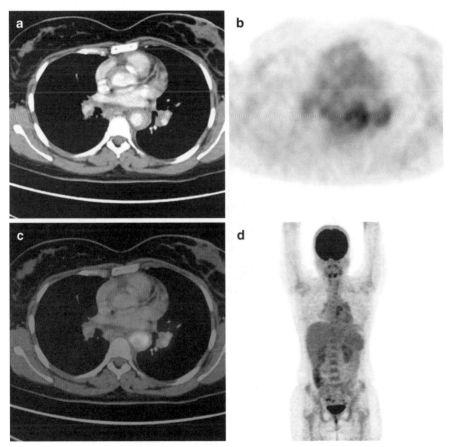

**图 10-1** 全身 PET/CT 扫描 1
CT 图像(a)示主动脉管壁弥漫性不规则增厚,PET(b、d)和融合(c)图像示相应部位轻度代谢增高,$SUV_{max}$ 为 3.5,累及升主动脉、主动脉弓、胸主动脉和腹主动脉,提示有血管炎。

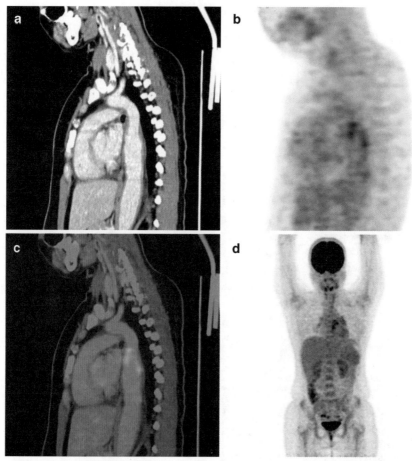

**图 10-2　全身 PET/CT 扫描 2**
CT 图像(a)示主动脉管壁弥漫性不规则增厚,PET(b、d)和融合(c)图像示相应部位轻度代谢增高,$SUV_{max}$ 为 3.5,累及升主动脉、主动脉弓、胸主动脉和腹主动脉,提示有血管炎。

## 10.3　FDG PET/CT 在大血管巨细胞动脉炎中的应用

　　许多研究已经评估并证实了 FDG PET/CT 在诊断主动脉及其主要分支炎症中的作用。早期队列研究结果显示,分别以临床诊断和活检作为参考,其诊断敏感性分别为 92% 和 71%,特异性分别为 85% 和 91%[12-16]。在另一项荟萃分析研究中,FDG PET/CT 具有很高的诊断准确率,以美国放射学会(American College of Radiology,ACR)标准作为参考,其敏感性为 80%~90%,特异性为 89%~98%。由于某些免疫抑制剂和类固醇类药物的应用,可能会导致 FDG PET/CT 的敏感性降低。因此,为充分发挥 FDG PET/CT 的重要作用,需在治

疗前和治疗结束后进行 PET/CT 检查,以进行精确的比较和治疗效果的评估[17]
(图 10-3、图 10-4)。

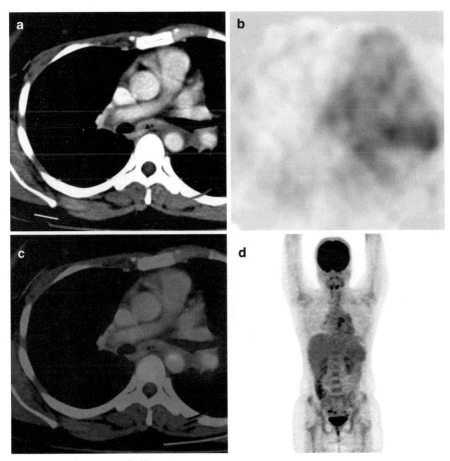

**图 10-3**　全身 PET/CT 扫描 3
胸部 CT 图像(a)示主动脉管壁弥漫不规则增厚,PET(b、d)和融合(c)图像示病灶轻度
代谢增高,$SUV_{max}$ 为 3.5,累及升主动脉、主动脉弓、降胸主动脉和腹主动脉,提示有血
管炎。

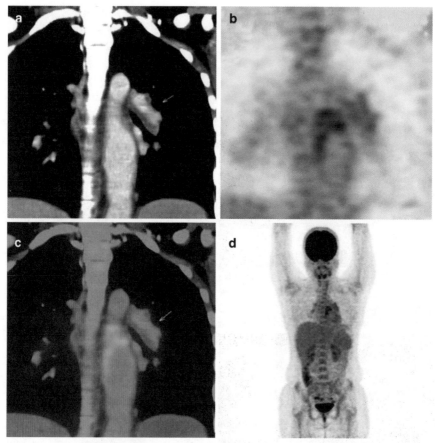

**图 10-4**   全身 PET/CT 扫描 4

胸部 CT 图像(a)示主动脉管壁弥漫性不规则增厚,PET(b、d)和融合(c)图像示相应部位轻度代谢增高,$SUV_{max}$ 为 3.5,累及升主动脉、主动脉弓、胸主动脉和腹主动脉,提示有血管炎。

## 10.4   PET/CT 在颅内巨细胞动脉炎中的作用

    根据 EULAR 的建议,FDG PET/CT 不能诊断颅内巨细胞动脉炎,不推荐其作为一线诊断检查方法。但随着现代 PET/CT 技术的迅速发展,其敏感性有了显著提高。有报道称,75% 的患者 PET/CT 评估颅内动脉为轻度阳性[18-19]。

## 10.5   FDG PET/CT 在大血管炎中的应用

    FDG PET/CT 表现为沿大血管壁的弥漫性 FDG 高摄取,其与血管炎病变范围一致。根据目前基于专家共识的文献,FDG PET/CT 诊断大型血管炎的标准包括:

以肝脏的 FDG 摄取量为标准,对主动脉及其主要分支的 FDG 摄取量进行分级(0级: 无血管摄取;1 级: 血管摄取量小于肝脏摄取量;2 级: 血管摄取量等于肝脏摄取量;3 级: 血管摄取量大于肝脏摄取量);3 级符合血管炎,2 级则可诊断为血管炎。这种分析是基于血管相对于肝脏的摄取量,该方法快速且不需要任何测量。

大 / 小型血管炎通常累及主动脉及其主要分支和中等大小的颅外动脉,有时可以累及主动脉以上的分支血管,伴或不伴主动脉以下动脉的受累[20-23](图10-5、图 10-6)。

除血管炎外,其他疾病也会引起大 / 小型血管炎,如类风湿关节炎、Cogan综合征(又称非梅毒性角膜炎和前庭听觉综合征)、复发性多软骨炎、强直性脊柱炎、系统性红斑狼疮、伯格氏病(血栓闭塞性脉管炎)、白塞病、炎症性肠病、结节病、腹膜后纤维化、IgG4 相关疾病、梅毒和结核病(图 10-7)。

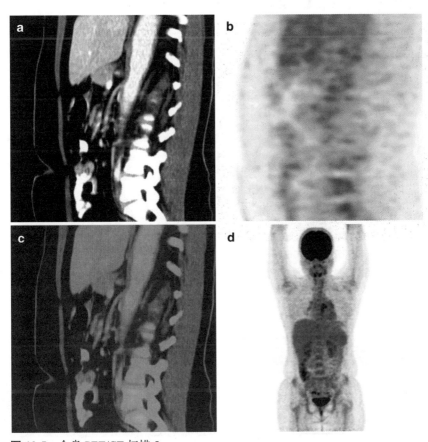

**图 10-5** 全身 PET/CT 扫描 5
CT 图像(a)示动脉管壁线样环形增厚,轻度代谢增高,累及胸降主动脉;PET(b、d)和融合(c)图像中的 $SUV_{max}$ 为 3.5,提示大血管炎。

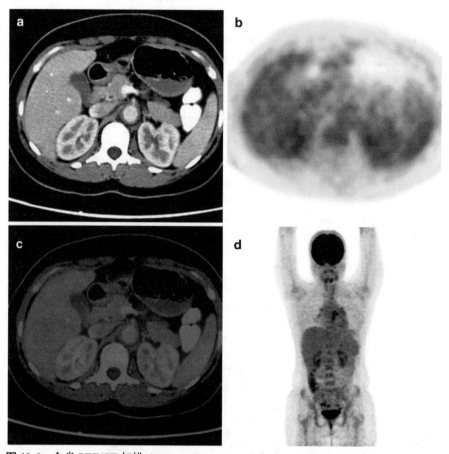

**图 10-6　全身 PET/CT 扫描 6**
CT 图像(a)示线样环形血管壁增厚,轻度 FDG 摄取,累及腹主动脉,PET(b、d)和融合(c)图像示 SUV$_{max}$ 为 3.5,提示大血管炎。

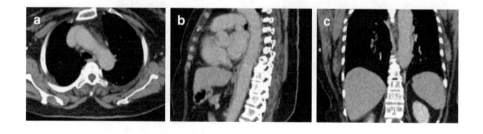

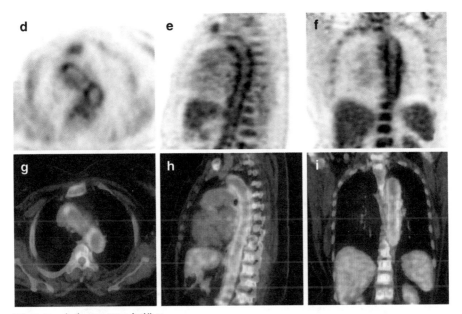

**图 10-7 全身 PET/CT 扫描 7**
胸部 CT 图像(a~c)示血管壁环形增厚,PET(d~f)和融合(g~i)图像示相应管壁增厚部位弥漫性代谢增高,$SUV_{max}$ 为 4.2,提示有活动性血管炎。

## 10.6 FDG PET/CT 与其他成像方法的比较

FDG PET/CT 已经发展成为一种重要的成像技术,其扫描范围一般能从颅骨覆盖至大腿,当有临床指征时,扫描范围也可以包括上下肢。FDG PET/CT 可见示踪剂沿着血管壁摄取,其摄取量取决于疾病的病程(急性、慢性或慢性期急性发作)。PET/CT 的融合图像也可以明确病变的解剖范围。有时也可以通过血管造影来确定血管壁的病变范围,因为这些病变在静脉期或延迟期有可能被漏诊。因此,PET/CT 与其他成像方式如 CT、MRI 血管造影相比更有优势,后者可以确定血管壁的累及范围,但这些成像方式不能确定疾病处于急性期还是慢性期,只能通过 PET/CT 进行评估。

## 10.7 FDG PET/CT 在监测巨细胞动脉炎治疗反应中的作用

FDG PET/CT 非常重要,其不仅可以作为疾病活动度的生物指标,还可以依据病变范围、临床症状和炎症相关的治疗效果评估血管炎的预后。因此,对于任何原因引起的血管炎,FDG PET/CT 都是评价治疗反应的重要工具[24]。这使得其在治疗前和治疗后的评估中尤为重要（图 10-8）。

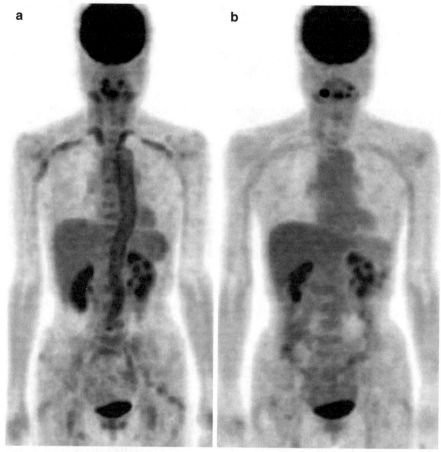

**图 10-8　全身 PET/CT 扫描 8**
PET 图像（a）示血管炎治疗前表现，主要累及胸主动脉及腹主动脉。PET 图像（b）示糖皮质激素治疗后血管壁线状摄取完全消失，提示疾病完全缓解。

## 10.8　血管移植物感染

血管移植物感染是一种罕见的移植并发症，发病率为 0.5%~5%，但其死亡率高达 25%~88%。血管移植物感染的临床表现通常没有特异性，并且不能通过常规的影像学检查方法进行检测，对其诊断并不容易。FDG PET 在血管移植物感染的诊断中具有很大的潜力。Fukuchi 等[25]研究结果显示，FDG PET 诊断血管移植物感染的敏感性和特异性分别为 91% 和 64%，相比之下，CT 的敏感性和特异性分别为 64% 和 86%。如果摄取是局灶性的且符合阳性诊断标准,则特异性和阳性预测值均可达 95% 以上。沿移植物边界分布的 FDG 摄取量是血管移植物感染的一个重要预测指标,这种 FDG 分布可能是局灶性的或弥漫性的,也可能是轻度、中度和高度聚集。一个重要的区别在于弥漫性 FDG 摄取常见于术后改变,而真正的感染与局灶性 FDG 摄取相关。FDG PET 在评价血管移植物感染方面也已经展现了其价值。

## 10.9  多发大动脉炎

对多发大动脉炎的评估是基于它与其他大型血管炎的相同特征,即根据中型血管感染和炎症的程度,关注其弥漫性或局灶性摄取的特点[26]。相同的治疗前和治疗后评估原则也同样适用于监测多发大动脉炎的治疗反应。

## 10.10  PET/MRI

随着 PET/MRI 的出现,其特征性表现进一步提升了血管炎评估的敏感性和特异性。在异常的 PET 和 MRI 征象中,有三种炎症模式被定义。PET/MRI 能够在一次检查中完成 PET 的放射性核素摄取定量,同时实现多个对比度的 MRI 解剖学评估。这两种情况是根据炎症模式的影像特征来定义的,炎症模式表明存在炎症过程,而纤维化模式则表明存在纤维化病变。与 PET/CT 相比,PET/MRI 的优势之一是患者无辐射损伤,而且可以多次重复检查,以确定病变是否缓解、进展或消失。PET/MRI 的另一个优势是可以使用钆对比剂显示血管壁的强化。对于一些疑难病例,PET/MRI 是一个很好的选择,其具有显著的功能成像能力,可以确定疑难病例中疾病活动的特征[27]。

## 10.11  结论

基于临床情况对血管炎 FDG 摄取强度、摄取模式和分布进行定义,并与其他疾病进行鉴别诊断,具有很高的诊断准确率。随着 PET/CT 的技术进步,评估血管炎的敏感性和特异性将会更高。

翻译  罗诗雨  吴 江  崔恩铭  胡 娟
审校  范 岩  杨 斌  谷何一

# 参考文献

1. Bleeker-Rovers CP, Bredie SJ, van der Meer JW, Corstens FH, Oyen WJ. 18F-fluorodeoxyglucose positron emission tomography in diagnosis and follow-up of patients with different types of vasculitis. Neth J Med. 2003;61:323–9.
2. Prieto-Gonzalez S, Arguis P, Cid MC. Imaging in systemic vasculitis. Curr Opin Rheumatol. 2015;27(1):53–62.
3. Soussan M, Nicolas P, Schramm C, et al. Management of large-vessel vasculitis with FDG-PET. Medicine. 2015;94(14):e622.
4. Weyand CM, Goronzy JJ. Giant-cell arteritis and polymyalgia rheumatica. N Engl J Med. 2014;371(17):1652–3.
5. Prieto-Gonzalez S, Depetris M, Garcia-Martinez A, et al. Positron emission tomography assessment of large vessel inflammation in patients with newly diagnosed, biopsy proven giant cell arteritis: a prospective, case-control study. Ann Rheum Dis. 2014;73(7):1388–92.
6. Fuchs M, Briel M, Daikeler T, et al. The impact of 18F-FDG PET on the management of patients with suspected large vessel vasculitis. Eur J Nucl Med Mol Imaging. 2012;39(2):344–53.
7. Soussan M, Abisror N, Abad S, et al. FDG-PET/CT in patients with ANCA-associated vasculitis: case-series and literature review. Autoimmun Rev. 2014;13(2):125–31.
8. Kemna MJ, Vandergheynst F, Vöö S, et al. Positron emission tomography scanning in anti-neutrophil cytoplasmic antibodies-associated vasculitis. Medicine. 2015;94(20):e747.
9. Nielsen BD, Gormsen LC, Hansen IT, Keller KK, Therkildsen P, Hauge E-M. Three days of high-dose glucocorticoid treatment attenuates large-vessel 18F-FDG uptake in large-vessel giant cell arteritis but with a limited impact on diagnostic accuracy. Eur J Nucl Med Mol Imaging. 2018;45(7):1119–28.
10. Blockmans D, De Ceuninck L, Vanderschueren S, Knockaert D, Mortelmans L, Bobbaers H. Repetitive 18F-fluorodeoxyglucose positron emission tomography in giant cell arteritis: a prospective study of 35 patients. Arthritis Rheum. 2006;55(1):131–7.
11. Buttgereit F, Dejaco C, Matteson EL, Dasgupta B. Polymyalgia rheumatica and giant cell arteritis. JAMA. 2016;315(22):2442.
12. Clifford AH, Murphy EM, Burrell SC, et al. Positron emission tomography/computerized tomography in newly diagnosed patients with giant cell arteritis who are taking glucocorticoids. J Rheumatol. 2017;44(12):1859–66.
13. Imfeld S, Rottenburger C, Schegk E, et al. [18F]FDG positron emission tomography in patients presenting with suspicion of giant cell arteritis—lessons from a vasculitis clinic. Eur Heart J Cardiovasc Imaging. 2017;19(8):933–40.
14. Besson FL, Parienti J-J, Bienvenu B, et al. Diagnostic performance of 18F-fluorodeoxyglucose positron emission tomography in giant cell arteritis: a systematic review and meta-analysis. Eur J Nucl Med Mol Imaging. 2011;38(9):1764–72.
15. Puppo C, Massollo M, Paparo F, et al. Giant cell arteritis: a systematic review of the qualitative and semiquantitative methods to assess vasculitis with 18F-fluorodeoxyglucose positron emission tomography. In: BioMed Res Int; 2014. https://doi.org/10.1155/2014/574248.
16. Einspieler I, Thurmel K, Eiber M. Fully integrated whole-body [18F]-fludeoxyglucose positron emission tomography/magnetic resonance imaging in therapy monitoring of giant cell arteritis. Eur Heart J. 2016;37:576. https://doi.org/10.1093/eurheartj/ehv607.
17. Prieto-Gonzalez S, Garcia-Martinez A, Tavera-Bahillo I, Hernandez-Rodriguez J, Gutierrez-Chacoff J, Alba MA, et al. Effect of glucocorticoid treatment on computed tomography angiography detected large-vessel inflammation in giant-cell arteritis. A prospective, longitudinal study. Medicine (Baltimore). 2015;94:e486. https://doi.org/10.1097/MD.0000000000000486.
18. Dejaco C, Ramiro S, Duftner C, et al. EULAR recommendations for the use of imaging in large vessel vasculitis in clinical practice. Ann Rheumatic Dis. 2018;77(5):636–43.
19. Slart RHJA, Writing Group, Reviewer Group, et al. FDGPET/CT(A) imaging in large vessel vasculitis and polymyalgia rheumatica: joint procedural recommendation of the EANM,

SNMMI, and the PET interest group (PIG), and endorsed by the ASNC. Eur J Nucl Med Mol Imaging. 2018;45(7):1250–69.

20. Muto G, Yamashita H, Takahashi Y, Miyata Y, Morooka M, Minamimoto R, et al. Large vessel vasculitis in elderly patients: early diagnosis and steroid-response evaluation with FDG-PET/CT and contrast-enhanced CT. Rheumatol Int. 2014;34:1545–54. https://doi.org/10.1007/s00296-014-2985-3.

21. Martínez-Rodríguez I, Jimenez-Alonso M, Quirce R, et al. 18F-FDG PET/CT in the follow-up of large-vessel vasculitis: a study of 37 consecutive patients. Semin Arthritis Rheum. 2018;47(4):530–7.

22. Papathanasiou ND, Du Y, Menezes LJ, et al. 18F-fludeoxyglucose PET/CT in the evaluation of large-vessel vasculitis: diagnostic performance and correlation with clinical and laboratory parameters. Br J Radiol. 2012;85(1014):e188–94.

23. Bertagna F, Bosio G, Caobelli F, Motta F, Biasiotto G, Giubbini R. Role of 18F-fluorodeoxyglucose positron emission tomography/computed tomography for therapy evaluation of patients with large-vessel vasculitis. Jpn J Radiol. 2010;28:199–204. https://doi.org/10.1007/s11604-009-0408-2.

24. Langford CA, Cuthbertson D, Ytterberg SR, Khalidi N, Monach PA, Carette S, et al. A randomized, double-blind trial of Abatacept (CTLA-4Ig) for the treatment of Takayasu arteritis. Arthritis Rheumatol. 2017;69:846–53. https://doi.org/10.1002/art.40037.

25. Fukuchi K, Ishida Y, Higashi M, et al. Detection of aortic graft infection by fluorodeoxyglucose positron emission tomography: comparison with computed tomographic findings. J Vasc Surg. 2005;42:919–25.

26. Johnston SL, Lock RJ, Gompels MM. Takayasu arteritis: a review. J Clin Pathol. 2002;55:481–6.

27. Einspieler I, et al. Imaging large vessel vasculitis with fully integrated PET/MRI: a pilot study. Eur J Nucl Med Mol Imaging. 2015;42:1012–24.

# PET/CT 在结核中的应用

# 11

**要点**

结核病(tuberculosis, TB)是全球常见的感染性疾病之一,其发病率和死亡率均很高。结核病是由结核分枝杆菌(mycobacterium tuberculosis, MTB)感染所引起的一系列复杂的病理改变。MTB 属于需氧菌,但能够在乏氧环境中存活。TB 的诊断需要根据流行病学、特异或非特异的临床症状与体征和实验室检查等综合判定。然而,在印度次大陆(译者注:Indian subcontinent,又称南亚次大陆,包括喜马拉雅山脉以南的大片半岛地区,包括印度、巴基斯坦、孟加拉国、不丹等),TB 仍是常见的感染性疾病。需氧的 MTB 能够在乏氧环境中存活很长时间。PET/CT 已成为结核病诊断、分期和疗效评估的重要影像手段。

## 11.1 概述

基于分子成像的 PET/CT 能够显示全身三维影像。目前,PET/CT 主要用于鉴别 TB 和伴发其他恶性肿瘤的情况。

TB 仍然是威胁人类健康的主要疾病之一,尤其是在由各种原因引起的多重耐药和免疫缺陷的情况下。TB 是死亡率最高的疾病之一[1-3],发病率与死亡率增加的常见原因是多重耐药结核(multidrug-resistant TB, MDR TB)和免疫缺陷状态[4]。

## 11.2 病理生理

MTB 是一种需氧的细胞内微生物,其细胞壁很厚,含有称为分枝菌酸的长链脂肪酸。MTB 能够在宿主细胞中长期休眠[5]。呼吸系统产生的气溶胶飞沫是结核常见的传播途径。肺结核(pulmonary tuberculosis, PTB)的发病取决于外源性和内源性两种因素。外源性因素在 MTB 暴露至感染这一过程发挥作用,内源性因素则在感染至 TB 活动期这一过程发挥作用。也就是说,PTB 的发病是外源性和内源性多因素共同作用的结果。即使在免疫抑制的情况下,免疫细胞的激活也会促进细胞糖酵解,糖酵解增加导致 FDG 摄取增加。临床上通过结核菌素皮肤试验检测 MTB,但该检测方法敏感性不高。MTB 的特征是生长缓慢,可持续处于休眠、潜伏状态。呼吸道产生的气溶胶飞沫是主要的传染源,感染后发展为原发性结核。原发性结核常发生于肺部,具有多种不同的影像学特征,且依据治疗情况表现各异。

## 11.3　临床表现

典型的临床表现有慢性咳嗽、体重减轻、发热、夜间盗汗和咯血。诱因常见于卧床翻身受限、吸烟和环境污染。肺外 TB 的发病取决于患者年龄、基础疾病、身体状态和 MTB 菌株类型,发病率为 10%~42%。Mantoux 结核菌素皮肤试验可确诊 TB。X 线胸片是 PTB 常用的影像学检查,根据 TB 不同的病理生理特点,PTB 的影像学表现多种多样,包括斑片状实变、空洞、纤维化、硬结节及伴或不伴干酪样坏死。常规 X 线片也可用于肺外结核的诊断,但敏感性不高[6]。根据器官或全身受累情况,也可采用其他影像学检查(如超声、CT 和 MRI)进行诊断。

## 11.4　PET/CT

PET/CT 是分子和解剖信息的结合,可全面评估疾病情况[7-8]。FDG PET/CT 可有效评估 TB 的解剖改变、微生物状况、免疫状态及药物治疗情况。FDG PET/CT 是非特异性显像,很多情况下,恶性肿瘤和炎症性病变的病理特征存在重叠,因此呈相似的 FDG 摄取模式。TB 分为两种主要类型:PTB 和非 PTB。PET/CT 在检测结核活动度和病变范围的作用已得到证实和认可[9-13]。FDG PET/CT 对良性、恶性病变的鉴别诊断能力在不断提升,并取得了令人鼓舞的成果。在肺部和肺外病变中,FDG PET 呈弥漫性高摄取,这有助于判断病灶的范围及活动性。但是,PET 在鉴别恶性病变和其他肉芽肿病变中的敏感性不高。因此,良性、恶性和其他肉芽肿性病变的 SUV 非常接近,但近期研究表明,双时相显像(延迟显像)可用于鉴别良性、恶性病变。该理论认为感染性炎症、TB、肉芽肿性病变延迟显像 SUV 较正常降低,而恶性组织能使 FDG 在病变组织的滞留时间更长于病变组织,这是恶性肿瘤的特征之一[14]。目前,结核瘤是结核累及脑实质的常见表现,而结核瘤很难与恶性胶质瘤、真菌感染和其他肉芽肿性病变相鉴别。FDG 摄取的量化可用于评估脑实质、脑膜或硬脑膜受累情况,如结核性脑膜炎或结核性脑膜脑炎[15]。PET/CT 可见病变沿着脑膜或硬脑膜分布,表现为 FDG 摄取弥漫性增高,同样脊髓或蛛网膜下隙受累亦会出现相应区域的

FDG 摄取弥漫性增高。

其他放射性示踪剂，如 [11]C- 胆碱（[11]C-choline）、[68]Ga- 柠檬酸盐（[68]Ga-citrate）和 [18]F-FLT（[18]F-FLT）正在快速研发中，并有望在数年内应用于临床。

另外，一些处于临床前研究阶段的放射性示踪剂，包括 [11]C- 利福平（[11]C-rifampicin）、[11]C- 吡嗪酰胺（[11]C-pyrazinamide）、[11]C- 异烟肼（[11]C-isoniazid）和 [18]F- 氟化钠（[18]F-NaF）对于 MDR TB 或肺外结核的评估将更加精确，更具有特异性。此外，PET 乏氧显像在结核诊断中也具有良好的应用前景。

## 11.5　头颈部结核

TB 常累及颅内，颅内结核与肿瘤性病变表现有类似特征，环状强化病变伴病灶周围水肿是常见特征之一，病灶内代谢活动增强（图 11-1、图 11-2）。

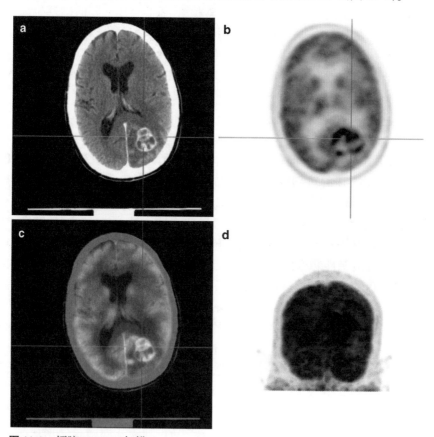

**图 11-1**　颅脑 PET/CT 扫描 1
CT 图像（a）示左侧顶枕叶分叶状、环状强化的不规则软组织密度病灶，PET（b、d）和融合（c）图像示病灶代谢增高，$SUV_{max}$ 为 5.8，提示结核瘤。

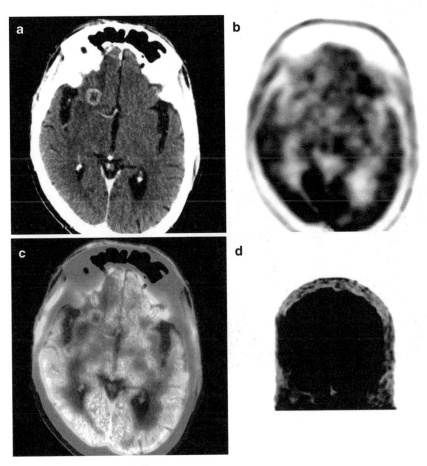

**图 11-2** 颅脑 PET/CT 扫描 2

CT 图像（a）示小环形强化病灶，PET（b、d）和融合（c）图像示病灶周边轻度摄取，SUV$_{max}$ 为 2.5，该病灶随后确诊为结核瘤。

　　颈部结核常累及的是淋巴结。淋巴结受累表现取决于淋巴结内结核活动阶段[16]。SUV 会根据 TB 的阶段和分期而变化。双时相显像可用于鉴别结核与恶性病变（图 11-3）。

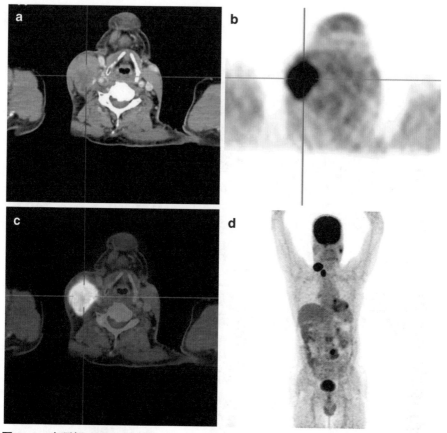

**图 11-3　头颈部 PET/CT 扫描**
CT 图像（a）示右侧颈部Ⅲ区和Ⅳ区各 1 枚不均匀强化淋巴结,PET（b、d）和融合（c）图像示显著高摄取,$SUV_{max}$ 为 9.0,诊断为干酪样坏死型淋巴结结核。

## 11.6　胸部结核

常见的表现形式为 PTB。PTB 表现多种多样,包括斑片状浸润、结节、实变、肺塌陷、胸膜局灶性增厚、空洞、空腔、磨玻璃影、蜂窝状阴影、胸腔积液和纵隔淋巴结肿大,上述病变可合并出现。纵隔淋巴结可表现为肿大、FDG 摄取增加、坏死或钙化等,不同的表现取决于相应的结核病程。在印度次大陆,常可见胸壁肌肉受累。心包受累亦常见,心包结核在临床上表现为心包炎,严重者出现心脏压塞[17],可表现为局限性或弥漫性心包病变,伴或不伴心包积液。慢性病变者心包可出现钙化,表现为缩窄性心包炎。PET/CT 主要用于评估结核活动期病变及其他肿瘤性病变[18-19]（图 11-4～图 11-7）。

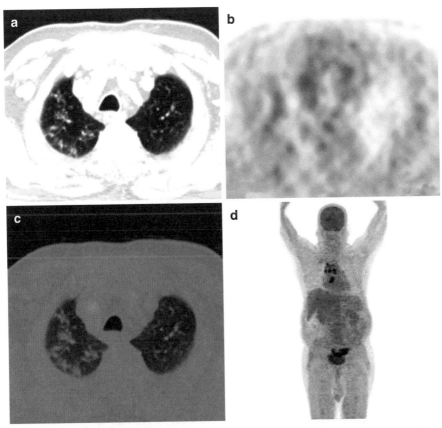

**图 11-4** 全身 PET/CT 扫描 1

CT 图像（a）示右肺上叶多发斑片状浸润灶，PET（b、d）和融合（c）图像示代谢轻度增高，SUV_max 为 3.4。纵隔多发代谢增高淋巴结（d）。上述病变提示肺结核。

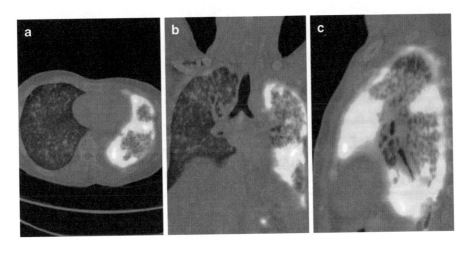

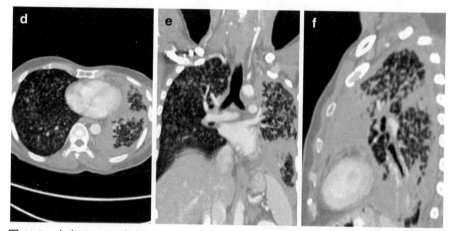

**图 11-5　全身 PET/CT 扫描 2**
融合图像（a~c）示左肺容积明显缩小，左侧胸膜弥漫结节样增厚伴代谢明显增高，$SUV_{max}$ 为 7.8；CT 图像（d~f）示双肺弥漫多发粟粒状、斑片状密度增高灶。

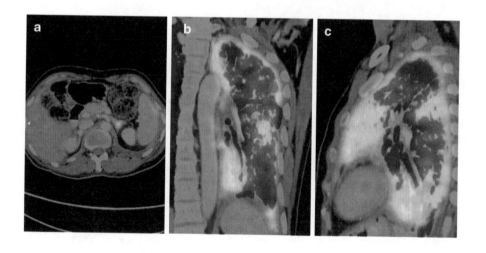

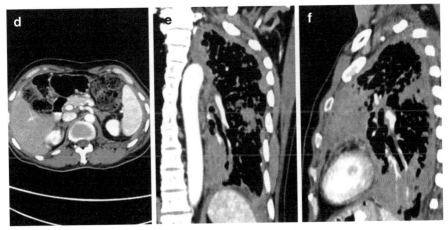

**图 11-6　全身 PET/CT 扫描 3**
融合图像(a~c)示左肺容积明显缩小,左侧胸膜弥漫结节样增厚伴代谢明显增高,SUV~max~ 为 7.8;CT 图像(d~f)示双肺弥漫多发粟粒状、斑片状密度增高灶。(译者注:图a、图 d 见双侧肾上腺增大伴代谢增高,考虑双侧肾上腺 TB 受累可能)

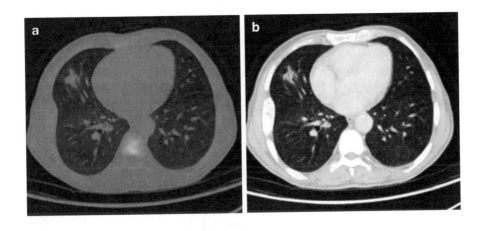

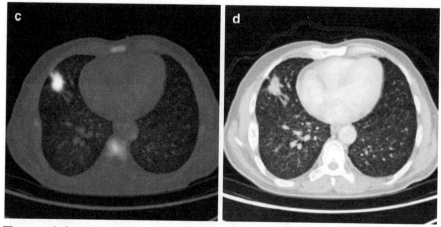

**图 11-7  全身 PET/CT 扫描 4**
融合图像(a、c)示右肺上叶 1 枚 FDG 摄取明显增加结节,$SUV_{max}$ 为 5.8。CT 图像(b、d)示双肺弥漫多发粟粒状结节。上述病变提示肺结核。

## 11.7  腹部

腹部结核大多局限于胃肠道(gastrointestinal tract,GIT)和泌尿生殖道(genito urinary tract,GUT),其中胃很少受累[20]。消化道结核常发生于回盲部,通常不累及结肠。回盲部结核常见的表现是 Koch 结节,与克罗恩病、溃疡性结肠炎及回盲部恶性肿瘤非常相似[21]。PET/CT 可以通过 SUV 对病灶代谢水平定量分析(图 11-8)。同样,双时相显像有助于 Koch 结节和恶性肿瘤的鉴别诊断。

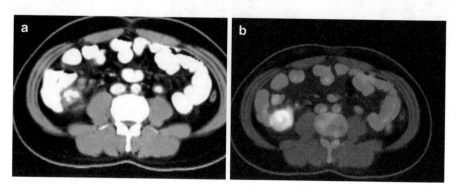

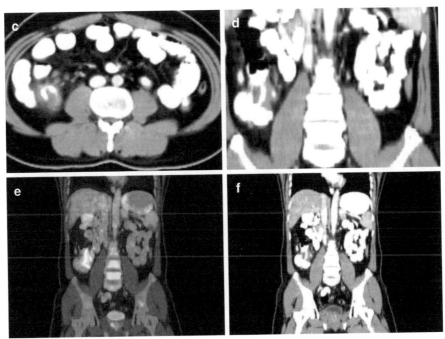

**图 11-8** 全身 PET/CT 扫描 5

CT 图像（a、c、d 和 f）示回盲部肠壁轻度不规则增厚，周围多发小淋巴结。融合图像（b、e）示增厚肠壁 FDG 摄取增加，$SUV_{max}$ 为 6.9，提示回盲部结核。

## 11.8  泌尿生殖系统

肾结核也是 TB 的重要组成部分，其表现多种多样。根据结核进展的阶段与病程，可表现为急性或慢性肾脏局灶性、弥漫性受累[22-23]。肾盂肾盏结核同样有不同的表现。输尿管结核并不常见，但文献和 PET/CT 显示受累的输尿管弥漫性摄取增加，可伴局灶性、弥漫性狭窄或肾积水[24]。膀胱也是常见的受累器官之一，可呈局灶性或弥漫分布，并伴有膀胱周围组织受累。前列腺结核可局灶性或弥漫性分布，呈小结节、脓肿或前列腺炎改变。PET 在鉴别结核性和恶性结节中具有重要作用[25-26]。FDG PET/CT 对前列腺恶性肿瘤的诊断敏感性极低[27]。新的放射示踪剂——前列腺特异性膜抗原（prostate-specific membrane antigen，PSMA）被广泛用于前列腺恶性肿瘤的诊断，较传统的 FDG PET，PSMA 对前列腺癌的诊断敏感性显著提高[28]。FDG PET/CT 对感染性炎症和结核病敏感性很高，并可用 $SUV_{max}$ 进行定量分析。在印度次大陆，尿道结核是 TB 中不可忽视的组成部分，其主要表现为尿道狭窄和尿道炎。PET/CT 在结核病灶定量分析方面发挥了重要作用(图 11-8)。

## 11.9　女性盆腔

　　结核病是女性泌尿生殖系统常见的非肿瘤性病变,常以输卵管 - 卵巢炎形式出现,这也是结核的常见病因。PET/CT 显像可根据葡萄糖代谢水平显示组织器官受累情况(图 11-9),还可用于抗结核治疗(antituberculosis therapy, ATT) 的疗效评估。子宫结核并不多见,一旦感染以子宫内膜受累常见。PET/CT 在鉴别诊断子宫内膜恶性肿瘤、子宫内膜炎、子宫内膜异位症和子宫内膜结核方面具有重要的意义[24,29]。

## 11.10　腹膜

　　腹膜结核是腹腔结核常见的病因之一,受累腹膜可呈局灶性或弥漫结节状或肿块性病灶,伴或不伴腹腔积液。PET/CT 在鉴别诊断腹膜假性黏液瘤(一种原发性腹膜肿瘤)和腹膜结核中具有重要的作用[30](图 11-9、图 11-10)。

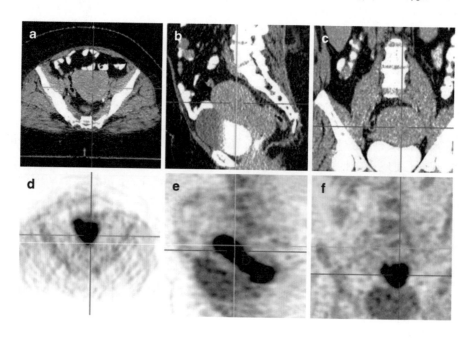

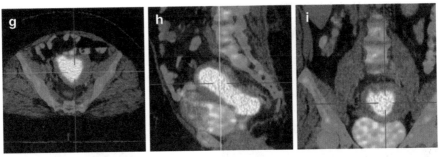

**图 11-9**　腹部 PET/CT 扫描

CT 图像(a~c)示子宫内膜腔内可见一稍低密度、边界不清的软组织肿块,PET(d~f)和融合(g~i)图像示子宫内膜内低密度肿块呈弥漫性代谢增高,$SUV_{max}$ 为 11.8。组织病理学证实为子宫内膜结核。

## 11.11　骨骼肌肉

骨骼肌肉是肺外结核常见的受累部位之一,中轴骨和四肢骨均可受累。

### 11.11.1　中轴骨

根据结核病程,中轴骨结核具有不同的表现,包括结核性椎间盘炎、腰大肌脓肿、椎体全柱受累,伴有椎前、椎旁及硬膜外软组织脓肿形成。椎体受累可能导致椎体破坏、压缩性骨折,也可出现椎管内脊髓及颈背部区域感染。FDG PET/CT 是评估中轴骨结核累及的很好方法,常见的表现为腰椎结核伴腰大肌脓肿[31](图 11-10、图 11-11)。

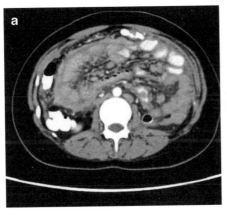
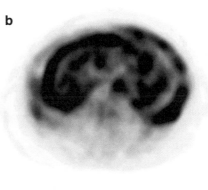

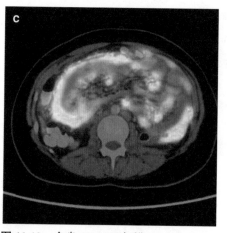
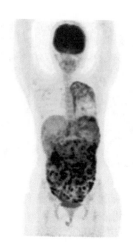

**图 11-10　全身 PET/CT 扫描 6**
腹部 CT 图像(a)示腹膜弥漫不均匀增厚,增厚腹膜包裹邻近肠袢,PET(b、d)和融合(c)
图像示病变代谢增高,$SUV_{max}$ 为 7.7,提示为腹膜结核。

## 11.11.2　四肢骨

### 11.11.2.1　髋关节

四肢骨中以髋关节结核常见,表现为滑膜增厚、关节腔积液、骨质侵蚀、骨质破坏,以及软组织和神经受累等相关特征。PET/CT 可通过 SUV 对示踪剂摄取量进行量化[32]。

### 11.11.2.2　膝关节、肩关节、踝关节和肘关节

其他关节结核常见的表现包括滑膜增厚、关节腔积液、骨质侵蚀、骨质破坏及关节畸形等相关特征。小关节结核较为罕见。PET/CT 可用于鉴别诊断关节结核和其他关节疾病[33-37]。

## 11.11.3　肌肉

腰大肌脓肿是常见的肌肉结核,其表现包括肌肉局部肿胀、小肿块及肌肉脓肿。PET 的重要作用是可采用 SUV 量化病灶[38]。然而,临床相关情况对感染性炎症病变与结核的鉴别诊断至关重要(图 11-11)。

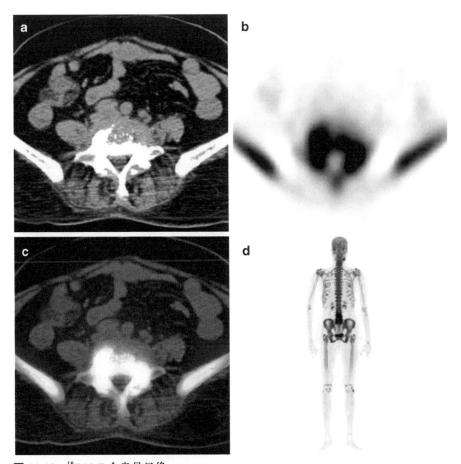

**图 11-11** $^{18}$F-NaF 全身骨显像
CT 图像(a)示椎前和双侧椎旁斑片状软组织密度病灶,融合(c)和 PET(b、d)图像示 L$_{4\text{-}5}$ 椎体 NaF 明显摄取,提示 Pott 病(脊柱结核)。

## 11.12 总结

TB 疗程较长,因 PET/CT 是一种极其敏感的检查手段,所以可用于探查、评估结核活动度并监测治疗反应。PET/CT 可早期评估疗效,且在短程疗法中的评估更有价值,临床可根据效果更换治疗方案,从而降低发病率和死亡率。随着 MDRT 和更新的放射性示踪剂的出现,PET/CT 的应用将会在未来发挥更为重要的作用。

翻译　廖栩鹤　胡　娟　罗诗雨　崔恩铭
审校　李宏军　杨　斌　谷何一

# 参考文献

1. Ankrah AO, Glaudemans AWJM, Maes A, et al. Tuberculosis. Semin Nucl Med. 2018;48(2):108–30.
2. Burrill J, Williams CJ, Bain G, et al. Tuberculosis: a radiologic review. Radiographics. 2007;27(5):1255–73.
3. Gambhir S, Ravina M, Rangan K, et al. Imaging in extra-pulmonary tuberculosis. Int J Infect Dis. 2017;56:237–47.
4. Choi J, Jhun B, Hyun S, et al. 18F-Fluorodeoxyglucose positron emission tomography/computed tomography for assessing treatment response of pulmonary multidrug-resistant tuberculosis. J Clin Med. 2018;7(12):559.
5. Patrick Cudahy MD, Sheela Shenoi MD. Diagnostics for pulmonary tuberculosis. Postgrad Med J. 2016 Apr;92(1086):187–93.
6. Martin C, Castaigne C, Vierasu I, et al. Prospective serial FDG PET/CT during treatment of extra-pulmonary tuberculosis in HIV-infected patients: an exploratory study. Clin Nucl Med. 2018;43(9):635–40.
7. Sathekge M, Maes A, CVD W. FDG-PET imaging in HIV infection and tuberculosis. Semin Nucl Med. 2013;43(5):349–66.
8. Geadas C, Acuna-Villaorduna C, Mercier G, et al. FDG-PET/CT activity leads to the diagnosis of unsuspected TB: a retrospective study. BMC Res Notes. 2018;11(1):464.
9. Vorster M, Sathekge MM, Bomanji J. Advances in imaging of tuberculosis: the role of 18F-FDG PET and PET/CT. Curr Opin Pulm Med. 2014;20(3):287–93.
10. Martinez V, Castilla-Lievre MA, Guillet-Caruba C, et al. 18F-FDG PET/CT in tuberculosis: an early non-invasive marker of therapeutic response. Int J Tuberc Lung Dis. 2012;16(9):1180–5.
11. Ito K, Morooka M, Minamimoto R, et al. Imaging spectrum and pitfalls of 18F-fluorodeoxyglucose positron emission tomography/computed tomography in patients with tuberculosis. Jpn J Radiol. 2013;31(8):511–20.
12. Agarwal KK, Behera A, Kumar R, et al. 18F-Fluoro-deoxyglucose positron emission tomography/computed tomography in tuberculosis: spectrum of manifestations. Indian J Nucl Med. 2017;32(4):316–21.
13. Yu H-Y, Sheng J-F. Liver tuberculosis presenting as an uncommon cause of pyrexia of unknown origin: positron emission tomography/computed tomography identifies the correct site for biopsy. Med Princ Pract. 2014;23(6):577–9.
14. Maturu VN, Agarwal R, Aggarwal AN, et al. Dual-time point whole-body 18F-fluorodeoxyglucose PET/CT imaging in undiagnosed mediastinal lymphadenopathy: a prospective study of 117 patients with sarcoidosis and TB. Chest. 2014;146(6):e216–20.
15. Gambhir S, Kumar M, Ravina M, et al. Role of 18F-FDG PET in demonstrating disease burden in patients with tuberculous meningitis. J Neurol Sci. 2016;370:196–200.
16. Lefebvre N, Argemi X, Meyer N, et al. Clinical usefulness of 18F-FDG PET/CT for initial staging and assessment of treatment efficacy in patients with lymphnode tuberculosis. Nucl Med Biol. 2017;50:17–24.
17. Testempassi E, Kubota K, Morooka M, et al. Constrictive tuberculous pericarditis diagnosed using 18 F-fluorodeoxyglucose positron emission tomography: a report of two cases. Ann Nucl Med. 2010;24(5):421–5.
18. Li Y, Su M, Li F, et al. The value of 18F-FDG-PET/CT in the differential diagnosis of solitary pulmonary nodules in areas with a high incidence of tuberculosis. Ann Nucl Med. 2011;25(10):804–11.
19. Demura Y, Tsuchida T, Uesaka D, et al. Usefulness of 18 F-fluorodeoxyglucose positron emission tomography for diagnosing disease activity and monitoring therapeutic response in patients with pulmonary mycobacteriosis. Eur J Nucl Med Mol Imaging. 2009;36(4):632–9.
20. Akdogan RA, Rakici H, Gungor S, et al. F-18 Fluoro-deoxyglucose positron emission tomography/computed tomography findings of isolated gastric tuberculosis mimicking gastric cancer and lymphoma. Euroasian J Hepatogastroenterol. 2018;8(1):93.

21. Ankrah AO, van der Werf TS, de Vries EFJ, Dierckx RAJO, Sathekge MM, Glaudemans AWJM. PET/CT imaging of *Mycobacterium tuberculosis* infection. Clin Transl Imaging. 2016;4:131–44.

22. Zhuang H, Pourdehnad M, Lambright ES, Yamamoto AJ, Lanuti M, Li P, Mozley PD, Rossman MD, Albelda SM, Alavi A. Dual time point [18]F-FDG PET imaging for differentiating malignant from inflammatory processes. J Nucl Med. 2001;42:1412–7.

23. Kubota K, Itoh M, Ozaki K, Ono S, Tashiro M, Yamaguchi K, Akaizawa T, Yamada K, Fukuda H. Advantage of delayed whole-body FDG-PET imaging for tumour detection. Eur J Nucl Med. 2001;28:696–703.

24. Sharma JB, Karmakar D, Kumar R, Shamim SA, Kumar S, Singh N, et al. Comparison of PET/CT with other imaging modalities in women with genital tuberculosis. Int J Gynaecol Obstet. 2012;118:123–8.

25. da Rocha EL, Pedrassa BC, Bormann RL, Kierszenbaum ML, Torres LR, D'Ippolito G. Abdominal tuberculosis: a radiological review with emphasis on computed tomography and magnetic resonance imaging findings. Radiol Bras. 2015;48:181–91.

26. Muneer A, Macrae B, Krishnamoorthy S, Zumla A. Urogenital tuberculosis - epidemiology, pathogenesis and clinical features. Nat Rev Urol. 2019 Oct;16(10):573–98.

27. Kulchavenya E, Kim CS, Bulanova O, Zhukova I. Male genital tuberculosis: epidemiology and diagnostic. World J Urol. 2012;30:15–21.

28. Koerber SA, Utzinger MT, Kratochwil C, et al. [68]Ga-PSMA11-PET/CT in newly diagnosed carcinoma of the prostate: correlation of intraprostatic PSMA uptake with several clinical parameters. J Nucl Med. 2017;58(12):1943–8.

29. Merchant S, Bharati A, Merchant N. Tuberculosis of the genitourinary system-urinary tract tuberculosis: renal tuberculosis-part II. Indian J Radiol Imaging. 2013;23:64–77.

30. Chen R, Chen Y, Liu L, et al. The role of 18F-FDG PET/CT in the evaluation of peritoneal thickening of undetermined origin. Medicine. 2016;95(15):e3023.

31. Kilborn T, Janse van Rensburg P, Candy S. Pediatric and adult spinal tuberculosis: imaging and pathophysiology. Neuroimaging Clin N Am. 2015;25:209–31.

32. Makis W, Abikhzer G, et al. Tuberculous synovitis of the hip joint diagnosed by FDGPET-CT. Clin Nucl Med. July 2009;34(7):431–2.

33. Wang J-H, Chi C-Y, Lin K-H, Ho M-W. Tuberculous arthritis—unexpected extra-pulmonary tuberculosis detected by FDG PET/CT. Clin Nucl Med. 2013 Feb;38(2):e93–4.

34. Ostrowska M, Gietka J, Nesteruk T, et al. Shoulder joint tuberculosis. Pol J Radiol. 2012 Oct–Dec;77(4):55–9.

35. Grayson PC, Alehashemi S, Bagheri AA, Civelek AC, Cupps TR, Kaplan MJ, et al. [18]F-Fluorodeoxyglucose-positron emission tomography as an imaging biomarker in a prospective, longitudinal cohort of patients with large vessel vasculitis. Arthritis Rheumatol. 2018;70(3):439–49.

36. Selçuk NA, Fenercioğlu A, Selçuk HH, et al. Multifoci bone tuberculosis and lymphadenitis in mediastinum mimics malignancy on FDG-PET/CT: a case report. Mol Imaging Radionucl Ther. 2014 Feb;23(1):39–42.

37. Singhal S, Arbart A, Lanjewar A, Ranjan R. Tuberculous dactylitis—a rare manifestation of adult skeletal tuberculosis. Indian J Tuberc. 2005;52:218–9.

38. Kang K, Lim I, Roh JK. Positron emission tomographic findings in a tuberculous abscess. Ann Nucl Med. 2007;21:303–6.

# PET/CT 在免疫功能低下状态中的应用 **12**

**要点**

免疫功能低下状态是一种全身性的基础病变[1]，这类患者的免疫状态发生改变，所以更易发生包括恶性肿瘤、真菌感染及人类免疫缺陷病毒（human immunodeficiency virus, HIV）感染等感染性病变[2]。一方面，随着各种医学影像技术的发展，很多免疫功能下降的患者可通过影像学方法检测并确诊。另一方面，针对免疫功能低下患者，各类疾病的治疗方案被广泛地应用。这种免疫功能低下状态很多都由 HIV 引起[3]。

FDG PET 是一种在多种恶性肿瘤的诊断、分期、转移灶探查及疗效监测方面具有重要价值的影像学检查方法。

## 12.1 概述

免疫功能低下状态是一种重要的病理改变，可表现出免疫功能丧失的多种特征。引起免疫功能低下的原因多种多样并密切相关，且对预后具有重要的影响。FDG PET 的应用价值已在多种病变中得到证实，对于免疫功能低下这一病理改变，FDG PET 的应用价值同样重要。引起免疫功能低下的常见原因有 HIV 感染、肿瘤转移、真菌感染及严重的革兰氏阴性细菌感染。PET 在评估病变时具有区分恶性肿瘤和感染的能力。免疫抑制会导致机会性感染概率增加，因此 PET/CT 评估时必须注意一些良性高代谢病灶亦会导致假阳性结果。

## 12.2 HIV 感染

HIV 是一种破坏性极强的免疫功能受损性感染，会导致免疫力的急剧丧失。HIV 通过黏膜表皮进入体内，经淋巴系统到达淋巴结，然后进入血液。HIV 感染的阳性细胞将被淋巴结捕获,这些淋巴结便成为感染区[4]。

　　免疫损伤的程度与淋巴组织播散范围及区域淋巴结中的病毒量成正比。发病机制是捕获 HIV 感染细胞的淋巴组织成了病毒的生产库[5-6]。因此,淋巴细胞激活糖酵解并增加代谢区域的糖摄取量,其摄取量与糖酵解程度成正比。HIV 感染患者可具有多种器官受累表现,包括淋巴组织激活,HIV 感染进展,以及头颈部、腋窝、腹股沟区、结肠、肠系膜、回盲部、中枢神经系统、脾脏等多器官FDG 的摄取增加[7-8]。

　　在基于 SUV 的免疫功能低下的感染评估中,病毒血症同样扮演了重要的角色。因此,可通过基于体内病毒载量的 SUV 与淋巴组织激活程度成正比的FDG 摄取水平,反映疾病的进展[9]。

## 12.3　HIV 相关的真菌感染

　　免疫功能低下状态会导致多种类型的感染,其中常见的是真菌感染。尤其在白血病和化疗后的患者中,真菌感染常见,这与患者的细胞免疫损伤有关。由于细胞介导的免疫缺陷,使 HIV 相关的恶性肿瘤也较为常见。HIV 相关的恶性肿瘤中卡波西肉瘤、淋巴瘤、皮肤癌等恶性肿瘤常见。在这些恶性肿瘤环境中,由于 T 淋巴细胞的免疫受损会导致额外的感染。胸部真菌感染可表现为实变、真菌性空洞、真菌球,伴或不伴纵隔淋巴结肿大、胸腔积液或胸膜增厚,或上述多种表现并存。颈部真菌感染主要累及淋巴结。中枢神经系统真菌感染的特征性表现多种多样,包括结节性病变,环状强化病变,不均匀强化的肿块,伴有明显占位效应、中线偏移及灶周水肿的团块状双叶病变等。这些病变很难与原发肿瘤鉴别。然而,PET/CT 对放射性摄取增加病灶的探查与诊断具有重要意义。很多原发性脑肿瘤对 FDG 和其他新型示踪剂可进行高摄取,这些新型示踪剂如蛋氨酸、胆碱等已被用于对原发性脑肿瘤的评估,但就真菌感染而言,FDG PET 仍具有重要的作用,其对大部分真菌感染性病变具有高敏感性。在免疫功能低下的情况下,需要对原发性淋巴瘤和变异型卡波西肉瘤进行鉴别评估。免疫功能低下时,腹部和盆腔的病变更易与其他系统的病变一样发生感染。如前所述,FDG PET 双时相显像可用于鉴别评估恶性肿瘤和感染性炎症病变。神经系统表现常见于 CD4 T 细胞计数<200mm³(译者注:CD4 T 细胞计数<200 个 /μl,此期主要临床表现为 HIV 相关症状、体征及各种机会性感染和肿瘤)的严重免疫功能低下患者,各种机会性感染包括原发性中枢神经系统淋巴瘤、弓形虫脑炎、神经性梅毒、巨细胞病毒脑炎、结核病、隐球菌病和进行性多灶性脑白质病[10]。这些病变的评估均依赖于神经系统症状,这给诊断带来很大困难,因为这些症状均不具有特异性,如发热、头痛、神经状态的改变、局灶性

或弥散性神经病灶、癫痫,或这些症状同时存在。有时,FDG 摄取水平明显高
于非肿瘤病变。上述所有神经病变的 $SUV_{max}$ 均是非特异性的,且没有确切的
标准值用于特定病理改变的诊断。因此,只有通过组织病理学检查才能明确诊
断(图 12-1、图 12-2)。

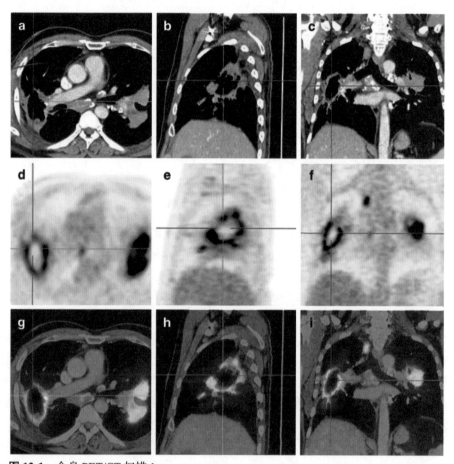

**图 12-1　全身 PET/CT 扫描 1**
肺部 CT 图像(a~c)示右肺下叶不规则厚壁空洞,PET(d~f)和融合(g~i)图像示病灶
FDG 摄取的 SUV 为 4.5。另一个不规则的结节状病变位于左肺门,其 $SUV_{max}$ 为 7.2,
符合真菌感染的表现。

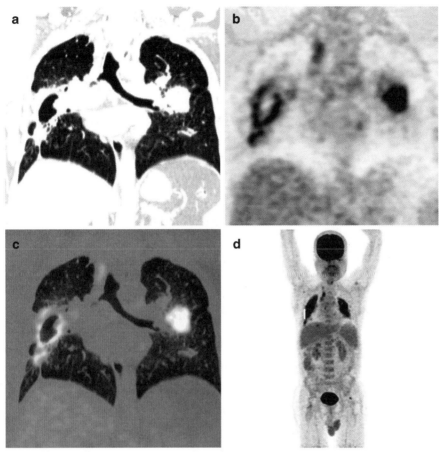

**图 12-2   全身 PET/CT 扫描 2**
胸部 CT 图像(a)示右肺下叶不规则的厚壁空洞,其 FDG 摄取的 SUV 为 4.5(b~d)。另
一个不规则的结节状病灶位于左肺门,$SUV_{max}$ 为 7.2,符合真菌感染的表现。

## 12.4   HIV 与肺结核

HIV 与结核联合感染所致的发病率和死亡率很高。头颈部的 HIV 感染较
胸部和腹部更为常见。FDG 摄取量与病毒载量成正比,与 CD4 细胞计数成反
比。FDG PET/CT 不能准确鉴别恶性肿瘤和肺结核。但其优势之一在于能够评
估是否存在肺外感染。通过一次全身 PET/CT 扫描,能够确定是否并发肺内与
肺外感染,从而为制定治疗计划提供帮助。

## 12.5　HIV 相关的机会性感染

艾滋病相关的机会性感染主要包括细菌、真菌、病毒及寄生虫感染,这些感染会累及多个器官与系统。

卡氏肺囊虫肺炎(pneumocystis carinii pneumonia,PCP)是艾滋病常见的机会性感染之一。这种感染的特征是 CD4 细胞计数低于 50%,其临床表现不具有特异性,而且 PCP 无法经微生物培养发现,所以无法确诊。

## 12.6　念珠菌病

念珠菌病主要累及口咽部与食管。这些部位的感染没有任何典型的影像学表现。PET/CT 检查虽然不具特异性,但在评估方面仍有重要作用。

## 12.7　免疫功能受损状态下的人乳头状瘤病毒感染

人乳头状瘤病毒相关的癌症在 HIV 阳性患者中更为常见,并与肛门癌及女性宫颈癌密切相关。FDG PET/CT 被越来越多地用于这类肿瘤的分期、复发、预后分析及疗效评估,其基础是患者处于免疫功能缺陷的状态。

人乳头状瘤病毒相关的癌症多见于 HIV 阳性患者,在这类患者中,女性患者罹患宫颈癌、男性和女性患者罹患肛门癌的风险均升高。FDG PET/CT 主要用于各种肿瘤的分期、治疗及疗效监测的评估。

## 12.8　HIV 相关的恶性肿瘤

众所周知,HIV 感染损害细胞免疫,导致肿瘤发生,这也与器官移植受体、免疫抑制治疗和细胞介导的免疫缺陷有关。与 HIV 相关的肿瘤包括卡波西肉瘤、淋巴瘤、皮肤癌及肛门生殖器恶性肿瘤[11-14]。与 HIV 相关的病毒有 EB 病毒(Epstein-Barr virus)和单纯疱疹病毒。

## 12.9　淋巴瘤

淋巴瘤是免疫抑制性疾病中常见的病变之一,此类淋巴瘤称为非霍奇金淋巴瘤[15],且具有伯基特淋巴瘤(Burkitt's lymphoma)的特征,即具有中心母细胞特征的弥漫大 B 细胞淋巴瘤的各种特征。伯基特淋巴瘤在 HIV 感染中常见。

FDG PET/CT 是诊断这类淋巴瘤的重要检查方式<sup>[16]</sup>（图 12-3~ 图 12-6）。

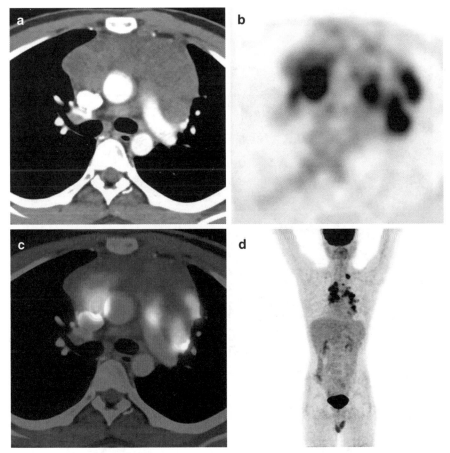

**图 12-3　全身 PET/CT 扫描 3**
CT 图像（a）示前纵隔不均匀强化肿块，PET 图像（b、d）示 FDG 显著高代谢，融合图像
（c）示 SUV_max 为 7.9，提示为纵隔淋巴瘤。

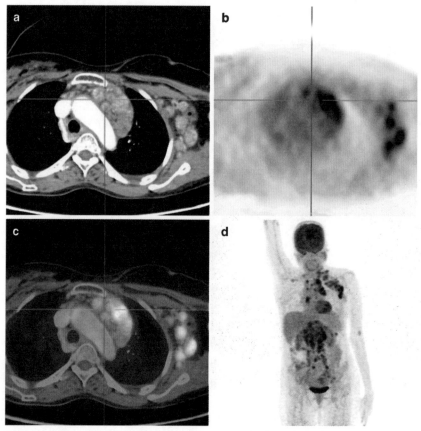

**图 12-4** 全身 PET/CT 扫描 4

CT 图像(a)示前纵隔、左腋窝多发均匀强化的淋巴结,PET(b)和融合(c)图像示 FDG 代谢活跃,全身 PET MIP 图像(d)示前纵隔、左腋窝、腹盆部多发代谢显著增高病灶,$SUV_{max}$ 为 7.7,提示为结核。

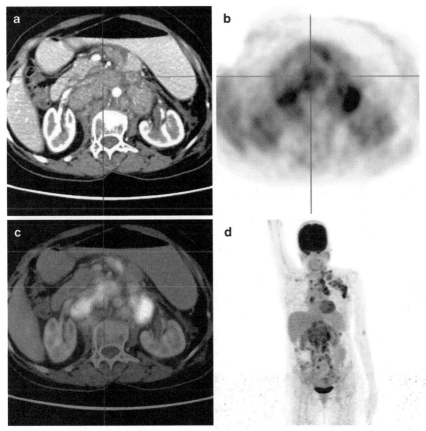

**图 12-5 全身 PET/CT 扫描 5**
CT 图像(a)示腹部多发聚集性淋巴结,强化均匀,PET(b)和融合(c)图像示代谢显
著增高,全身 PET MIP 图像(d)示前纵隔、左腋窝、腹盆部多发代谢显著增高病灶,
SUV$_{max}$ 为 7.7,提示为结核。

## 12.10 HIV 的中枢神经系统感染

由于在许多机会性感染、并发恶性肿瘤及 HIV 感染的情况下,神经系统并
发症在 HIV 阳性患者中更为常见。免疫抑制的程度是评估的重要因素。累及
中枢神经系统的各种感染有弓形虫病、神经梅毒、巨细胞病毒脑炎、结核病、隐球
菌病、进行性多叶脑白质病和原发性中枢神经系统淋巴瘤。PET/CT 在对这些感
染的评估中具有重要作用,但无法区分上述不同类型的中枢神经系统感染性病
变[10,17-19]。

## 12.11　不明原因发热

　　由 HIV 感染引起的免疫抑制状态是各种机会性感染的诱因。而 FDG PET/CT 可用于定位各种感染并评估感染范围。因此,FDG PET/CT 在评估与 HIV 相关的多种因素引起的不明原因发热(FUO)中具有重要作用[20]。

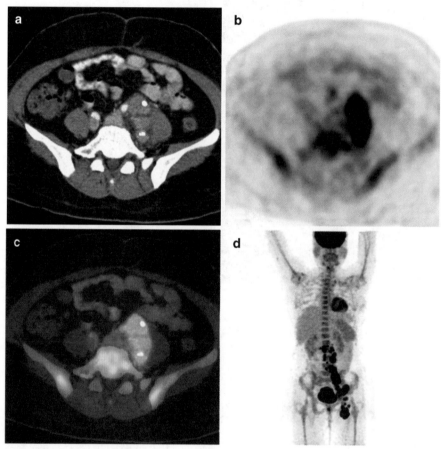

**图 12-6　全身 PET/CT 扫描 6**
CT 图像(a)示盆腔多发聚集性淋巴结,强化均匀,PET(b)和融合(c)图像示代谢显著增高,全身 PET MIP 图像(d)示腹盆部多发代谢显著增高病灶,SUV$_{max}$ 为 7.7,提示为结核。

## 12.12  免疫治疗后的评估

自身免疫疾病的主要治疗方法是高效抗反转录病毒疗法(highly active antiretroviral therapy,HAART)。FDG PET 可用于评估 HAART 的治疗效果,还有助于预测 HAART 治疗后的发病率和死亡率。少数对 HAART 治疗无反应的患者被认为存在免疫重建炎症综合征[21-22]。这种综合征的患者会因如肺结核、单纯疱疹病毒感染、弓形虫病及细菌性肺炎等机会性感染症状的加重表现出临床症状恶化。这些免疫重建炎症综合征的其中一个诊断特征是出现新的淋巴结或现有淋巴结肿大。HAART 的重要副作用之一是脂肪代谢障碍,其特点是外周脂肪流失的中心性肥胖,且发生如高脂血症、高血糖症及胰岛素抵抗等代谢改变。

PET 在评估与食管及口咽部相关的感染及炎症方面同样具有价值,它有助于评估全身性淋巴结肿大及不同形态淋巴组织的激活。评价的基础是病毒载量和低 CD4$^+$ T 细胞计数。由于 FDG 在体内良好的生物分布,FDG 摄取被认为是淋巴组织激活的表现,并能为病情提供有价值的信息。FDG PET 已被证实在诊断分期、疗效监测及探测转移灶导致的并发症方面具有重要的应用价值。HAART 已经为 HIV 阳性患者的治疗带来了巨大的变革,PET 不仅可用于上述病变的评估,而且也可用于评估脂肪代谢障碍等各种副作用。有了这些基础,未来将可能开发出更新的抗反转录病毒疗法。

## 12.13  免疫抑制剂与抗反转录病毒治疗

免疫抑制剂与抗反转录病毒治疗是 HIV 患者治疗的主要方法,其对 HIV 感染所涉及的疾病和人体其他系统具有显著的影响,抗反转录病毒治疗具有多种效应,FDG PET/CT 在治疗效果监测的评估中具有重要价值[23-25]。

免疫抑制剂不仅影响白细胞的代谢,同时也影响炎症组织中 FDG 的摄取。上述可达到的预期效果会影响使用皮质类固醇进行治疗的疾病的诊断。FDG PET 的显示结果会因皮质类固醇治疗的敏感性而非特异性发生改变。使用 FDG PET 对炎症性疾病进行精确诊断的重要标准之一是需要暂停免疫抑制治疗 2 周,此诊断标准来源于欧洲核医学协会推荐指南。

## 12.14  总结

FDG PET/CT 可用于评估 HIV 患者的多种疾病。双时相显像有助于区分恶性病变和各种感染及炎症性病变。

翻译 何 枫 廖栩鹤 崔恩铭 胡 娟
审校 李宏军 杨 斌 谷何一

# 参考文献

1. Niu MT, Jermano JA, Reichelderfer P, Schnittman SM. Summary of the National Institutes of Health workshop on primary human immunodeficiency virus type 1 infection. AIDS Res Hum Retroviruses. 1993;9:913–24.
2. [No authors listed]. UNAIDS 2008 report on the global AIDS epidemic. Joint United Nations Programme on HIV/AIDS. www.unaids.org/en/dataanalysis/epidemiology/2008reportontheglobalaidsepidemic. Published July 29, 2008. Accessed 7 April 2011.
3. Fox CH, Tenner-Racz K, Racz P, Firpo A, Pizzo PA, Fauci AS. Lymphoid germinal centers are reservoirs of human immunodeficiency virus type 1 RNA. J Infect Dis. 1991;164:1051–7.
4. Pantaleo G, Graziosi C, Demarest JF, et al. Role of lymphoid organs in the pathogenesis of human immunodeficiency virus (HIV) infection. Immunol Rev. 1994;140:105–30.
5. Tenner-Racz K, Racz P, Gluckman JC, Popovic M. Cell-free HIV in lymph nodes of patients with AIDS and generalized lymphadenopathy. N Engl J Med. 1988;318:49–50.
6. Pantaleo G, Graziosi C, Butini L, et al. Lymphoid organs function as major reservoirs for human immunodeficiency virus. Proc Natl Acad Sci USA. 1991;88:9838–42.
7. Bakheet SM, Powe J. Benign causes of 18-FDG uptake on whole body imaging. Semin Nucl Med. 1998;28:352–8.
8. Sugawara Y, Braun DK, Kison PV, Russo JE, Zasadny KR, Wahl RL. Rapid detection of human infections with fluorine-18 fluorodeoxyglucose and positron emission tomography: preliminary results. Eur J Nucl Med. 1998;25:1238–43.
9. Brust D, Polis M, Davey R, et al. Fluorodeoxyglucose imaging in healthy subjects with HIV infection: impact of disease stage and therapy on pattern of nodal activation. AIDS. 2006;20:985–93.
10. Manzardo C, Del Mar OM, Sued O, Garcia F, Moreno A, Miro JM. Central nervous system opportunistic infections in developed countries in the highly active antiretroviral therapy era. J Neurovirol. 2005;11(Suppl 3):72–82.
11. Smith EM, Ritchie JM, Summersgill KF, et al. Human papilloma virus in oral exfoliated cells and risk of head and neck cancer. J Natl Cancer Inst. 2004;96:449–55.
12. Sathekge M, Maes A, Al-Nahhas A, Rubello D, Chiti A. What impact can fluorine-18 fluorodeoxyglucose PET/computed tomography have on HIV/AIDS and tuberculosis pandemic? Nucl Med Commun. 2009;30:255–7.
13. Cotter SE, Grigsby PW, Siegel BA, et al. FDG-PET/CT in the evaluation of anal carcinoma. Int J Radiat Oncol Biol Phys. 2006;65:720–5.
14. DeMario MD, Liebowitz DN. Lymphomas in the immune-compromised patient. Semin Oncol. 1998;25:492–502.
15. Goshen E, Davidson T, Avigdor A, Zwas TS, Levy I. PET/CT in the evaluation of lymphoma in patients with HIV-1 with suppressed viral loads. Clin Nucl Med. 2008;33:610–4.
16. Hoffman JM, Waskin HA, Schifter T, et al. FDG-PET in differentiating lymphoma from non-malignant central nervous system lesions in patients with AIDS. J Nucl Med. 1993;34:567–75.
17. Carbone A, Gloghini A. AIDS-related lymphomas: from pathogenesis to pathology. Br J Haematol. 2005;130:662–70.
18. Just PA, Fieschi C, Baillet G, Galicier L, Oksenhendler E, Moretti JL. 18F-fluorodeoxyglucose positron emission tomography/computed tomography in AIDS-related Burkitt lymphoma. AIDS Patient Care STDs. 2008;22:695–700.
19. Villringer K, Jager H, Dichgans M, et al. Differential diagnosis of CNS lesions in AIDS

patients by FDG-PET. J Comput Assist Tomogr. 1995;19:532–6.

20. Heald AE, Hoffman JM, Bartlett JA, Waskin HA. Differentiation of central nervous system lesions in AIDS patients using positron emission tomography (PET). Int J STD AIDS. 1996;7:337–46.

21. Kwan A, Seltzer M, Czernin J, Chou MJ, Kao CH. Characterization of hilar lymphnode by $^{18}$F-fluoro-2-deoxyglucose positron emission tomography in healthy subjects. Anticancer Res. 2001;21:701–6.

22. Castaigne C, Tondeur M, de Wit S, Hildebrand M, Clumeck N, Dusart M. Clinical value of FDG-PET/CT for the diagnosis of human immunodeficiency virus-associated fever of unknown origin: a retrospective study. Nucl Med Commun. 2009;30:41–7.

23. Nasti G, Talamini R, Antinori A, et al. AIDS-related Kaposi's sarcoma: evaluation of potential new prognostic factors and assessment of the AIDS clinical trial group staging system in the HAART era—the Italian Cooperative Group on AIDS and tumors and the Italian cohort of patients naive from antiretrovirals. J Clin Oncol. 2003;21:2876–82.

24. Rubio A, Martinez-Moya M, Leal M, et al. Changes in thymus volume in adult HIV-infected patients under HAART: correlation with the T-cell repopulation. Clin Exp Immunol. 2002;130:121–6.

25. Bower M, Palmieri C, Dhillon T. AIDS-related malignancies: changing epidemiology and the impact of highly active antiretroviral therapy. Curr Opin Infect Dis. 2006;19:14–9.

# PET/CT 在风湿性多肌痛中的应用 **13**

**要点**

风湿性多肌痛（polymyalgia rheumatica）是一种重要的炎症性疾病，常见于患有炎症性病变的老年人。这与巨细胞动脉炎和类风湿关节炎等血管炎有关。风湿性多肌痛的诊断依据为临床表现和炎症改变。

FDG PET 是诊断多发性肌痛的重要手段，可能还有其他各种相关的特征。

## 13.1　简介

风湿性多肌痛是一种好发于 50 岁以上人群的炎症性疾病，常见症状有颈痛、肩痛、髋关节痛、晨僵，其症状多与炎症指标增高相关[1-2]。风湿性多肌痛可与巨细胞性动脉炎（giant cell arteritis，GCA）或类风湿关节炎并存，也可以单独存在[3]。糖皮质激素是首选药物，效果良好。然而，风湿性多肌痛对糖皮质激素的反应是非特异性的。临床可通过关节疼痛和僵硬超过 30 分钟及休息后加重作出诊断。类风湿因子阴性或任何其他关节受累也是另一个诊断标准。这种情况多见于肩关节、颈部和髋关节。其疼痛通常是突发的，最初为单侧，随后发展成为双侧。全身症状为疲劳、乏力、厌食、抑郁、体重减轻，常见的是低热。周围关节较少受累，受累的形式为对称性关节炎，通常累及膝关节、腕关节和手部小关节。常见的鉴别诊断是非侵蚀性掌指关节和近端趾间关节炎，这需要进一步早期评估。由腱鞘炎引起的手、足肿胀和水肿是最早出现的症状。其他还应该包括颞动脉评估、周围脉搏检查和血管杂音的听诊。如果出现血管异常，则应进一步评估 GCA。不论有无风湿性多肌痛的症状和体征，风湿性多肌痛患者的脉管炎均可经血管成像显示。

## 13.2　风湿性多肌痛评估标准

C 反应蛋白（CRP）水平或红细胞沉降率（ESR）的增加和髋部出现疼痛可提示风湿性多肌痛。这些指标的敏感性和特异性分别为 68% 和 78%。FDG PET 可精确诊断风湿性多肌痛。FDG 多浓聚在肩部、臀部、腰椎或颈椎的棘突周围。Yamashita 等[4]对 14 例未经治疗的活动性风湿性多肌痛患者和 17 例类风湿关节炎和其他风湿性疾病的对照组患者进行了 FDG PET/CT 检查，发现两组患者的胸锁关节、坐骨结节、股骨大转子和棘突的受累情况相似。糖皮质激素是一种重要的治疗方法，FDG PET 可在糖皮质激素治疗前后的评估中发挥重要作用。

骨骼总评分可根据临床怀疑的风湿性多肌痛和 12 个不同的关节区域、肩部、髋部、胸锁关节、坐骨结节、股骨大转子、颈椎和腰椎棘突的可视化评分来计算。根据这一标准，风湿性多肌痛的诊断要综合考虑临床数据、生化数据、敏感性、特异性、阳性预测值、阴性预测值及骨骼可视化评分等。

## 13.3　FDG PET/CT 在风湿性多肌痛中的作用

PET 是评估风湿性多肌痛的重要影像学手段。FDG 摄取常见于风湿性多肌痛患者的肩部、臀部、颈椎和腰椎棘突处。血管炎症在这种情况下也很常见，有助于对风湿性多肌痛的评估。

FDG PET 在糖皮质激素治疗前后的评估中起着重要的作用。通常在治疗后 3 个月和 6 个月进行，以评估治疗的反应。此时，患者可无症状，大多数病例的实验室检查结果可能正常[5-6]（图 13-1）。

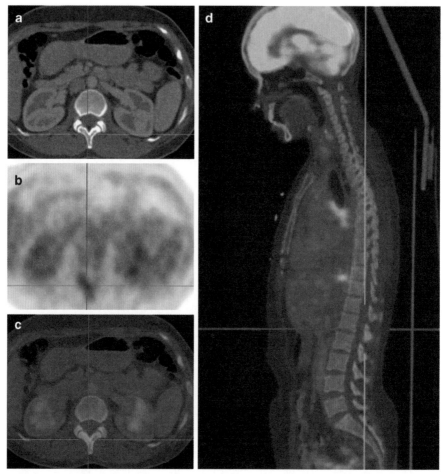

**图 13-1**   全身 PET/CT 扫描 1
正常 CT(a)、融合(c、d)和 PET(b)图像示 $L_1$ 棘突轻度摄取,符合多肌痛的特征。

## 13.4   FDG PET/CT 在风湿性多肌痛大细胞血管炎评估中的作用

　　21% 的风湿性多肌痛患者常伴有大细胞血管炎[7-9]。风湿性多肌痛的复发也较为常见。FDG PET 通常与症状或急性期蛋白水平升高和其他临床症状表现相关。大、中型血管炎也很常见,表现为颈外动脉分支的炎症改变,包括颞动脉、枕动脉、眼动脉、椎动脉、远端锁骨下动脉和腋动脉。提示血管炎的症状有新发头痛、下颌跛行、头皮压痛、视觉障碍、颈动脉痛和肢体跛行,这些症状在风湿性多肌痛中很常见,需要进行诊断试验来评估相关的 GCA。

## 13.5 FDG PET/CT 在风湿性多肌痛、类风湿关节炎鉴别诊断中的作用

FDG PET 在风湿性多肌痛和类风湿关节炎的鉴别诊断中具有重要作用。评估的基础是风湿性多肌痛病变部位的 FDG 代谢活性高于类风湿关节炎[10-18]。与类风湿关节炎的其他鉴别点是,在肌肉和其他部位如颈椎、腰椎、坐骨结节、股骨大转子和肩关节的 FDG 摄取增加。Wakura 等[19]根据上述评估标准比较了 FDG 异常摄取,认为 FDG PET/CT 有利于鉴别风湿性多肌痛和早期类风湿关节炎。

许多情况下,类风湿关节炎与风湿性多肌痛相似,因此在对近端炎症性肌肉疼痛和僵硬患者诊断时应进行评估和鉴别。临床病史和体格检查对鉴别风湿性多肌痛与其他疾病也很重要。这些能被区分的疾病包括炎症和非炎症性骨骼肌肉疾病、感染性疾病、内分泌疾病、恶性肿瘤及其他疾病,如维生素 D 缺乏症、抑郁症和药物性肌病。其他鉴别诊断包括脊柱关节炎、血管炎、结缔组织疾病、炎症性关节炎、结晶性肌炎、退行性关节疾病、肌纤维瘤、甲状腺疾病、感染和许多其他疾病(图 13-2~ 图 13-4)。

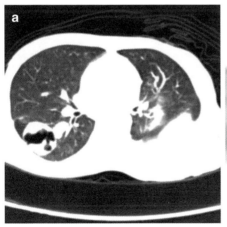
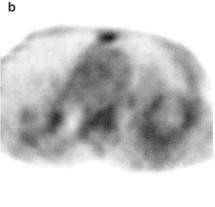

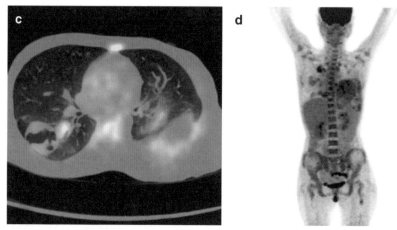

**图 13-2** 全身 PET/CT 扫描 2

胸部 CT 图像（a）示右肺下叶结节伴空洞，PET（b、d）和融合（c）图像示代谢明显活跃，$SUV_{max}$ 为 6.5，提示结缔组织病变。

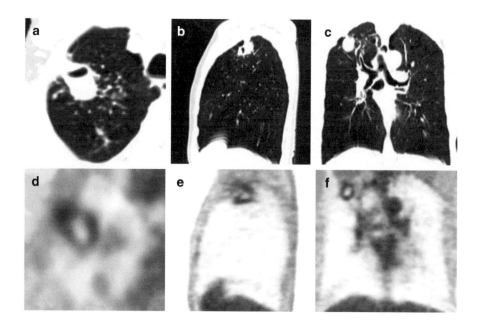

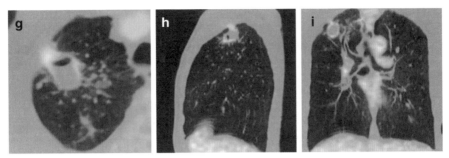

**图 13-3** 全身 PET/CT 扫描 3

胸部 CT 图像（a~c）示右肺上叶结节伴空洞，PET（d~f）和融合（g~i）图像示代谢明显活跃，$SUV_{max}$ 为 6.5，提示结缔组织病变。

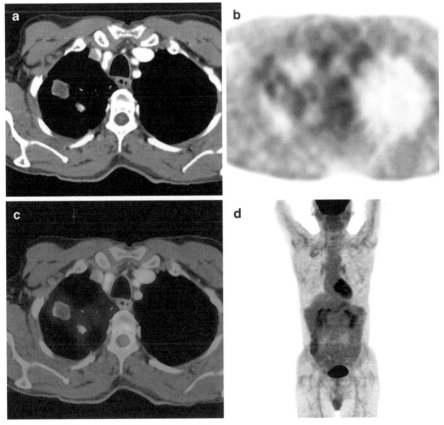

**图 13-4** 全身 PET/CT 扫描评估肺部病灶

胸部 CT 图像（a）示右上叶结节，融合（c）和 PET（b、d）图像示该病灶代谢轻度活跃，提示有胶原蛋白疾病。

## 13.6　风湿性多肌痛及相关的心血管疾病

炎症和自身免疫异常增加了心血管疾病的风险。各种因素可以用来评估这些危险因子。各种心血管风险因素、慢性炎症和自身免疫系统失调在诱导和促进动脉粥样硬化血管损伤方面具有重要意义。有研究证实内皮微颗粒释放与内皮细胞生成不平衡。在普通人群中,内皮损伤、心血管风险和代谢风险因素的各种标志物起着重要作用。其基本和主要机制是由于疾病系统性炎症负担及风湿性多肌痛相关的炎症性动脉炎引起内皮功能障碍和损伤,从而导致风湿性多肌痛患者潜在血管损伤。长期糖皮质激素治疗也应被认为是风湿性多肌痛患者心血管损害的重要因素。大剂量的糖皮质激素治疗可能会对血脂、糖耐量、体重增加和高血压等产生影响并增加风险,从而导致有害的心血管效应[20-23]。

血管壁炎症细胞浸润、血栓形成和平滑肌细胞增殖过程中的重要调节因子对血管炎的形成很重要。内皮细胞对血管壁炎症细胞浸润、血栓形成、平滑肌细胞增殖的调节作用尤为关键。内皮细胞层的修复能力是指内皮细胞能够在血管损伤部位进行血管再生。

动脉粥样硬化的系统性风险增加,与系统性炎症、自身免疫炎症和慢性炎症相关,这些情况都可出现炎症生物标志物的升高。炎症性动脉炎也与心脏受累有关,各种心脏病变的易感因素也可与炎症性动脉炎相关。PET/CT 是评估各种心脏和血管病变的重要手段(图 13-5)。

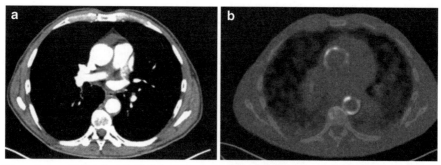

图 13-5　CT 图像(a)示胸部升主动脉、降主动脉管壁弥漫增厚,PET 图像(b)示增厚管壁摄取弥漫增加,SUV$_{max}$ 4.0,提示风湿性多肌痛相关血管炎。

## 13.7　结论

FDG PET/CT 在风湿性多肌痛的诊断、鉴别诊断、治疗监测和评估中具有重要的作用。

翻译　侯莎莎　崔恩铭　廖栩鹤　杨　斌
审校　李宏军　胡　娟　谷何一

## 参考文献

1. Calabrese C, Cappelli LC, Kostine M, et al. Polymyalgia rheumatica-like syndrome from checkpoint inhibitor therapy: case series and systematic review of the literature. RMD Open. 2019;5:e000906.
2. Kostine M, Rouxel L, Barnetche T, et al. Rheumatic disorders associated with immune checkpoint inhibitors in patients with cancer-clinical aspects and relationship with tumour response: a single-centre prospective cohort study. Ann Rheum Dis. 2018;77:393–8.
3. Kermani T, Warrington K. Polymyalgia rheumatica. Lancet. 2013;381:63–72.
4. Yamashita H, Kubota K, Takahashi Y, Minamimoto R, Morooka M, Kaneko H, Kano T, Mimori A. Similarities and differences in fluorodeoxyglucose positron emission tomography/computed tomography findings in spondyloarthropathy, polymyalgia rheumatica and rheumatoid arthritis. Joint Bone Spine. 2013;80:171–7. https://doi.org/10.1016/j.jbspin.2012.04.006.
5. Jaruskova M, Belohlavek O. Role of FDG-PET and PET/CT in the diagnosis of prolonged febrile states. Eur J Nucl Med Mol Imaging. 2006;33:913–8. https://doi.org/10.1007/s00259-006-0064-z.
6. Kubota K, Nakamoto Y, Tamaki N, Kanegae K, Fukuda H, Kaneda T, et al. FDGPET for the diagnosis of fever of unknown origin: a Japanese multi-center study. Ann Nucl Med. 2011;25:355–64. https://doi.org/10.1007/s12149-011-0470-6.
7. Lensen KDF, Comans EFI, Voskuyl AE, Van der Laken CJ, Brouwer E, Zwijnenburg AT, et al. Large-vessel vasculitis: interobserver agreement and diagnostic accuracy of 18 F-FDG-PET/CT. Biomed Res Int. 2015; https://doi.org/10.1155/2015/914692.
8. Fuchs M, Briel M, Daikeler T, Walker UA, Rasch H, Berg S, et al. The impact of 18F-FDG PET on the management of patients with suspected large vessel vasculitis. Eur J Nucl Med Mol Imaging. 2012;39:344–53. https://doi.org/10.1007/s00259-011-1967-x.
9. Taniguchi Y, Nakayama S, Terada Y. Clinical implication of FDG-PET/CT in monitoring disease activity in large-vessel giant cell arteritis linked with secondary polymyalgia rheumatica. Case Rep Internal Med. 2014;1:6–9. https://doi.org/10.5430/crim.v1n1p6.
10. Ruta S, Rosa J, Navarta DA, Saucedo C, Catoggio LJ, Monaco RG, et al. Ultrasound assessment of new onset bilateral painful shoulder in patients with polymyalgia rheumatica and rheumatoid arthritis. Clin Rheumatol. 2012;31:1383–7. https://doi.org/10.1007/s10067-012-2016-2.
11. Henckaerts L, Gheysens O, Blockmans D. Use of 18F-fluorodeoxyglucose positron emission tomography in the diagnosis of polymyalgia rheumatic – a prospective study of 99 patients. Rheumatology. 2017;57(11):1908–16.
12. Clifford A, Cimmino M. In search of a diagnostic test for polymyalgia rheumatica: is positron emission tomography the answer? Rheumatology. 2018;57:1881–2.
13. Jones JG, Hazleman BL. Prognosis and management of polymyalgia rheumatica. Ann Rheum Dis. 1981;40:1–5. https://doi.org/10.1136/ard.40.1.1.
14. Blockmans D, De Ceuninck L, Vanderschueren S, Knockaert D, Mortelmans L, Bobbaers H. Repetitive 18-fluorodeoxyglucose positron emission tomography in isolated polymyalgia rheumatica: a prospective study in 35 patients. Rheumatology. 2007;46:672–7. https://doi.org/10.1093/rheumatology/kel376.
15. Rehak Z, Vasina J, Nemec P, Fojtik Z, Koukalova R, Bortlicek Z, et al. Various forms of 18F-FDG PET and PET/CT findings in patients with polymyalgia rheumatica. Biomed Pap

Med Fac Univ Palacky Olomouc Czech Repub. 2015;159:629–36. https://doi.org/10.5507/bp.2015.026.

16. Toriihara A, Seto Y, Yoshida K, Umehara I, Nakagawa T, Tassei MD, et al. F-18 FDG PET/CT of polymyalgia rheumatica. Clin Nucl Med. 2009;34:305–6. https://doi.org/10.1097/RLU.0b013e31819e51fd.

17. Kotani T, Komori T, Kanzaki Y, Takeuchi T, Wakura D, Iimori A, et al. FDGPET/CT of polymyalgia rheumatica. Mod Rheumatol. 2011;21:334–6. https://doi.org/10.1007/s10165-010-0382-7.

18. Park JS, Pyo JY, Park HJ, Lee HS, Kang Y, Kang MI, et al. Typical 18-FDG-PET/CT findings of polymyalgia rheumatica: a case report. J Rheumatic Dis. 2013;20:113–7. https://doi.org/10.4078/jrd.2013.20.2.113.

19. Wakura D, Kotani T, Takeuchi T, Komori T, Yoshida S, Makino S, et al. Differentiation between polymyalgia Rheumatica (PMR) and elderly-onset rheumatoid arthritis using 18F-fluorodeoxyglucose positron emission tomography/computed tomography: is enthesitis a new pathological lesion in PMR? PLoS One. 2016;11:e0158509. https://doi.org/10.1371/journal.pone.0158509.

20. Bartoloni E, et al. Inflammatory and autoimmune mechanisms in the induction of atherosclerotic damage in systemic rheumatic diseases: two faces of the same coin. Arthritis Care Res. 2011;63:178–83.

21. Olsson A, Elling H, Elling P. Frequency of a normal erythrocyte sedimentation rate in patients with active, untreated arteritis temporalis and polymyalgia rheumatica: comment on the article by Helfgott and Kieval. Arthritis Rheum. 1997;40:191–3.

22. Burger D, et al. Cellular biomarkers of endothelial health: micro-particles, endothelial progenitor cells, and circulating endothelial cells. J Am Soc Hypertens. 2012;6:85–99.

23. Amabile N, et al. Association of circulating endothelial micro-particles with cardiometabolic risk factors in the Framingham Heart Study. Eur Heart J. 2014;35:2972–9.

# PET/CT 在儿童感染和炎症中的应用　14

**要点**

不明原因发热(FUO)及与之相关的炎症症状对儿科疾病的诊断具有挑战性。儿科患者常缺乏相关的实验室结果、人口统计学参数和临床数据。临床常用的诊断方法包括临床检查、实验室检查、放射学检查和其他侵入性检查,如组织活检、骨髓穿刺等,但这些诊断方法常缺乏特异性。许多常规检查方法,如传统 X 线检查、超声检查、CT、MRI 和核素检查,常用于筛查 FUO 的病因。FDG PET/CT 是评估感染性与炎症性疾病较新的影像学检查方法。儿科的 PET/CT 检查必须遵循辐射防护最优化(ALARA)的原则。

## 14.1　概述

FUO 是重要的临床问题之一,其病因复杂,包括恶性肿瘤、感染性疾病、自身免疫性疾病和非感染性炎症性疾病等。FUO 的定义是在不同情况下体温高于 38.3℃,持续 3 周以上,住院至少 1 周后仍找不到病因的发热[1]。FUO 的诊断广泛而且烦琐,包括体格检查、实验室检查、影像学检查及活检和骨髓穿刺等。文献报道,引起 FUO 的原因有 200 多种。在发展中国家,结核病(TB)是导致 FUO 常见的原因。在儿科患者中,结核在 FUO 的病因中占比超过 56.7%,多表现为局部感染。类风湿关节炎也是重要的原因之一。对 FUO 的评估有时会对儿童造成创伤,并可能延长诊断时间,对儿童的生长和发育产生影响。在这样的背景下,用一种检查方法对儿童的 FUO 进行早期诊断是非常重要的。目前,FDG PET/CT 已经成为 FUO 诊断的金标准[2-6]。

FDG PET/CT 已经在非恶性儿科疾病诊断中发挥了重要作用[7-8]。由于感染性疾病是非恶性病变的常见原因,而 PET/CT 全身扫描可带来辐射,所以 PET/CT 需要谨慎使用。

随着 FDG PET/CT 在肿瘤性病变中的应用,发现了很多并存的非恶性病变。

这些病变中,少数是并发的,少数是治疗后产生的并发症。[18]F-FDG 是 PET 常用的放射性示踪剂,可显示与疾病活动程度成正比的代谢活性。FDG 可在肿瘤细胞及增殖的炎症细胞(如粒细胞、单核细胞和淋巴细胞)中积累。因此,这种影像学方法使得对急性和慢性炎症性疾病的评估更为容易。FDG PET 显示的功能代谢活性与炎症活动性成正比[3,9],这与 FDG PET/CT 评价疾病活动性的基本原理相同。

## 14.2　感染和炎症的病理生理学

FDG PET 在儿科的主要适应证是肿瘤性疾病。除此之外,它也被广泛用于感染性和炎症性病变的诊断。败血症由局部趋化因子、白介素(interleukin,IL)和前列腺素的释放引起,这些都是众所周知的促炎症介质[10-11]。

Abudised 等[12]证实了在动物模型中,FDG 在巨噬细胞和肉芽组织中高度聚集。因此,在人体炎症细胞,如粒细胞、白细胞和巨噬细胞中,可以看到 FDG 摄取增加。在这种情况下,FDG 的摄取在整个肺部包括肺间质都很活跃。需要牢记的是 FDG PET/CT 正常生理性摄取部位,如脾脏、骨髓和肠道[13]。

## 14.3　不明原因发热病因学诊断

许多影像学方法可用于诊断 FUO。常用的有 [68]Ga- 枸橼酸盐扫描[14]、标记白细胞扫描([99m]Tc、[111]In)、标记免疫球蛋白扫描([99m]Tc、[111]In)、FDG PET/CT 和 WBC PET/CT 扫描[15-16]。标记免疫球蛋白扫描可用于诊断感染和炎症。针对表面抗原或粒细胞的放射性标记单克隆抗体的优点是简单易行。

## 14.4　神经系统感染

神经系统感染也是 PET/CT 诊断的重要适应证,对其诊断主要依赖于 FDG 的摄取和 SUV。FDG 摄取量与特定组织中的糖酵解量成正比。脑膜炎和脑炎是神经系统感染比较常见的原因。脑膜炎和脑炎的病因多种多样,包括细菌、病毒、真菌、寄生虫和各种非恶性病因,必须与恶性肿瘤的 FDG 摄取相鉴别[17](图 14-1)。

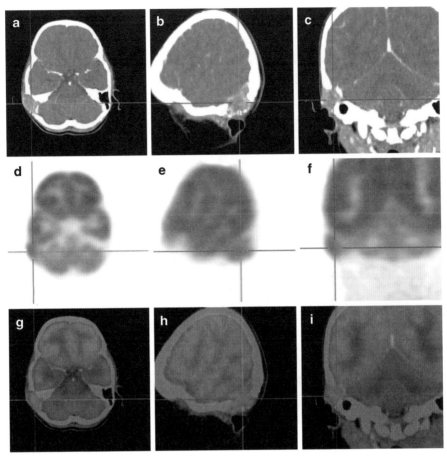

**图 14-1** 脑部 PET/CT 扫描

CT 图像（a~c）示右侧乳突斑片状强化的软组织密度，伴有骨质侵蚀，PET（d~f）和融合（g~i）图像示轻度 FDG 摄取，$SUV_{max}$ 为 1.5，提示右侧乳突炎。

## 14.5 头颈部的 FDG 摄取情况

小儿头颈部感染的常见原因是感染性病变，包括由扁桃体和淋巴组织组成的 Waldeyers 环感染。鼻咽部感染也是需要评估的一个重要病因。其他疾病包括腮腺炎、涎腺炎、鼻窦炎和甲状腺炎。FDG PET/CT 的作用是根据不同组织的 FDG 摄取量来初步评估病因[18-19]（图 14-2、图 14-3）。

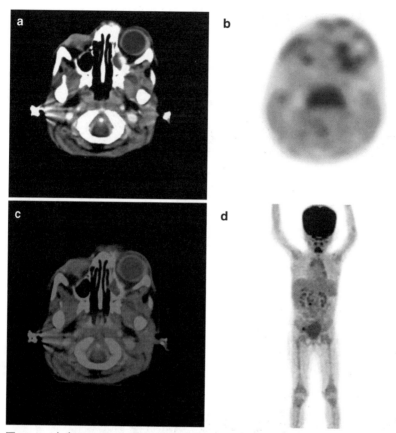

**图 14-2　全身 PET/CT 扫描 1**
CT 图像（a）示鼻咽部局灶性软组织突起，PET（b、d）和融合（c）图像示 FDG 轻度摄取，$SUV_{max}$ 为 2.8，提示感染性炎症。

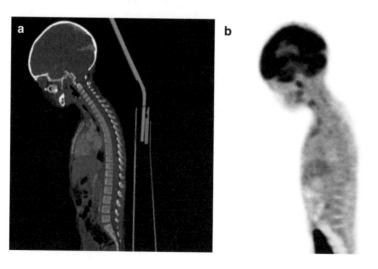

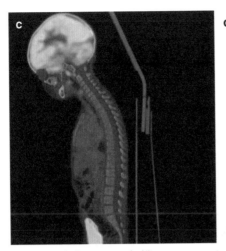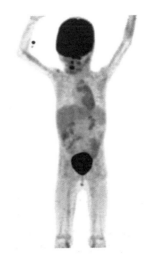

**图 14-3 全身 PET/CT 扫描 2**

CT 图像(a)示鼻咽部局灶性软组织突起,PET(b、d)和融合(c)图像示 FDG 轻度摄取,SUV_max 为 2.8,提示感染性炎症。

## 14.6 胸部

肺部感染是目前导致 FUO 的重要原因之一。结核、细菌和病毒均为肺部感染的重要原因,而肺部感染也需要与恶性肿瘤进行鉴别。纵隔疾病如纵隔炎、胸膜和胸壁的炎症性病变也是需要鉴别的重要病因。FDG 摄取量与疾病受累程度成正比[20]。双时相延迟显像中,$SUV_{max}$ 在评估或鉴别恶性和感染性病变中有重要作用[21]。病变越活跃,$SUV_{max}$ 越高(图 14-4、图 14-5)。

### 14.6.1 囊性纤维化

囊性纤维化基本病理生理学机制是炎症细胞分泌促炎症介质,进而释放出特定的蛋白酶。囊性纤维化的 FDG 摄取是基于相关的炎症,在肺尖部更为明显。PET 还有助于监测气道炎症、诊断抗炎疗效及评估对治疗的反应。理想情况下,PET 不是诊断囊性纤维化的一线检查方法。但随着近年来的发展,PET 在这些病变的评估中发挥着越来越重要的作用[22]。

### 14.6.2 急性呼吸窘迫综合征

急性呼吸窘迫综合征(acute respiratory distress syndrome,ARDS)是一类重要的临床疾病,与急性肺损伤和多种炎症过程、机制有关。危重患者的发病率和死亡率都很高。FDG PET 有可能提供中性粒细胞转运和动力学的定量信息[23]。

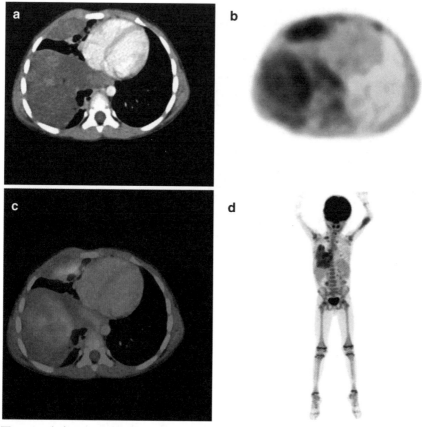

**图 14-4** 全身 PET/CT 扫描 3

CT 图像（a）示右侧中度胸腔积液伴肺不张、胸膜结节样增厚,弥漫性摄取增加（b~d）,SUV$_{max}$ 为 4.2。双侧肩部、肘部、髋部、膝部和踝部的骨骺均可见摄取。

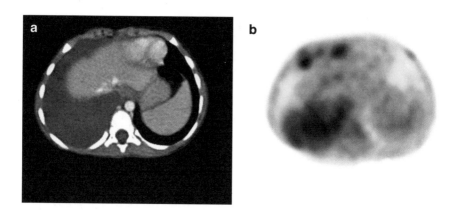

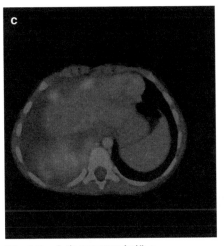
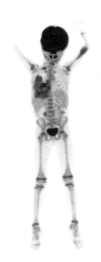

**图 14-5** 全身 PET/CT 扫描 4

CT 图像（a）示右侧中度胸腔积液伴肺不张、胸膜结节样增厚,弥漫性摄取增加（b~d),
$SUV_{max}$ 为 4.2。双侧肩部、肘部、髋部、膝部和踝部的骨骺均可见摄取。

肺急性损伤的变化与正常肺不同,PET/CT 用于评估早期炎症改变,其中一个假
设是 FDG 的分布随着中性粒细胞的浸润而增加,磷酸化率随着炎症细胞因子如
白介素（IL）-1β、IL-8 和 IL-10 的表达而增加。因此,ARDS 的发生机制是基于
内毒素血症和肺泡表面活性物质的耗竭。Rodrigues 等[24]研究了肺挫伤患者,
提示在钝性胸部外伤合并肺挫伤后 1~3 天,FDG 弥漫性摄取增加。

总之,PET/CT 在 ARDS 中可定量肺功能和抗炎治疗后的反应,与现有的仅
检测抗炎形态变化的常规成像模式互补。

### 14.6.3 肺朗格汉斯细胞组织细胞增生症

朗格汉斯细胞组织细胞增生症（LCH）是一种罕见的疾病,其病理生理学机
制与 T 细胞、巨噬细胞和 / 或细胞因子介导的过程异常有关。PET/CT 的作用是
探查 LCH 相关的炎症反应、临床评估和疗效监测[25-26]。

## 14.7 腹部

FDG PET/CT 对评估各种脏器病变也很重要。儿科的各种感染性和炎症性
疾病局限于肝脏、脾脏、肾脏、膀胱、尿道、腹膜、肠道和肠系膜等主要内脏器官。
肝炎、阑尾炎、胆囊炎、胰腺炎、肾盂肾炎、肾小球肾炎、膀胱炎和炎症性肠病是一
类重要的疾病。这些疾病都可以通过 FDG PET/CT 的示踪剂分布锁定相应的区
域进行诊断[27-30]。但是需要与不同年龄段儿科常见的恶性肿瘤鉴别（图 14-6）。

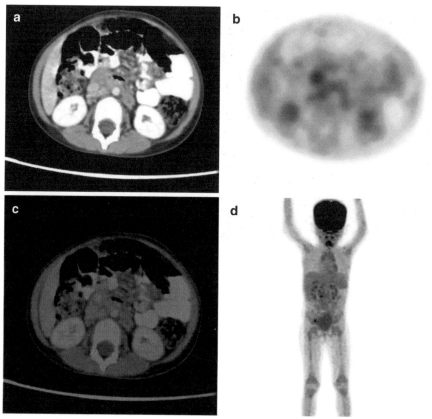

**图 14-6**　全身 PET MIP（d）、CT（a）、PET（b）和融合（c）图像示腹膜后多发肿大、放射性摄取增加淋巴结

## 14.8　免疫功能低下儿童的发热

　　FDG PET/CT 在评估免疫功能低下儿童的发热中发挥了重要作用[6,31]。发热是指体温 ≥ 38℃；持续发热是指发热时间 ≥ 72 小时；反复发热是指无发热 48 小时后出现新的发热并伴有中性粒细胞减少。菌血症定义为从两个不同的培养皿取样，并在两次或两次以上血培养中培养出病原体。FDG PET/CT 有可能在各种治疗方案中起到补充作用，如抗菌、抗真菌和其他治疗方案（图 14-7~图 14-9）。

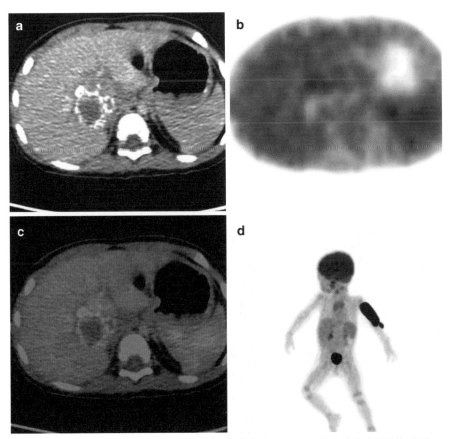

**图 14-7** CT 图像(a)示肝脏 I 段和 V 段钙化性病变,PET(b、d)和融合(c)图像示无 FDG 摄取,提示愈合的慢性机化性肝脓肿。

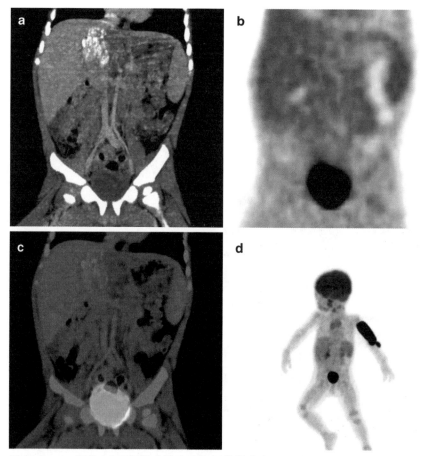

**图 14-8**  CT 图像（a）示肝脏 I 段和 V 段钙化性病变，PET（b、d）和融合（c）图像示无 FDG 摄取，提示愈合的慢性机化性肝脓肿。

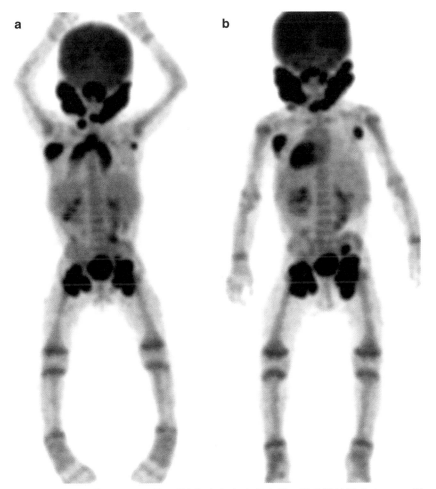

**图 14-9** PET 图像(a、b)示颈部、纵隔、腋窝和腹股沟淋巴结弥漫性肿大和 FDG 摄取增加,提示为淋巴组织增生性疾病,图 a 和图 b 分别为治疗前、治疗后。

## 14.9 PET/CT 的局限性

FDG PET/CT 的缺陷之一是存在辐射。应用 FDG PET/CT 评估儿科疾病时,必须严格遵循 ALARA 原则[32-33]。这对于评估不同年龄组和不同器官因辐射而发生的各种危险是很重要的。在应用 PET/CT 进行病变分期和治疗后再分期前,需考虑辐射后再进行细致规划。PET/MRI 可以降低 CT 带来的辐射。

翻译　徐　海　侯小艳　廖栩鹤　杨　斌

审校　李宏军　胡　娟　谷何一

# 参考文献

1. El-Radhi AS, Carroll J, Klein N. Clinical manual of fever in children. 1st ed. Berlin, Heidelberg: Springer; 2009.
2. Depas G, Decortis T, Francotte N, Bricteux G, Hustinx R. F-18 FDG PET in infectious diseases in children. Clin Nucl Med. 2011;8:593–8.
3. Servaes S. Imaging infection and inflammation in children with (18)F-FDG PET and (18)F-FDG PET/CT. J Nucl Med Technol. 2011;39(3):179–82.
4. del Rosal T, Goycochea WA, Mendez-Echevarria A, et al. [18]F-FDG PET/CT in the diagnosis of occult bacterial infections in children. Eur J Pediatr. 2013;172(8):1111–5.
5. Depas G, Decortis T, Francotte N, et al. F-18 FDG PET in infectious diseases in children. Clin Nucl Med. 2007;32(8):593–8.
6. Blokhuis GJ, Bleeker-Rovers CP, Diender MG, Oyen WJ, Draaisma JM, de Geus-Oei LF. Diagnostic value of FDG-PET/(CT) in children with fever of unknown origin and unexplained fever during immune suppression. Eur J Nucl Med Mol Imaging. 2014;41:1916–23.
7. Grant FD. Normal variations and benign findings in pediatric 18F-FDG-PET/CT. PET Clin. 2014;9(2):195–208.
8. Shammas A, Lim R, Charron M. Pediatric FDG PET/CT: physiologic uptake, normal variants, and benign conditions. Radiographics. 2009;29(5):1467–86.
9. Parisi MT, Otjen JP, Stanescu AL, et al. Radionuclide imaging of infection and inflammation in children: a review. Semin Nucl Med. 2018;48(2):148–65.
10. Chow A, Robinson JL. Fever of unknown origin in children: a systematic review. World J Pediatr. 2011;7(1):5–10.
11. Arora R, Mahajan P. Evaluation of child with fever without source: review of literature and update. Pediatr Clin N Am. 2013;60:1049–62. https://doi.org/10.1016/j.pcl.2013.06.009.
12. Abouzied MM, Crawford ES, Nabi HA. 18F-FDG imaging: pitfalls and artifacts. J Nucl Med Technol. 2005;33(3):145–55.
13. Burrell SC, Van den Abbeele AD. 2-Deoxy-2-[F-18] fluoro-D-glucose positron emission tomography of the head and neck: an atlas of normal uptake and variants. Mol Imaging Biol. 2005;7(3):244–56.
14. Vorster M, Maes A, de WCV, et al. Gallium-68PET: a powerful generator-based alternative to infection and inflammation imaging. Semin Nucl Med. 2016;46(5):436–47.
15. Kwon HW, Lee H-Y, Hwang Y-H, et al. Diagnostic performance of 18F-FDG-labeled white blood cell PET/CT for cyst infection in patients with autosomal dominant polycystic kidney disease: a prospective study. Nucl Med Commun. 2016 May;37(5):493–8.
16. Zhao Q, Dong A, Bai Y, et al. FDG PET/CT in immunoglobulin G4-related spinal hypertrophic pachymeningitis. Clin Nucl Med. 2017;42(12):958–61.
17. Gambhir S, Kumar M, Ravina M, et al. Role of [18]F-FDG PET in demonstrating disease burden in patients with tuberculous meningitis. J Neurol Sci. 2016 Nov 15;370:196–200.
18. Blodgett TM, Fukui MB, Snyderman CH, et al. Combined PET-CT in the head and neck: part 1. Physiologic, altered physiologic, and artifactual FDG uptake. Radiographics. 2005;25:897–912. https://doi.org/10.1148/rg.254035156.
19. Zhuang H, Yu JQ, Alavi A. Applications of fluorodeoxyglucose-PET imaging in the detection of infection and inflammation and other benign disorders. Radiol Clin N Am. 2005;43:121–34. https://doi.org/10.1016/j.rcl.2004.07.005.
20. Umeda Y, Demura Y, Ishizaki T, Ameshima S, Miyamori I, Saito Y, Tsuchida T, Fujibayashi Y, Okazawa H. Dual-time-point 18F-FDG PET imaging for diagnosis of disease type and disease activity in patients with idiopathic interstitial pneumonia. Eur J Nucl Med Mol Imaging. 2009;36:1121–30.
21. Chen YM, Huang G, Sun XG, et al. Optimizing delayed scan time for FDG PET: comparison of the early and late delayed scan. Nucl Med Commun. 2008;29:425–30.
22. Amin R, Charron M, Grinblat L, et al. Cystic fibrosis: detecting changes in airway inflammation with FDG PET/CT. Radiology. 2012 Sep;264(3):868–75.

23. de Prost N, Tucci MR, Melo MFV, et al. Assessment of lung inflammation with [18]F-FDG PET during acute lung injury. AJR Am J Roentgenol. 2010 Aug;195(2):292–300.
24. Rodrigues RS, Miller PR, Bozza FA, Marchiori E, et al. FDG-PET in patients at risk for acute respiratory distress syndrome: a preliminary report. Intensive Care Med. 2008 Dec;34(12):2273–8.
25. Binkovitz LA, Olshefski RS, Adler BH. Coincidence FDG-PET in the evaluation of Langerhans' cell histiocytosis: preliminary findings. Pediatr Radiol. 2003;33(9):598 602.
26. Phillips M, Allen C, Gerson P, et al. Comparison of FDG-PET scans to conventional radiography and bone scans in management of Langerhans cell histiocytosis. Pediatr Blood Cancer. 2009;52(1):97–101.
27. Del Rosal T, Goycochea WA, Méndez-Echevarría A, García-Fernández de Villalta M, Baquero-Artigao F, Coronado M, et al. [18]F-FDG PET/CT in the diagnosis of occult bacterial infections in children. Eur J Pediatr. 2013;172(8):1111–5.
28. Tokmak H, Ergonul O, Demirkol O, Cetiner M, Ferhanoglu B. Diagnostic contribution of (18)F-FDG-PET/CT in fever of unknown origin. Int J Infect Dis. 2014;19:53–8.
29. Federici L, Blondet C, Imperiale A, et al. Value of (18)F-FDG-PET/CT in patients with fever of unknown origin and unexplained prolonged inflammatory syndrome: a single centre analysis experience. Int J Clin Pract. 2010;64:55–60.
30. Meller J, Sahlmann CO, Scheel AK. 18F-FDG PET and PET/CT in fever of unknown origin. J Nucl Med. 2007 Jan;48(1):35–45.
31. García-Gómez FJ, Acevedo-Báñez I, Martínez-Castillo R, et al. Usefulness of (18)FDG PET-CT scan as a diagnostic tool of fever of unknown origin. Med Clin (Barc). 2015 Jul 20;145(2):62–6.
32. Chawla SC, Federman N, Zhang D, et al. Estimated cumulative radiation dose from PET/CT in children with malignancies: a 5-year retrospective review. Pediatr Radiol. 2010;40:681–6.
33. Gelfand MJ, Lemen LC. PET/CT and SPECT/CT dosimetry in children: the challenge to the pediatric imager. Semin Nucl Med. 2007;37:391–8.

# PET/CT 在骨骼肌肉感染性病变及炎症性病变中的应用 **15**

**要点**

随着技术和放射性示踪剂的发展,PET/CT 已成为评价感染和炎症进展的重要影像学手段。FDG 是常用的放射性示踪剂,此外,一些新的放射性示踪剂也正在进行临床前研究。

PET/CT 可以在一次扫描中对全身进行无创性评估。常见的放射性示踪剂如氟代脱氧葡萄糖(FDG)、$^{18}$F- 氟化钠($^{18}$F-NaF)、$^{68}$镓($^{68}$Ga)等已在不同疾病中被广泛应用。PET/CT 可以用于评估涉及肌肉、神经、骨骼和关节的各种疾病。PET/MRI 已成为显示软骨、滑膜、肌肉和神经血管束细节的一种非常重要的成像方式。

## 15.1 概述

随着 PET/CT、SPECT/CT 和 PET/MRI 等融合成像模式的出现,骨骼肌肉系统的分子成像已经得到了快速发展。这些成像模式提供了与骨骼肌肉系统的分子和细胞生物学相关的有用信息。传统的影像学方法通常用于诊断骨骼肌肉系统的各种疾病,可以显示疾病后期解剖学上的变化。然而,PET/CT 作为一种分子影像学手段,在疾病发作的极早期就可以显示出病理改变[1-3]。

## 15.2 PET/CT 显像

### 15.2.1 FDG

FDG 是目前应用广泛的代谢示踪剂,通过 PET 扫描可以很容易地识别葡萄糖转运体。FDG 在体内的生化过程是通过葡萄糖转运体进行的,葡萄糖转运体与感染和炎症密切相关。在感染的急性或慢性阶段,FDG 很容易被转运到急性或慢性感染病灶部位并聚集[4]。

## 15.2.2 $^{18}$F-NaF PET/CT 显像

骨组织一直都在快速重塑。$^{18}$F 在羟基磷灰石表面交换,形成氟磷灰石,因此,PET 中示踪剂的摄取是基于溶骨和成骨的过程。NaF 扫描对评估继发于感染和炎症的骨重建极为敏感[5](图 15-1)。

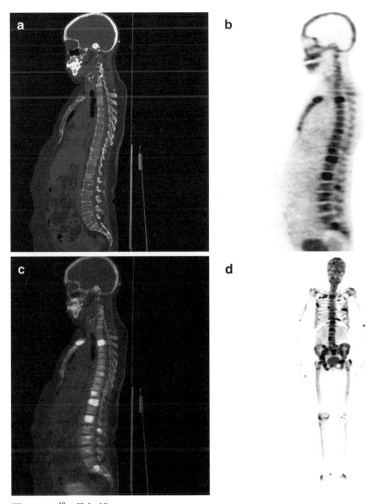

**图 15-1** $^{18}$F 骨扫描
CT 图像(a)可见多发椎体硬化,PET(b、d)及融合(c)图像可见明显摄取,提示转移瘤。

### 15.2.3　18F-FDG 标记的白细胞扫描

18F-FDG 标记的白细胞扫描对于感染的特异性成像非常重要。该扫描的基础是白细胞在炎症部位的聚集[6]。在各种感染中,这是依赖于白细胞代谢的显像剂摄取的基础。

### 15.2.4　68Ga- 枸橼酸盐 PET/CT 扫描

68Ga- 枸橼酸盐(68Ga-citrate)扫描对炎症、创伤和肿瘤很敏感。68Ga 半衰期较短是这一扫描的优势[7]。

---

## 15.3　PET/CT 在骨骼肌肉系统的适应证

### 15.3.1　骨髓炎

骨髓炎是一种由化脓性微生物引起的急性或慢性炎症性病变,累及骨髓和邻近骨质。根据患者的年龄、发病时间、感染来源及病因可分为多种类型。骨髓炎的诱发因素包括糖尿病、艾滋病、静脉毒品滥用、酒精中毒、慢性类固醇药物的使用、免疫抑制、慢性关节疾病、手术、骨折和骨科植入物或器械的使用[8-9]。骨髓炎的类型有急性血行性骨髓炎、骨炎、慢性骨髓炎、慢性骨髓炎急性发作、伴有糖尿病足等相关病理情况的骨髓炎。FDG PET/CT 能显示骨骼中与疾病活动相对应的代谢活动。Zhuang 等[10]研究了 22 例疑诊慢性骨髓炎的患者,FDG PET 的敏感性、特异性和准确率分别为 100%、87.5% 和 91%。Meller 等[11]发表了一项对 29 例疑诊慢性骨髓炎患者的前瞻性研究,FDG PET/CT 的敏感性为 100%,特异性为 95%。

骨髓炎是骨骼系统常见的感染之一。FDG PET/CT 已成为诊断骨髓炎重要的影像学手段,在多数研究中,其敏感性及特异性超过 90%[12]。在术后炎症持续 4~6 周的情况下,FDG PET/CT 同样敏感。FDG PET/CT 对症状持续 6 周以上的慢性骨髓炎的评估同样重要。PET/CT 在评估和监测骨髓炎患者的治疗反应中也发挥了类似的作用。在 Warmann 等[13]对儿童患者进行的一项研究中,发现 FDG PET 在鉴别急性骨髓炎治疗后骨骼肌肉系统内的感染和修复活动方面具有高敏感性。在治疗后的评估和随访中,这些 FDG PET 检查结果与各种实验室检查结果和临床情况一致。

### 15.3.2　感染性脊柱炎

脊柱炎是一种常见的与不明原因发热(FUO)有关的疾病,其中菌血症是一个重要的组成部分。FDG PET/CT 在评估感染、退行性变中发挥着重要作用。PET/CT 的优点是可以减少金属植入物、钢板、螺钉或稳定装置产生的伪影。在减少伪影方面,PET 与其他传统成像方法相比具有优势,其他传统成像方法诊断价值有限。因为 PET/CT 可以通过 FDG 摄取量进行量化,所以对于区分退行性变和脊柱炎非常重要[14]。多种肿瘤、局灶性炎症和早期退行性变等引起的相应改变会造成 FDG PET 假阳性结果(图 15-2~ 图 15-5)。

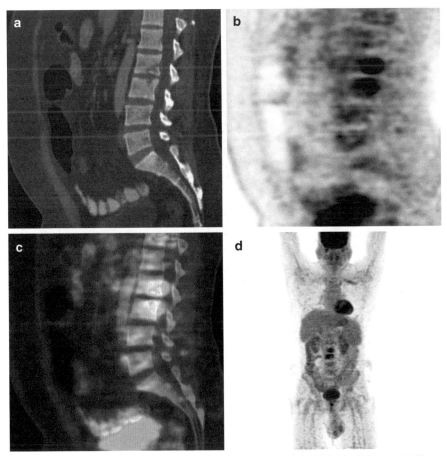

**图 15-2**　PET(b、d)和融合(c)图像示 $L_{2~3}$ 终板 FDG 弥漫性摄取增加,CT 图像(a)可见骨侵蚀,提示感染性椎间盘炎。

### 15.3.3　糖尿病足

　　糖尿病足是糖尿病的重要并发症之一,是由周围血管疾病和神经病变或二者联合所致。夏科关节病是与糖尿病相关的重要疾病之一,它是一种非感染性

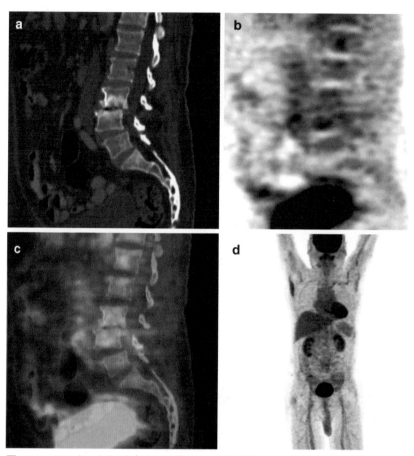

**图 15-3** PET(b、d)和融合(c)图像示 $L_{2-3}$ 终板的 FDG 弥漫性摄取增加,CT 图像(a)示骨质侵蚀和终板硬化,提示感染性椎间盘炎。

软组织炎症,伴关节和骨骼的破坏。FDG PET/CT 已经成为一种重要的成像方式,用于对骨感染、糖尿病足和蜂窝组织炎相关的软组织受累进行成像。Nawaz 等[15]的研究显示,FDG PET/CT 敏感性、特异性、阳性预测值、阴性预测值和准确率分别为 81%、93%、78%、94% 和 90%,具有良好的应用前景。PET/CT 在骨髓炎和夏科关节病的鉴别诊断中起着重要作用。Hopfner 等[16]研究了 FDG PET 在糖尿病患者术前识别神经病变关节的作用,发现这类患者 $SUV_{max}$ 显著增高,表明 FDG PET/CT 有助于鉴别骨髓炎和神经性关节炎。FDG PET 在骨髓炎和夏科关节病的摄取量方面有明显差别。

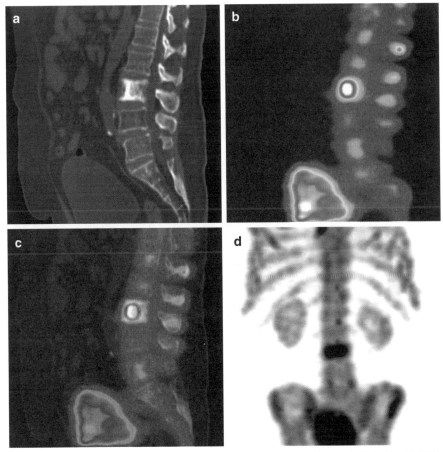

**图 15-4** CT 图像（a）示 L₃ 椎体弥漫性硬化，SPECT/CT 图像（b~d）示有明显的摄取和相关的骨质侵蚀，提示感染性炎症。

### 15.3.4 人工关节感染

PET/CT 在评估人工关节术后假体松动和感染方面具有重要作用。Lawrence 等[17]的报道显示 PET/CT 对人工膝关节感染的诊断敏感性为 100%、特异性为 73%。Basu 等[18]发现 PET/CT 对人工髋关节感染评估的特异性和敏感性更高。在一项荟萃分析中，$^{18}$F-FDG PET 和 PET/CT 评估下肢人工关节感染的综合敏感性和特异性均为 86%。

### 15.3.5 胶原蛋白疾病

胶原蛋白异常可见于风湿性多肌痛、系统性红斑狼疮、血清阴性脊柱关节炎、银屑病关节炎、强直性脊柱炎及其他特发性炎症性关节病等。FDG 是对这

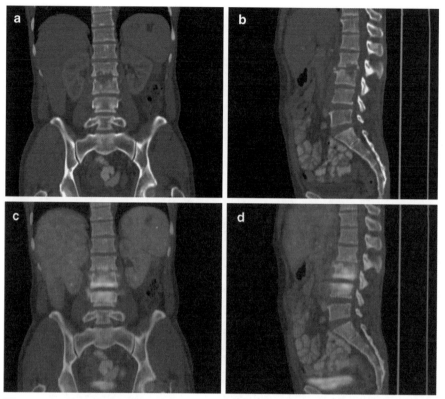

**图 15-5** PET/CT 融合图像(c、d)示 $L_{2-3}$ 终板 FDG 弥漫摄取增加,CT 图像(a、b)示骨质侵蚀和终板硬化,提示感染性椎间盘炎。

些疾病进行临床评估的一种很有前途的方法。FDG PET 可以显示与临床症状相关的关节内和关节外炎症活动。这些关节的摄取与该区域的疾病活动性成正比。在一些情况下,尤其是与腱鞘炎、肌腱附着点炎和指甲营养不良相关的银屑病关节炎中,沿着腱鞘附着点和甲床也可观察到弥漫性摄取增加[19]。FDG PET/CT 在成人斯蒂尔病及嗜血细胞性淋巴组织细胞增多症中也有重要的作用,表现为病灶、骨髓、脾脏及多个受累关节的高代谢。

### 15.3.6　骨坏死

FDG PET 和 $^{18}$F-NaF PET 在评估患者骨坏死方面也起着重要的作用,表现为放射性示踪剂局灶性摄取增加,这与骨坏死的严重程度相对应[20]。涉及骨骼的血管性坏死,特别是股骨头,也显示出 FDG 活性的增加和高代谢,这与疾病的活动性相关。

### 15.3.7　骨质疏松症

$^{18}$F-NaF PET 在评估骨质疏松症中发挥了重要的作用,它可以量化区域或特定部位的骨质变化。与健康患者相比,骨质疏松患者的 SUV 通常较低,与骨密度相关[21](图 15-6、图 15-7)。

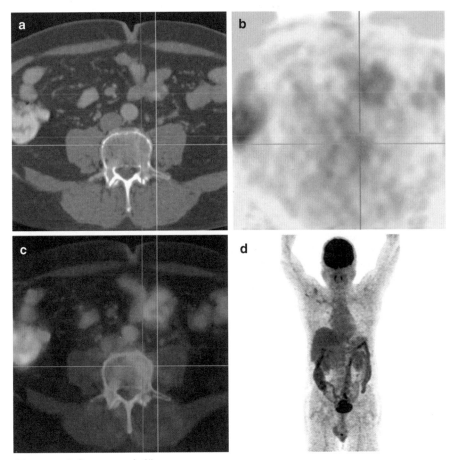

**图 15-6　全身 PET/CT 扫描 1**
CT 图像(a)示 $L_4$ 椎体左侧微小的溶骨性病变,PET(b、d)和融合(c)图像示轻度摄取,病灶 $SUV_{max}$ 为 2.5。

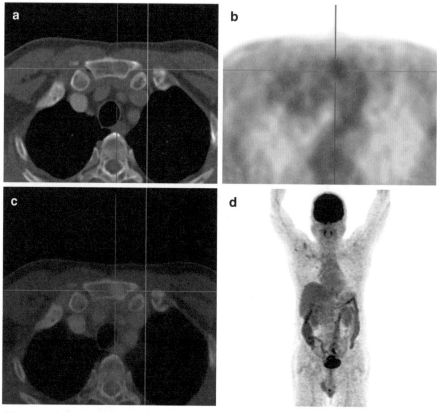

**图 15-7   全身 PET/CT 扫描 2**
CT 图像(a)示胸骨小范围溶骨性病变,PET(b、d)和融合(c)图像示轻度摄取,病灶
$SUV_{max}$ 为 2.8。

## 15.4   影响肌肉的炎症性血管病变的评估

　　FDG PET/CT 在大动脉炎、巨细胞动脉炎、结节性多动脉炎、川崎性动脉炎、系统性红斑狼疮(SLE)和变应性肉芽肿性炎(Churg-Strauss 综合征)等多种炎症性血管病变的评估中发挥了重要作用。与肌肉受累相关的肌肉改变及摄取与疾病的严重程度相关[22]。

## 15.5   骨折及并发症的评估

　　评估骨折是常规全身 PET/CT 检查中重要的意外发现之一。可评估的骨折包括创伤、手术所致或病理性骨折。FDG 的摄取与骨折部位相对应，其摄取程度取决于骨折的急性程度。急性骨折时 FDG 摄取增加。对于恶性病变，FDG PET/CT 在转移、病理性骨折和创伤性骨折的鉴别诊断中发挥着重要作用。利用 $SUV_{max}$ 进行量化，有助于判断病变的对良性、恶性。FDG PET 在评估骨折不愈合等方面也发挥着重要作用。不愈合需与相关的或附加的感染进行区分。在临床表现不典型的患者中，FDG PET/CT 评估感染性不愈合骨折的敏感性、特异性、阳性预测值、阴性预测值和准确率分别为 85%、86%、79%、90% 和 86%[23]。
$^{18}$F-NaF PET 可以提示体内成骨细胞的活性和早期检测骨折不愈合，在骨折愈合监测中发挥重要作用[24]（图 15-8、图 15-9）。

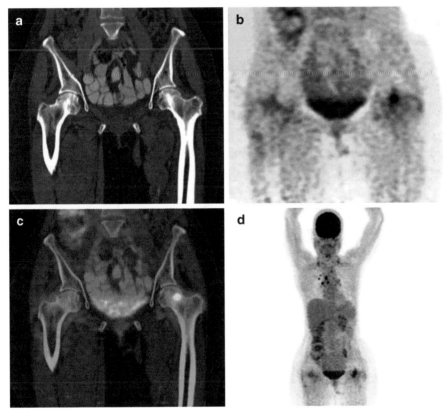

**图 15-8** 左髋关节 PET/CT 扫描
左侧股骨颈弥漫性摄取增加（b~d），CT 图像（a）示局部轻微透亮，$SUV_{max}$ 为 4.9，提示左侧股骨颈嵌入骨折。

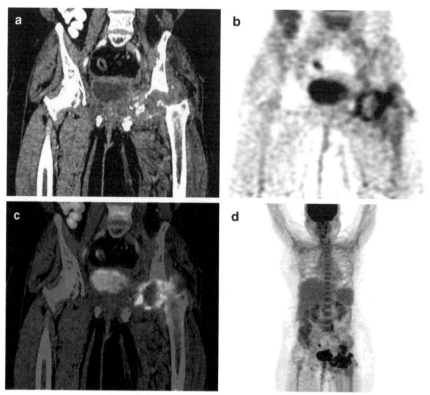

**图 15-9  全身 PET/CT 扫描 3**
CT 图像(a)示左髋关节处边界不清的软组织肿物伴左髋关节骨质破坏及移位。PET
(b、d)及融合(c)图像示该软组织肿物可见明显摄取,SUV$_{max}$ 为 5.8。患者无外伤
史,但在过去 7 个月有髋关节疼痛和断续的发热史。影像图像提示广泛的感染性关
节炎。

## 15.6  炎症性骨关节病

炎症性骨关节病是一组多样化的自身免疫性疾病,具有不同的临床特征和
预后。PET/CT 在评估关节炎症方面发挥着重要作用[25],可用于诊断评估和评
价治疗反应。

## 15.7  其他

FDG PET/CT 正在发展成为一种重要的成像方式,用于各种偶发性疾病或
其他疾病,如代谢性骨病的诊断,对各种情况尤其少数与感染相关的良性情况进

行治疗后评估。其评价基于 FDG 摄取的增加与疾病活动相对应。但必须牢记基本的临床环境，例如：成人弥漫性骨髓摄取可能是反应性的，可能是代谢性变化，可能是继发于某些治疗后改变，也可能是播散性的感染性炎症改变。

## 15.8  化脓性关节炎

化脓性关节炎是感染性关节炎的一个组成部分，可进行直接血行播散，或在相邻关节内感染部位的连续播散。传统的成像方式，如超声、MRI 和骨扫描均被认为不是敏感的成像方式。FDG PET 在化脓性关节炎中的作用有限。然而，新型放射性示踪剂，如镓标记的白细胞更具有特异性，所以 PET 的应用更具前景[26]。

## 15.9  类风湿关节炎

类风湿关节炎是一种自身免疫性疾病，涉及全身关节的急性和慢性炎症。其病理生理改变导致滑膜炎和血管翳形成，可使 FDG 摄取增加。许多研究评估了 FDG PET 在类风湿关节炎患者中的作用[27]。受累关节 FDG 的摄取量与临床症状、疾病活动性、肿胀、压痛和有关的身体症状相关。滑膜中有新生血管，可使 FDG 摄取增加，而 FDG PET 对类风湿关节炎的敏感性高于临床症状。FDG PET 在评估类风湿关节炎患者对抗风湿药物治疗的反应方面具有重要作用[28]。如果有一个或两个关节受累，FDG PET 在评估其他关节病变中也起着重要作用。

## 15.10  银屑病

银屑病是一种累及皮肤的炎症性病变，可导致银屑病关节炎。FDG PET 在显示银屑病关节炎的范围和活动性方面具有很大潜能。FDG PET 可以显示无症状银屑病患者的关节炎症性病变，对评估肿瘤坏死因子 α(tumor necrosis factor-α, TNF-α)的治疗反应也很重要[29]。

## 15.11  骨性关节炎

骨性关节炎是一种累及软骨的退行性关节病，可有软骨退化、软骨下骨硬化和骨赘形成。这种骨关节炎累及多个关节，常见的是膝关节，主要因为膝关节具有承重特性并可持续性磨损。

骨性关节炎是世界上常见的关节炎形式。常见的受累关节是髋关节和膝关节。骨性关节炎的特征是关节软骨的丧失和底层骨骼的重塑。PET/CT 也是检测关节炎症和评估疾病严重程度的重要工具。[18]F-NaF PET 扫描可用于评估软骨代谢活性变化及骨重塑[30]。NaF 在评估发生退行性变和关节炎的关节方面要早于常规的传统成像方式。其他情况如滑膜炎、骨质增生、骨炎综合征、银屑病关节炎、胶原血管疾病相关关节炎、青少年特发性关节炎、强直性脊柱炎、反应性关节炎等均可用 NaF 进行评估。PET/CT 相对于其他成像方式的优势之一是可用 SUV 进行量化评估,较其他成像方式更能反映早期变化,尤其是症状较轻时。PET/CT 的另一个应用是定位炎症性关节的疼痛异常区,并区分中度和重度骨关节炎。在早期阶段,这些情况可以通过常规及个体化治疗进行逆转。常见的形式是改变生活方式,如减肥和锻炼,以及按照美国放射学会(ACR)指南患者可服用非甾体抗炎药、对乙酰氨基酚和曲马多等药物。PET 的重要意义之一是指导关节靶向治疗,以缓解骨关节炎的变化。然而,这并没有得到广泛使用。FDG PET 可有效用于量化关节炎的炎症活动度及对治疗的反应。

[18]F 氟化物骨扫描在骨关节炎的评估中有重要作用,其摄取与退行性变的程度成正比,但必须排除其余诸多病变,如相关的骨髓改变、创伤后、代谢性骨病和恶性病变[31-32]。

## 15.12　18- 氟化物骨扫描

18- 氟化物骨扫描在骨关节炎的评估中也起着重要作用,其摄取量与退行性变化的程度成正比。但也必须排除许多其他病理改变,如相关骨髓变化、创伤后或代谢性骨病及恶性肿瘤[32-33]。

## 15.13　肌炎

肌炎是一种累及肌肉的炎症性疾病,临床表现为肌无力和乏力。这可能与恶性病变和副肿瘤综合征有关。PET 的作用取决于累及特定肌肉的炎症或感染的程度。主要缺点是在注射 FDG 后进行体育锻炼或任何运动,将会使肌肉显影。FDG PET 在评估创伤性肌病、感染、糖尿病性肌肉梗死、横纹肌溶解和体育锻炼后的代谢活动方面很重要[33-34]。FDG PET 是一种重要的成像方式,可提供多种信息(图 15-10、图 15-11)。

皮肤病变或结节也可显示局灶性的 FDG 摄取(图 15-12)。

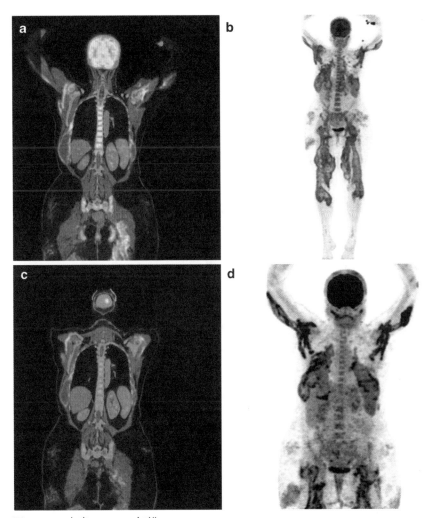

**图 15-10** 全身 PET/CT 扫描 4

PET（b、d）和融合（a、c）图像示沿肌肉走行的弥漫性摄取。病灶 SUV$_{max}$ 为 5.5，提示肌炎聚集。

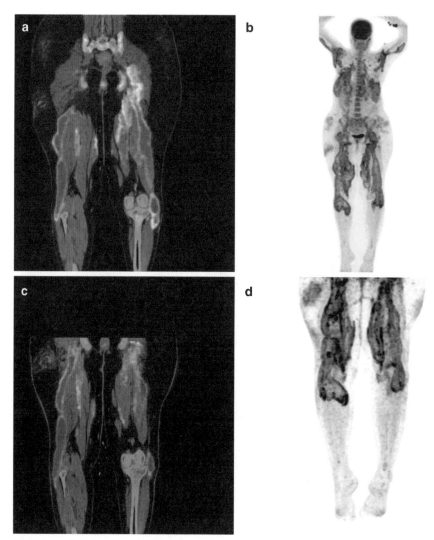

**图 15-11　全身 PET/CT 扫描 5**

PET（b、d）和融合（a、c）图像示沿肌肉走行的弥漫性摄取。病灶 SUV_{max} 为 5.5，提示肌炎聚集。

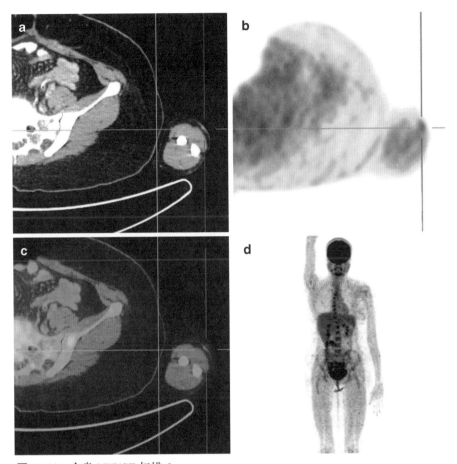

**图 15-12  全身 PET/CT 扫描 6**
CT 图像（a）示左前臂皮下及皮肤的微小结节性病变，PET（b、d）和融合（c）图像示轻度摄取，SUV$_{max}$ 为 3.9，提示皮肤炎症性结节。

## 15.14  疼痛显像

对于患者而言，疼痛是重要且常见的病理关注点。其可为急性，也可为慢性，临床对疼痛的诊断和定性具有挑战性。疼痛的临床评估取决于患者的反应。结构模式的成像与疼痛并无明显关联。而一旦神经受累，FDG PET 在识别神经活动以定位疼痛方面便可发挥重要作用[35]。一项研究发现，出现进行性行走困难的患者，在下段脊髓和坐骨神经可见局灶性的 FDG 摄取增加，符合神经病变的表现[36]。由于对受累神经的评估具有高敏感性，PET/MRI 的作用更为重要。FDG PET/CT 已发展成为一种很有前景的检查手段，有助于骨骼肌肉系统中各种感染和炎症过程的诊断和评估。FDG PET/CT 具有很高的敏感性、特异性,无创且耗时短,这种一次性全身成像方案是患者可以接受的。上述多种放射性示踪剂被用于感染与炎症,与此同时,新型放射性示踪剂也正在探索中。PET/MRI 对软骨、肌肉和神经的微小细节有一定的评估价值。

用于神经内分泌肿瘤和前列腺肿瘤的新型放射性示踪剂,如 DOTONAC[37] 和 PSMA[38],也能显示骨病变,如骨关节炎、良性骨病变和转移性骨病。

## 15.15　总结

PET 通过使用放射性示踪剂,如 FDG、[18]F-NaF、DOTONAC 和 PSMA,在评估骨骼肌肉感染性和炎症性病变中发挥了重要作用。

翻译　吴彩霞　唐立钧　廖栩鹤　杨　斌

审校　李宏军　胡　娟　谷何一

## 参考文献

1. Osman DR. Diagnosis and management of musculoskeletal infection. In: Fitzgerald RH, Haufer H, Malkani RL, editors. Orthopedics. St. Louis: Mosby; 2002. p. 695–707.
2. Love C, Tomas MB, Tronco GG, et al. Imaging infection and inflammation with 18F-FDG-PET. Radiographics. 2005;25:1357–68.
3. Strobel K, KDM S. PET/CT in musculoskeletal infection. Semin Musculoskelet Radiol. 2007;11:353–64.
4. Kalicke T, Schmitz A, Risse JH, et al. Fluorine-18 fluorodeoxyglucose PET in infectious bone diseases: results of histologically confirmed cases. Eur J Nucl Med Mol Imaging. 2000;27:524–8.
5. Apolo AB, Lindenberg L, Shih JH, Mena E, Kim JW, Park JC, et al. Prospective study evaluating Na18F PET/CT in predicting clinical outcomes and survival in advanced prostate cancer. J Nucl Med. 2016;57(6):886–92.
6. Yilmaz S, Aliyev A, Ekmekcioglu O, Ozhan M, Uslu L, Vatankulu B, Sager S, Halaç M, Sönmezoğlu K. Comparison of FDG and FDG-labeled leukocytes PET/CT in diagnosis of infection. Nuklearmedizin. 2015;54:262–71.
7. Salomaki SP, Kemppainen J, Hohenthal U, et al. Head-to-head comparison of (68)Ga-citrate and (18)F-FDG PET/CT for detection of infectious foci in patients with Staphylococcus aureus Bacteraemia. Contrast Media Mol Imaging. 2017;2017:3179607.
8. Makis W, Stern J. Chronic vascular graft infection with fistula to bone causing vertebral osteomyelitis, imaged with F-18 FDG PET/CT. Clin Nucl Med. 2010;35(10):794–6.
9. Guhlmann A, Brecht-Krauss D, Suger G, et al. Fluorine-18-FDG PET and technetium-99 mantigranulocyte antibody scintigraphy in chronic osteomyelitis. J Nucl Med. 1998;39:2145–52.
10. Zhuang H, Duarte PS, Pourdehand M, et al. Exclusion of chronic osteomyelitis with F-18 fluorodeoxyglucose positron emission tomographic imaging. Clin Nucl Med. 2000;25:281–4.
11. Meller J, Koster G, Liersch T, et al. Chronic bacterial osteomyelitis: prospective comparison of F-18-FDG imaging with a dual-head coincidence camera and In-111-labelled autologousleucocyte scintigraphy. Eur J Nucl Med Mol Imaging. 2002;29:53–60.

12. Nakamura H, Masuko K, Yudoh K, et al. Positron emission tomography with [18]F-FDG in osteoarthritic knee. Osteoarthr Cartil. 2007;15(6):673–81.
13. Warmann SW, Dittmann H. Guido Seitz follow-up of acute osteomyelitis in children: the possible role of PET/CT in selected cases. J Pediatr Surg. 2011;46(8):1550–6.
14. Schmitz A, Risse JH, Grunwald F, et al. Fluorine-18 fluorodeoxyglucose positron emission tomography findings in spondylodiscitis: preliminary results. Eur Spine J. 2001;10:534–9.
15. Nawaz A, Torigian DA, Siegelman ES, et al. Diagnostic performance of FDG-PET, MRI, and plain film radiography(PFR) forth diagnosis of osteomyelitis in the diabetic foot. Mol Imaging Biol. 2010;12:335–42.
16. Hopfner S, Krolak C, Kessler S, et al. Pre-operative imaging of Charcot neuroarthropathy in diabetic patients: comparison of ring PET, hybrid PET, and magnetic resonance imaging. Foot Ankle Int. 2004;25:890–5.
17. Lawrence E., et al. Periprosthetic joint infections: clinical and bench research. Sci World J. 2013. 549091, 17 p.
18. Basu S, Kwee TC, Hess S. FDG-PET/CT imaging of infected bones and prosthetic joints. Curr Mol Imaging. 2014;3(3):225–9.
19. Suto T, Okamura K, Yonemoto Y, Okura C, Tsushima Y, Takagishi K. Prediction of large joint destruction in patients with rheumatoid arthritis using 18F-FDG PET/CT and disease activity score. Medicine (Baltimore). 2016;95:e2841.
20. Alhilali L, Reynolds AR, Fakhran S. Osteoradionecrosis after radiation therapy for head and neck cancer: differentiation from recurrent disease with CT and PET/CT imaging. AJNR Am J Neuroradiol. 2014;35:1405–11. https://doi.org/10.3174/ajnr.A3879.
21. Katzel JA, Heiba SI. PET/CT F-18 FDG scan accurately identifies osteoporotic fractures in a patient with known metastatic colorectal cancer. Clin Nucl Med. 2005;30(10):651–4.
22. Loffler C, Hoffend J, Benck U, Kramer BK, Bergner R. The value of ultrasound in diagnosing extracranial large-vessel vasculitis compared to FDG-PET/CT: a retrospective study. Clin Rheumatol. 2017;36:2079.
23. Shon IH, Fogelman I. F-18 FDG positron emission tomography and benign fractures. Clin Nucl Med. 2003;28(3):171–5.
24. Jadvar H, Desai B, Conti PS. Sodium 18 F-fluoride PET/CT of bone, joint, and other disorders. Semin Nucl Med. 2015;1:58–65. https://doi.org/10.1053/j.semnuclmed.2014.07.008.
25. Yamada S, Kubota K, Kubota R, Ido T, Tamahashi N. High accumulation of fluorine-18-fluorodeoxyglucose in turpentine-induced inflammatory tissue. J Nucl Med. 1995;36:1301–6.
26. Stumpe KD, Notzli HP, Zanetti M, et al. FDG PET for differentiation of infection and aseptic loosening into total hip replacements: comparison with conventional radiography and three-phase bone scintigraphy. Radiology. 2004;231:333–41.
27. Rheumatoid arthritis. The intense FDG accumulation in both hip joints can be noted. As with single photon emitting tracers, it is not likely that FDG plays a significant role in the diagnosis of the septic joint. FDG-PET in musculoskeletal infections 375 associated infections with FDG PET in patients with trauma: correlation with microbiologic results. Radiology. 2003;226:391–8.
28. Beckers C, Ribbens C, Andre B, Marcelis S, Kaye O, Mathy L, et al. Assessment of disease activity in rheumatoid arthritis with (18)F-FDG PET. J Nucl Med. 2004;45:956–64.
29. Mehta NN, Yu YD, Saboury B. Systemic and vascular inflammation in patients with moderate to severe psoriasis as measured by [18F]-fluorodeoxyglucose positron emission tomography/computed tomography (FDG-PET/CT): a pilot study. Arch Dermatol. 2011;147(9):1031–9.
30. Fischer DR. Musculoskeletal imaging using fluoride PET. Semin Nucl Med. 2013;43:427–33.
31. Even-Sapir E, Mishani E, Flusser G, Metser U. 18F-fluoride positron emission tomography and positron emission tomography/computed tomography. Semin Nucl Med. 2007;37:462–9.
32. Wong KK, Piert M. Dynamic bone imaging with 99mTc-labeled diphosphonates and 18FNaF: mechanisms and applications. J Nucl Med. 2013;54:590–9.
33. Pipitone N, Versari A, Zuccoli G, et al. [18]F-fluorodeoxyglucose positron emission tomography for the assessment of myositis: a case series. Clin Exp Rheumatol. 2012;30:570–3.
34. hrapko BE, Chrapko M, Nocun A, Stefaniak B, Zubilewicz T, Drop A. Role of 18F-FDG PET/

CT in the diagnosis of inflammatory and infectious vascular disease. Nucl Med Rev Cent East Eur. 2016;19:28–36. https://doi.org/10.5603/NMR.2016.0006.

35. Even-Sapir E, Metser U, Mishani E, Lievshitz G, Lerman H, Leibovitch I. The detection of bone metastases in patients with high-risk prostate cancer: 99mTc-MDP planar bone scintigraphy, single- and multi-field-of-view SPECT, 18F-fluoride PET, and 18F-fluoride PET/CT. J Nucl Med. 2006;47(2):287–97.

36. Cheng G, Chamroonrat W, Bing Z, et al. Elevated FDG activity in the spinal cord and the sciatic nerves due to neuropathy. Clin Nucl Med. 2009;34(12):950–1.

37. Kuyumcu S, Özkan ZG, Sanli Y, et al. Physiological and tumoral uptake of (68) Ga-DOTATATE: standardized uptake values and challenges in interpretation. Ann Nucl Med. 2013;27:538–45. https://doi.org/10.1007/s12149-013-0718-4.

38. Pomykala KL, Czernin J, Tristan R. Grogan total-body [68] Ga-PSMA-11 PET/CT for bone metastasis detection in prostate cancer patients: potential impact on bone scan guidelines. J Nucl Med. 2020;61(3):405–11.

# PET/CT 评估人工关节感染的价值　16

**要点**

　　人工关节感染是一种少见的感染,影像学检查方式和扫描相关技术的发展使这类感染能被检测出来。在人工关节的检查中,重要的是要区分关节感染和假体的无菌性松动,这对假体的术后评估尤其重要。传统检查方法对假体术后评估的敏感性不高,大多数情况下作用不大。因此,常无法确定是否存在感染和感染原因。FDG PET/CT 被广泛应用于肿瘤学。目前,肿瘤学各种相关或偶发征象的检测被用于各种病理的评估,而关节假体评估就是其中之一。部分放射性示踪剂对感染性病灶具有亲和力,如 $^{111}$ 铟 - 白细胞和 $^{99m}$Tc- 硫胶体。以上示踪剂也被用于对人工关节的评估,但 FDG 被广泛使用,其中的一个原因是假体周围软组织对其摄取具有非常高的敏感性。

## 16.1　概述

　　关节炎在老年人群中很常见,其重要原因是各种因素造成的钙质流失。随着外科技术的进步和发展,伴随新技术的出现,临床开展了大量的关节手术,且具有较高的手术成功率。手术大多针对退行性关节炎,而非其他原因的关节炎。术后,大多数病例不会出现任何并发症,但仍有少数病例会出现轻度到重度的排斥反应。对于这类病例,没有明确的指南对其进行系统性评估。因此,临床对其评估方法有限。骨骼肌肉感染学会和国际共识标准被广泛用于人工关节感染(prosthetic joint infections)的诊断。髋关节和膝关节假体植入能显著改善相关关节炎患者的生活质量[1-2]。

## 16.2   各种影像学检查方式

各种影像学检查方式对发现早期的代谢变化不敏感。影像学检查方式取决于各医疗中心是否能提供该项检查、扫描协议的设置及经验和设备。当传统检查方式能发现这种改变时,发病率将大幅度增加。因此,这需要引起关注。鉴于此,PET/CT 是首选的检查方式,其不但可以在 1 小时内完成全身检查,而且可以同时评估其他感染性病灶,可用于确定常规成像不能发现的早期变化和征象。各种实验室检查和影像学检查将有助于提高疾病诊断的敏感性。在关节置换中需要诊断的方面包括任何无菌性松动、骨折和脱位[3-5]。

## 16.3   临床诊断

术后感染在许多手术中很常见,这在关节假体中也很重要。这种诊断是基于各种临床症状和实验室检查结果,必要时进行组织病理学评估。常见的临床症状包括疼痛、发热、炎症分泌物、延迟愈合、伤口开裂、关节瘘、脓肿、积液和坏死、关节功能紊乱(僵硬)和活动受限。重要的临床表现是疼痛。发热不具有特异性。其他易感因素包括凝血功能障碍、糖尿病、高血压、既往手术史等。关节的手术清除是根据感染性病灶、相关的骨膜反应、骨质溶解、钙化、窦道的描述、感染的程度、关节间隙、关节的稳定性、假体的稳定性和软组织受累情况决定的,而大多数检查方式无法确定这些问题。因此,这些新的影像学检查方式的应用价值需要进一步明确。

## 16.4   人工关节周围感染的鉴别诊断

FDG PET 进行的评估多以主要或次要标准为依据。

**主要标准**

根据 2018 年新定义的主要标准对人工关节感染进行诊断(修订前和修订后)。

**次要标准**

将对以下内容进行评估:

- 敏感性、特异性、真阳性、真阴性、假阳性、假阴性、阳性预测值和阴性预测值(修订前和修订后)。
- 骨骼肌肉感染学会标准的敏感性、特异性、真阳性、真阴性、假阳性、假阴性、阳性预测值和阴性预测值。

- 国际共识标准的敏感性、特异性、真阳性、真阴性、假阳性、假阴性、阳性预测值和阴性预测值。
- 美国感染学会标准的敏感性、特异性、真阳性、真阴性、假阳性、假阴性、阳性预测值和阴性预测值。

这是基于实验室的发现、完整详细病史、主诉和各种检查。这些检查涉及血清、滑膜和术后评估。血清指标包括 C 反应蛋白（CRP）、D- 二聚体、白介素 -6（IL-6）和红细胞沉降率（ESR）。滑膜指标包括白细胞、白细胞酯酶、滑膜 α 防御素、滑膜多形核中性粒细胞百分比（percentage of polymorphonuclear neutrophils，PMN）和滑膜 CRP。术中指标包括患者临床数据和任何培养物。基于此，最终的结果将决定敏感性、特异性、真阳性、真阴性、假阳性、假阴性、阳性预测值和阴性预测值。

### 16.4.1 纳入标准

1. 符合主要标准的患者，如有窦道与关节相通，在组织或滑液两个标本中检测出培养阳性的同一致病菌。

2. 因无菌性原因接受了一期翻修手术的患者。

### 16.4.2 排除标准

1. 对于年龄小于 18 岁的患者，滑液不能通过术前抽吸或术中获得。因后续感染而导致一期手术失败的患者。

2. 随访不足 1 年的患者。到医院就诊时，关节内已行抗生素治疗并有骨水泥垫片，且术前有长期抗生素治疗史的患者。同一关节做过多次手术的患者，有类风湿关节炎、强直性脊柱炎、严重的全身感染、严重的心血管、呼吸系统或其他系统疾病的患者，血糖控制不佳的糖尿病患者和恶性肿瘤患者。

目前常用的定义是根据 2011 年由美国骨骼肌肉系统感染协会制定并于 2013 年第一届人工关节感染国际共识会议（International Consensus Meeting，ICM）修订的人工关节感染诊断标准；符合主要标准中的任意一条，或次要标准中的 3 条及以上，即可诊断为人工关节感染。

**主要标准：**

1. 同一个关节 2 个及以上假体周围标本培养出同一种致病菌。

2. 存在与关节相通的窦道。

**次要标准：**

1. 慢性感染时，ESR>30mm 且 CRP>10mg/L，而急性感染时 CRP>100mg/L。

2. 关节液中的白细胞>3 000/μl 或白细胞酯酶 1+/++。

3. 关节液中的中性粒细胞百分比>80%。

4. 人工关节周围组织的组织学检查时,在 400 倍的放大镜下,5 个视野内至少有 5 个中性粒细胞。

5. 单个标本细菌培养阳性。

这些次要标准并不是金标准。

## 16.5　人工关节周围感染的诊断

典型的临床症状包括疼痛、皮温升高、僵硬和关节肿胀,其他体征还包括积液、窦道、脓肿和坏死[6-12],但没有关节的渗出。有了这些发现,对关节的评估变得更加精确。FDG PET 检查结果必须结合这些不同的术后征象。

## 16.6　FDG PET 诊断人工关节周围感染的原理

白细胞被激活,并通过表达葡萄糖转运体来显示葡萄糖代谢[13-15]。各种细胞因子和生长因子能提高葡萄糖转运体的亲和力。FDG 通过葡萄糖转运体转运到细胞中,并被磷酸化为 $^{18}$F-FDG-6- 磷酸。

关于 FDG PET/CT 评估髋关节和膝关节假体的诊断效能,一项研究分析表明在髋关节假体评估中诊断效能为 86%(95%CI:80%~90%),其集合敏感性为 93%[9,16-20](图 16-1~ 图 16-6)。

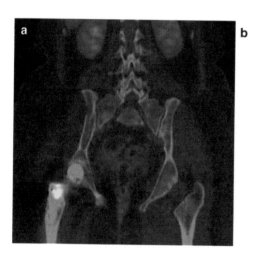
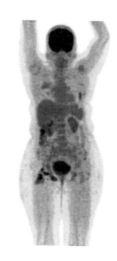

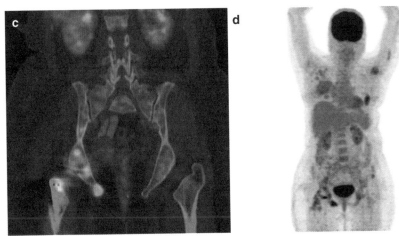

**图 16-1　右髋关节置换术 3 周后的全身 PET/CT 扫描**
患者就诊时有右髋关节的疼痛病史。PET、CT 融合图像(a、c)示在右股骨干内的
植入物局部有轻度活性病灶。PET 图像(b、d)示相应区域有核素摄取。

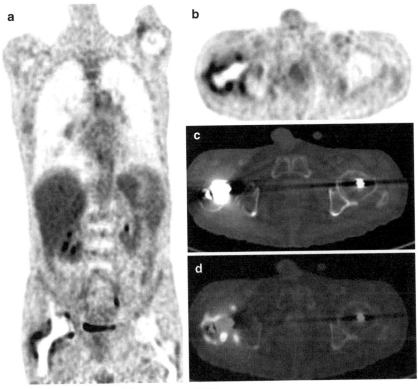

**图 16-2　术后 2 个月的全身 PET/CT 扫描**
可见沿右股骨颈植入部位的不规则摄取。患者表现为右髋关节区域的疼痛。CT
图像(c)可见金属伪影,PET(a、b)和 PET/CT 融合(d)图像示沿股骨颈弥漫线状
高摄取,符合人工关节周围感染。

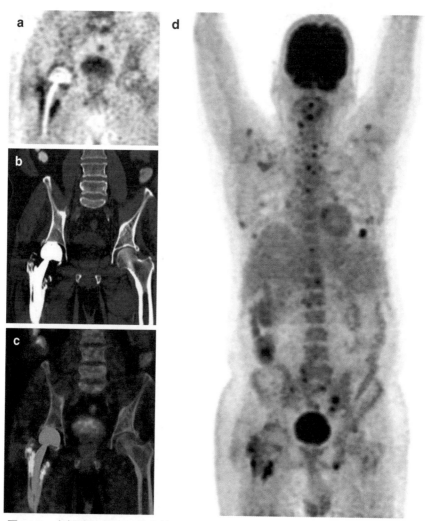

**图 16-3**　右侧髋关节人工关节植入后 6 周全身 PET/CT 扫描

患者间断出现右髋关节疼痛和发热。CT 图像（b）示没有明显异常。融合图像（c）
示沿人工关节植入后股骨骨干的线状摄取。PET 图像（a、d）示线状摄取，SUV_max
为 4.8，符合感染的表现。

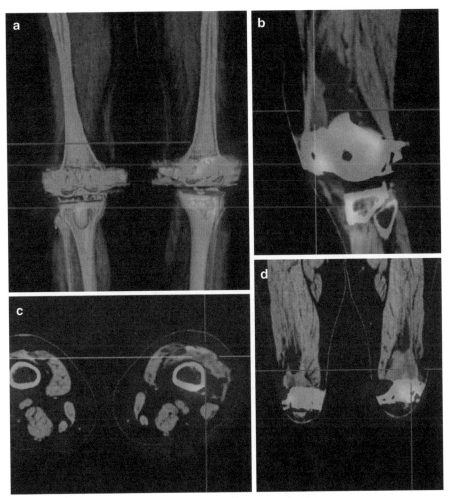

**图 16-4** 双侧膝关节人工关节植入术后的局部 PET/CT 扫描
重组（a）和融合（b~d）图像示髌骨上方有不规则积液，提示有感染性病灶。

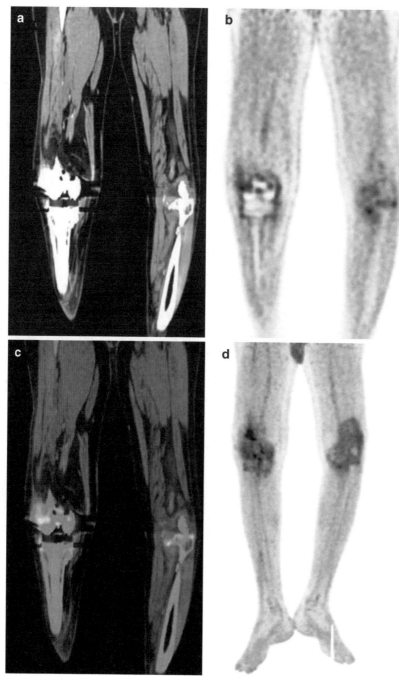

**图 16-5** 双侧膝关节的局部 PET/CT 扫描
右膝关节可见植入物。CT 图像（a）可见伪影。PET 图像（b、d）示膝关节周围有
轻度摄取。融合 PET/CT 图像（c）示轻度摄取，符合炎症性改变。

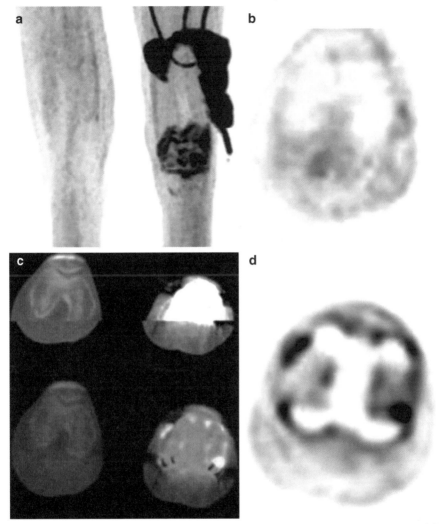

图 16-6　左侧膝关节人工关节周围可见不规则摄取区,$SUV_{max}$ 为 5.2。CT(c)和融合 PET/CT(a、b、d)图像可见金属伪影。

## 16.7　FDG PET 在其他人工关节评估中的作用

肩关节置换术并不常见,但此类患者越来越多[21]。肩关节置换术的常见病因为血肿形成,FDG 并不敏感。

## 16.8    展望

FDG PET 在诊断髋关节和膝关节感染方面的效能很高[3,22-27]。随着采集方案的标准化,将来 FDG PET 也会出现相应的诊断标准和参考标准。与 MRI 相比,CT 在解剖细节和软组织对比度方面不够敏感,这也是局限之一。由于 PET/MRI 软组织对比度高,在人工关节周围感染评估方面敏感性很高,因此 PET/MRI 将成为评估人工关节周围感染的重要方法。

## 16.9    讨论

早期检测非常重要。新的人工关节感染的定义及其修订版是基于一个由各种指标组成的评分系统。通过 FET/CT 可对化脓性和无菌性原因导致的慢性和轻度感染进行更好地评估。

## 16.10    总结

人工关节感染的诊断很重要,但也很困难。随着 PET/CT 的出现,其在人工关节评估中的作用日益显著。

翻译　崔恩铭　侯莎莎　廖栩鹤　杨　斌
审校　李宏军　胡　娟　谷何一

## 参考文献

1. Parvizi J, Gehrke T, Mont MA, et al. Introduction: proceedings of international consensus on orthopedic infections. J Arthroplasty. 2019;34:S1–2.
2. Saeed K, McLaren AC, Schwarz EM, et al. The 2018 international consensus meeting on musculoskeletal infection: summary from the Biofilm Workgroup and consensus on biofilm related musculoskeletal infections. J Orthop Res. 2019;37:1007. https://doi.org/10.1002/jor.24229.
3. Amanatullah D, Dennis D, Oltra EG, et al. Hip and knee section, diagnosis, definitions: proceedings of international consensus on orthopedic infections. J Arthroplasty. 2019;34:S329–37.
4. Parvizi J, Tan TL, Goswami K, et al. The 2018 definition of periprosthetic hip and knee infection: an evidence-based and validated criteria. J Arthroplast. 2018;33:1309–14.
5. Toms AD, Davidson D, Masri BA, Duncan CP. The management of peri-prosthetic infection in total joint arthroplasty. J Bone Joint Surg Br. 2006;88:149–55.
6. Parvizi J, Ghanem E, Menashe S, Barrack RL, Bauer TW. Periprosthetic infection: what are the diagnostic challenges? J Bone Joint Surg Am. 2006;88(Suppl 4):138–47.
7. Stumpe KD, Romero J, Ziegler O, Kamel EM, von Schulthess GK, et al. The value of FDG-PET in patients with painful total knee arthroplasty. Eur J Nucl Med Mol Imaging.

2006;33:1218–25.

8. Zhuang H, Duarte PS, Pourdehnad M, et al. The promising role of [18]F-FDG PET in detecting infected lower limb prosthesis implants. J Nucl Med. 2001;42:44–8.

9. Manthey N, Reinhard P, Moog F, et al. The use of [[18]F] fluorodeoxyglucose positron emission tomography to differentiate between synovitis, loosening and infection of hip and knee prostheses. Nucl Med Commun. 2002;23:645–53.

10. Stumpe KD, Nötzli HP, Zanetti M, et al. FDG PET for differentiation of infection and aseptic loosening in total hip replacements: comparison with conventional radiography and three-phase bone scintigraphy. Radiology. 2004;231:333–41.

11. García-Barrecheguren E, Rodríguez Fraile M, Toledo Santana G, et al. FDG-PET: a new diagnostic approach in hip prosthetic replacement. Rev Esp Med Nucl. 2007;26:208–20.

12. Zhuang H, Chacko TK, Hickeson M, et al. Persistent non-specific FDG uptake on PET imaging following hip arthroplasty. Eur J Nucl Med Mol Imaging. 2002;29:1328–33.

13. Dumarey N, Egrise D, Blocklet D, Stallenberg B, Remmelink M, Marmol V, Simaeys GV, Jacobs F, Goldman S. Imaging infection with 18 F-FDG-labeled leukocyte PET/CT: initial experience in 21 patients. J Nucl Med. 2006;47:625–32.

14. Pellegrino D, Bonab AA, Dragotakes SC, Pitman JT, Mariani G, Carter EA. Inflammation and infection: imaging properties of [18]F-FDG-labeled white blood cells versus [18]F-FDG. J Nucl Med. 2005;46:1522–30.

15. Glaudemans AW, Vries EF, de Galli F, Dierckx RA, Slart RH, Signore A. The use of 18F-FDG-PET/CT for diagnosis and treatment monitoring of inflammatory and infectious diseases. Clin Dev Immunol. 2013;2013:623036.

16. MaraditKremers H, Larson DR, Crowson CS, et al. Prevalence of total hip and knee replacement in the United States. J Bone Joint Surg Am. 2015;97:1386–97.

17. Kapadia BH, Berg RA, Daley JA, et al. Periprosthetic joint infection. Lancet. 2016;387:386–94.

18. Alp E, Cevahir F, Ersoy S, et al. Incidence and economic burden of prosthetic joint infections in a university hospital: a report from a middle-income country. J Infect Public Health. 2016;9:494–8.

19. Charette RS, Melnic CM. Two-stage revision arthroplasty for the treatment of prosthetic joint infection. Curr Rev Musculoskelet Med. 2018;11:332–40.

20. Tande AJ, Patel R. Prosthetic joint infection. Clin Microbiol Rev. 2014;27:302–45.

21. Kwee RM, Broos WA, Brans B, et al. Added value of 18F-FDG PET/CT in diagnosing infected hip pros-thesis. Acta Radiol. 2018;59:569–76.

22. Parvizi J, Tan TL, Goswami K, et al. The 2018 definition of periprosthetic hip and knee infection: an evidence-based and validated criteria. J Arthroplasty. 2018;33:1309–14.

23. Ali F, Wilkinson JM, Cooper JR, et al. Accuracy of joint aspiration for the preoperative diagnosis of infection in total hip arthroplasty. J Arthroplasty. 2006;21:221–6.

24. Signore A, Sconfienza LM, Borens O, et al. Consensus document for the diagnosis of prosthetic joint infections: a joint paper by the EANM, EBJIS, and ESR (with ESCMID endorsement). Eur J Nucl Med Mol Imaging. 2019;46:971–88.

25. Vanquickenborne B, Maes A, Nuyts J, et al. The value of (18)FDG-PET for the detection of infected hip prosthesis. Eur J Nucl Med Mol Imaging. 2003;30(5):705–15.

26. Aydin A, Yu JQ, Zhuang H, et al. Patterns of 18F-FDG PET images in patients with uncomplicated total hip arthroplasty. Hell J Nucl Med. 2015;18:93–6.

27. Verberne SJ, Temmerman OPP, Vuong BH, et al. Fluorodeoxyglucose positron emission tomography imaging for diagnosing periprosthetic hip infection: the importance of diagnostic criteria. Int Orthop. 2018;42:2025–34.

# PET/CT 在泌尿系统感染和炎症中的应用

# 17

**要点**

泌尿系统感染和炎症是不明原因发热（FUO）的重要原因之一。泌尿系统感染常见于肾脏、膀胱、前列腺，而输尿管和尿道的感染较为少见。其中以肾脏感染较为重要。肾脏感染是引起 FUO 的常见原因。随着技术的进步，大量关于评估肾脏病理学的研究正在进行，尤其是感染和炎症，以及 FUO 和潜在肾脏病变的情况。导致急性肾实质病变的疾病包括肾小管间质性肾炎、腹膜后纤维化、急性肾盂肾炎、急性肾小球肾炎、FUO 的急性感染及肾囊肿合并感染。其他原因包括前列腺炎、膀胱炎、尿道和输尿管感染。PET/CT 在评估这些感染和炎症中起着重要的作用。

## 17.1 引言

泌尿生殖系统感染是引起发热的常见原因之一[1]。在 FUO 中，肾脏疾病是导致高发病率和死亡率常见的原因之一。利用现有的影像学手段，如常规 X 线摄影、超声、CT、MRI，可用于评估与尿路梗阻、肾动脉狭窄、肾静脉血栓和肾梗死相关的各种情况和病理[2]。肾脏病理学的另一个重要方面是肾脏囊性病变及肾脏肿块，可能为感染性病变、良性及恶性病变。许多非侵入性影像学检查，如镓扫描，可以用来评估急性肾小管间质性肾炎，这类疾病更容易发生肾脏并发症，最终可能导致肾功能衰竭，即慢性肾病。其他影像学检查，如 CT 和 MRI，存在静脉对比剂相关的安全性问题，如可能会导致急性肾脏疾病[3]。超声对评估肾脏疾病没有太多特异性。虽然超声检查技术、超声造影技术不断进步，以及彩色多普勒技术有一定的优势，但是这些手段对肾脏的功能状态仍无法全面评估。

## 17.2 PET/CT 技术

FDG PET/CT 是一种很有前景的影像学检查方法,可用于评估各种泌尿生殖系统疾病,如恶性肿瘤、转移瘤、感染性炎症和良性病变。PET/CT 除用于诊断外,还可用于评估疗效,且具有极高的敏感性和特异性[4-5]。PET/CT 在泌尿生殖系统的应用主要关注的是上述情况。通常,PET/CT 扫描在注射 FDG 后进行。CT 扫描通常在静脉注射非离子型对比剂后进行。对此,基本原则是首先评估肾脏功能指标,这些指标应在正常范围,如果指标升高,则不能静脉注射对比剂。海得拉巴医院的方案是,除肾功能指标升高、儿童及不能配合的患者外,其余患者均注射静脉对比剂。

在某些情况下,三期增强扫描用来评估梗阻情况下肾盂输尿管连接处的排泄情况。CT 的优势在于可以评估强化或非强化病灶,以及各期的强化模式。通常,静脉注射对比剂后在静脉期进行 CT 扫描[6]。然而,对于任何可疑病变,如果其强化特征很重要,则均建议进行三期增强扫描(即动脉期、静脉期和延迟期)。PET/CT 在疾病诊断困难时起重要作用。

## 17.3 PET/CT 在肾脏疾病中的应用

### 17.3.1 PET/CT 在急性肾小管间质性肾炎中的应用

肾脏表现为体积轻度增大、超声回声轻微增强或无变化。PET/CT 的作用是根据炎症性病变中的淋巴细胞、巨噬细胞、中性粒细胞和成纤维细胞引起的 FDG 摄取增加来评估肾损伤的程度[7-9]。

### 17.3.2 PET/CT 在腹膜后纤维化中的应用

腹膜后纤维化由一组罕见的疾病,以炎症性组织增生为特征,常见于腹主动脉肾下段、下腔静脉和髂血管[10]。腹膜后纤维化可累及邻近输尿管,引起近端尿路梗阻,出现梗阻性尿路症状。腹膜后纤维化的其他常见病因包括淋巴瘤、腹膜后肉瘤、类癌、结核、组织胞浆菌病、放线菌病、腹部大手术、腹膜后血肿/出血及放疗。腹膜后纤维化的临床症状是非特异性的,临床检查也大多是非特异性的[11-12]。具有这些非特异性体征和症状及非特异性实验室检查的腹膜后纤维化可能会导致严重的肾损伤。常见的并发症是慢性肾病。PET/CT 可为腹膜后病变的诊断及代谢活动提供重要信息。PET 还具有评估沿血管及血管周围区域炎症演变的优势。利用这一优势,PET 可以评估腹膜后组织的代谢活动[13-15]。

### 17.3.3   PET/CT **在多囊肾中的应用**

在多囊肾患者中,肝肾同时受累合并囊肿感染发生率<15%[16-17]。对于症状不特异、肝肾功能正常及细菌培养阴性的病例,诊断具有挑战性。PET/CT 在多囊肾的评估中起着重要作用,其可以诊断囊肿感染、化脓性囊肿,鉴别引起腹痛的囊性和非囊性病因,鉴别囊肿感染和囊肿出血,并可评估疗效[18-19]。FDG 的重要优点之一是没有肾毒性和肝毒性。因此,当 PET/CT 与临床和生化指标联合使用来诊断囊肿感染时,该技术是一个强大且可达到与其他影像学检查相同诊断效果的方法(图 17-1)。

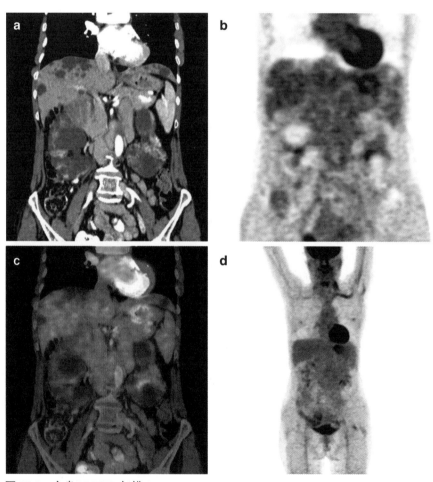

**图 17-1**   全身 PET/CT 扫描 1

患者无特殊症状,CT 图像(a)示肝脏及双肾多发囊肿,提示多囊肾,PET(b、d)、融合(c)图像示囊肿没有 FDG 摄取。

### 17.3.4 慢性肾病

近年来,PET 在鉴别良性、恶性病变方面发挥了重要作用。其有助于鉴别囊性病变与实性病变,以及鉴别感染性囊肿与囊性肾细胞癌。如前所述,PET/CT 更依赖病灶大小,而且需要鉴别感染和恶性肿瘤。在监测对治疗的反应中可发现,感染性炎症病灶经治疗后可以完全或部分消失[20-21](图 17-2)。

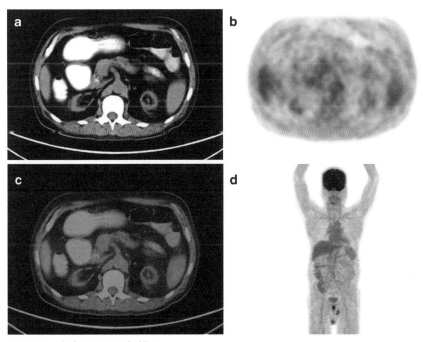

**图 17-2 全身 PET/CT 扫描 2**
CT 图像(a)示双侧肾脏萎缩,PET(b、d)和融合(c)图像示双肾未见异常代谢,提示肾实质病变。

### 17.3.5 PET/CT 在肾盂肾炎中的应用

肾盂肾炎有两种类型:急性肾盂肾炎和慢性肾盂肾炎。急性肾盂肾炎表现为肾脏体积轻度增大,示踪剂摄取量与基线相比轻度增高。因为可从放射性摄取水平评估双肾改变,所以提高了诊断特异性。如果可行,双时相显像是一种鉴别诊断和分类的重要方法。FDG 的摄取量与炎症的活动性成正比[22-23]。在慢性肾盂肾炎中,肾脏体积缩小,而且与肾盂肾炎的慢性程度成正比。同样,FDG 的摄取量提示肾实质病灶是感染性的。这是鉴别肾梗死和肾盂肾炎的一个重要指标。双时相延迟显像有助于鉴别可疑病变。SUV 与 FDG 的摄取量成正比[24]

（图 17-3）。

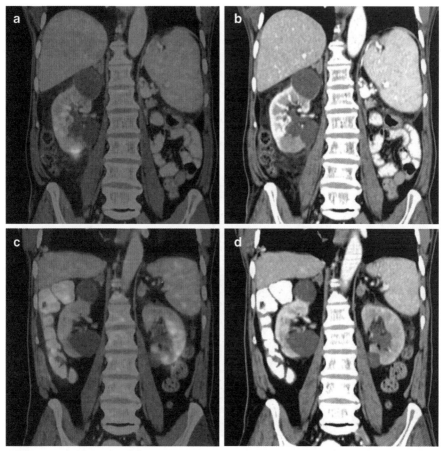

**图 17-3 腹部 PET/CT 扫描**

CT 图像（b、d）示右肾上极囊肿，融合图像（a、c）示病灶未见异常代谢。CT 图像（b）示右肾下极局灶性低密度非强化病灶，融合图像（a）示病灶呈轻度摄取 FDG，$SUV_{max}$ 为 3.8，提示为局灶性肾盂肾炎。

### 17.3.6 PET/CT 在感染性囊肿中的应用

PET/CT 在评估囊肿中的感染性病灶及与囊性肾癌鉴别方面有重要作用[25]。有时，出血性囊肿或出血成分被感染，也会表现为弥漫性摄取增加[26]。必须通过 FDG 的摄取和双时相显像与其他疾病进行鉴别（图 17-4、图 17-5）。

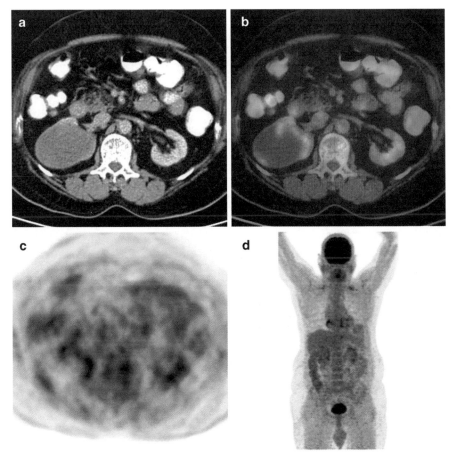

**图 17-4  全身 PET/CT 扫描 3**
在肾脏水平,CT 图像(a)示右肾囊肿伴密度轻度增高,融合(b)和 PET(c、d)图像示该
病灶未见异常代谢,提示为复杂囊肿。

### 17.3.7  PET/CT 在肾损伤中的应用

除非出现反应性改变,否则肾损伤不会摄取 FDG[27]。肾损伤的表现基于损伤类型。肾挫伤表现为局灶性摄取缺损。肾撕裂伤不会表现为明显的 FDG 摄取。然而,任何类型的肾损伤伴有感染时均显示 FDG 摄取增加[28-29]。肾损伤可表现为肾周脂肪黏滞、肾周积液、肾周脓肿或以上的任何组合。

### 17.3.8  肾结核

肾结核是印度次大陆结核病的重要组成之一[30]。不同阶段的结核均可见。FDG 摄取量取决于结核病所处阶段(急性期、亚急性期和慢性期)。累及肾周、

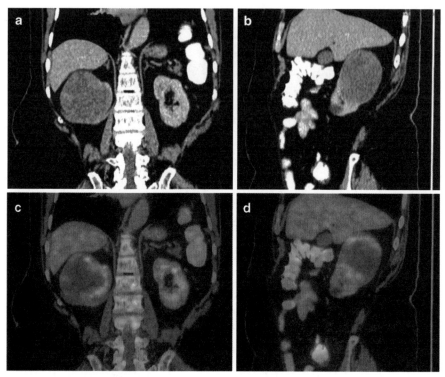

**图 17-5　全身 PET/CT 扫描 4**
在肾脏水平,CT 图像(a、b)示右肾囊肿伴密度轻度增高,融合图像(c、d)示病灶未见
异常代谢,提示为复杂囊肿。

肾盂输尿管连接部、输尿管上段的结核也很容易被诊断。肾结核临床表现可类似于许多其他疾病,如淋巴瘤、肾盂肾炎、真菌感染、胶原病,有时还包括代谢性疾病。FDG 的作用是评估摄取量、描述病变特征,重要的是评估疗效。此外,PET/CT 也可以评估相关的并发症[31-32]。

## 17.4　PET/CT 在输尿管疾病中的应用

输尿管感染不如肾脏感染常见[33]。肾脏感染常累及输尿管。除结核和输尿管梗阻导致的感染外,原发性输尿管感染比较罕见[34]。这种情况下 PET/CT 具有重要作用,增强 CT 可显示输尿管壁轻微强化,而相应的区域 FDG 摄取增加。FDG 摄取量与感染负荷量成正比。但这需要与移行细胞癌进行鉴别[35-36]。

## 17.5　PET/CT 在膀胱疾病中的应用

　　膀胱炎是引起尿路感染的第二大原因[37],可为膀胱的直接感染或继发于神经源性膀胱[38]。FDG 在鉴别局灶性膀胱壁增厚和局灶性移行细胞癌中起关键作用。在某些常规显像很难鉴别的情况下,双时相显像根据 $SUV_{max}$ 有助于鉴别。神经源性膀胱是膀胱感染的另一重要病因。其他病因包括结核、血吸虫病、革兰氏阴性菌感染等,而 PET/CT 在评估这些疾病中亦具重要作用[39-41]。

　　评估膀胱的理想方案是在全身 PET/CT 扫描后,当膀胱充盈良好时行延迟显像。如果膀胱充盈不佳,可以注射呋塞米后再行显像评估[42]。膀胱充分扩张是非常重要的,尤其是在膀胱壁轻微局灶性增厚和原位癌的情况下。膀胱周围脂肪堆积也是评估的重要内容之一,因为这与感染和膀胱恶性肿瘤有关(图 17-6、图 17-7)。

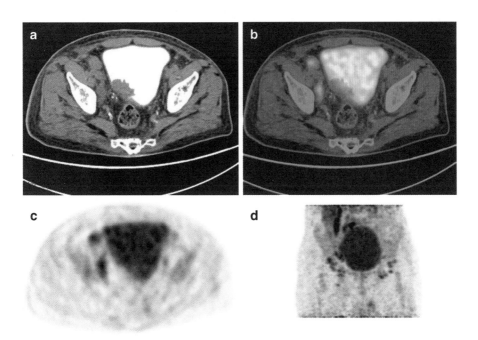

**图 17-6**　盆腔 PET/CT 扫描延迟显像 1
CT 图像(a)示膀胱内不规则结节,PET(c、d)和融合(b)图像示该结节未摄取 FDG。右侧髂外淋巴结有轻度代谢活性,$SUV_{max}$ 为 3.5。上述发现提示感染性病变。组织病理学确诊为结核。

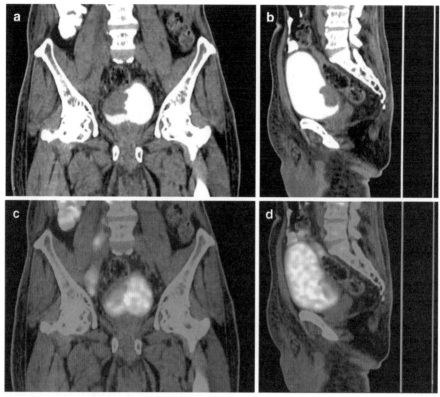

**图 17-7    盆腔 PET/CT 扫描延迟显像 2**
CT 图像（a、b）示膀胱内不规则结节。融合图像（c、d）示结节未摄取 FDG。右侧髂外
淋巴结有轻度代谢活性，$SUV_{max}$ 为 3.5。上述发现提示感染性病变。组织病理学确诊
为结核。

## 17.6  前列腺

　　前列腺感染在年轻人中更为常见[43]。此类患者前列腺大小和密度多表现
为正常。PET/CT 可用于评估弥漫性前列腺炎、前列腺脓肿及其他炎症性病变。
PET/CT 对鉴别局灶性前列腺炎和前列腺恶性肿瘤方面发挥关键作用[43-44]。一
个重要发现是 FDG 对前列腺恶性肿瘤并不敏感。因此，前列腺特异性膜抗原
（prostate specific membrane antigen，PSMA）是评估前列腺恶性肿瘤重要的新型
放射性示踪剂[45]。对于不确定的 $SUV_{max}$，双时相延迟显像有助于鉴别。前列腺
结核在印度次大陆也同样常见[46]（图 17-8~ 图 17-10）。

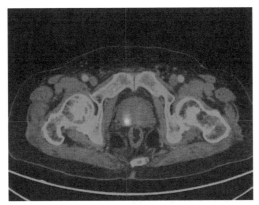

**图 17-8**　全身 PET/CT 扫描 5
在前列腺水平,CT 图像未见异常,PET 及融合图
像示前列腺右侧叶结节状摄取增加病灶。

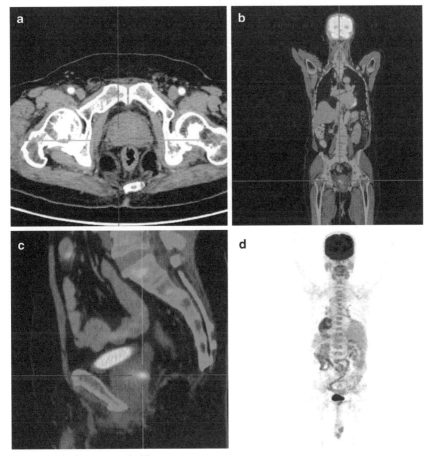

**图 17-9**　全身 PET/CT 扫描 6
在前列腺水平,CT 图像(a)未见异常,融合(b、c)和 PET(d)图像示前列腺右侧叶
结节状摄取增加病灶。

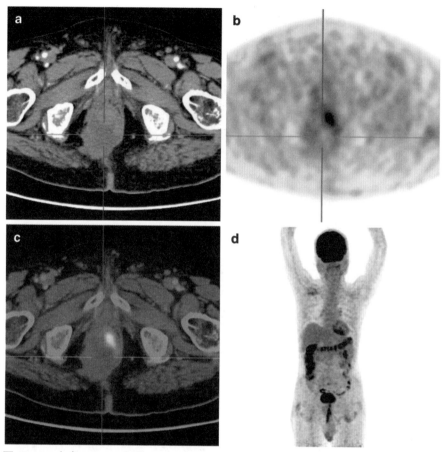

**图 17-10　全身 PET/CT 扫描 7**
CT 图像（a）示前列腺右侧不规则低密度影，提示为前列腺周围脓肿；PET（b、d）和融合
（c）图像示左侧局灶性结节状摄取增加，提示为活动性感染。

## 17.7　尿道

　　尿道感染并不常见，尽管如此，PET/CT 仍可有重要发现[46]。结核累及尿道
的评估也需要引起重视[47-48]。尿道肿瘤和感染需要与局灶性尿道感染相鉴别。

## 17.8　阴茎

　　与其他泌尿生殖道感染相比，阴茎感染不少见[49]。大多数感染与性传播疾
病有关，尤其是人乳头瘤病毒。在评估这些感染中，FDG PET/CT 无疑具有重要

作用,但是需要与阴茎癌进行鉴别[50]。

## 17.9 附睾睾丸炎

附睾睾丸炎是男性生殖道常见的感染和炎症。PET/CT 在评估这类疾病时常表现为弥漫性摄取增加。常见的原因是结核和感染性病变。有时附睾睾丸炎很难与睾丸肿瘤鉴别[51-52]。

## 17.10 女性生殖道感染

女性生殖道感染很常见。常见的表现是盆腔炎、输卵管卵巢炎和子宫内膜结核。FDG PET/CT 在评估这类疾病时常表现为摄取增加。子宫内膜结核需要与子宫内膜癌进行鉴别[53-54]。

## 17.11 小结

FUO 的病因非常多,因此,通过全身 PET/CT 检查可以很容易诊断病变、确定病变特征、发现相关的并发症并评估疗效。这也特别适用于泌尿生殖系统。FDG PET/CT 广泛应用于评估泌尿生殖系统感染和炎症。PSMA 仅用于评估前列腺癌。

翻译　侯小艳　王艳梅　廖栩鹤　胡　娟
审校　李宏军　杨　斌　谷何一

## 参考文献

1. Foxman B, Barlow R, D'arcy H, Gillespie B, Sobel JD. Urinary tract infection: self-reported incidence and associated costs. Ann Epidemiol. 2000;10(8):509–15.
2. Sorensen SM, Schonheyder HC, Nielsen H. The role of imaging of the urinary tract in patients with urosepsis. Int J Infect Dis. 2013;17:e299–303.
3. McCullough PA. Contrast-induced acute kidney injury. J Am Coll Cardiol. 2008;51:1419–28.
4. Basu S, Chryssikos T, Moghadam-Kia S, Zhuang H, Torigian DA, Alavi A. Positron emission tomography as a diagnostic tool in infection: present role and future possibilities. Semin Nucl Med. 2009;39(1):36–51.
5. Balink H, Collins J, Bruyn G, Gemmel F. F-18 FDG PET/CT in the diagnosis of fever of unknown origin. Clin Nucl Med. 2009;34(12):862–8.
6. Kekelidze M, Dwarkasing RS, Dijkshoorn ML, et al. Kidney and urinary tract imaging: triple-bolus multidetector CT urography as a one-stop shop—protocol design, opacification, and image quality analysis. Radiology. 2010;255:508–16.

7. McCammack KC, Hawkes NC, Silverman ED, et al. PET/CT appearance of acute pyelone-phritis. Clin Nucl Med. 2013;38:299–301.

8. Katagiri D, Masumoto S, Katsuma A, et al. Positron emission tomography combined with computed tomography (PET-CT) as a new diagnostic tool for acute tubulointerstitial nephritis (AIN) in oliguric or haemodialysedpatients. NDT Plus. 2010;3:155–9.

9. Katagiri D, Masumoto S, Katsuma A, Minami E, Hoshino T, Inoue T, et al. Positron emission tomography combined with computed tomography (PET-CT) as a new diagnostic tool for acute tubulointerstitial nephritis (AIN) in oliguric or haemodialysed patients. NDT Plus. 2010;3(2):155–9.

10. van Bommel EF, Jansen I, Hendriksz TR, Aarnoudse ALHJ. Idiopathic retroperitoneal fibrosis. Medicine (Baltimore). 2009;88:193–201.

11. Scheel PJ, Feeley N. Retroperitoneal fibrosis: the clinical, laboratory, and radiographic presentation. Medicine. 2009;88:202–7.

12. Van Bommel E, Jansen I, Hendriksz T, Aarnoudse A. Idiopathic retroperitoneal fibrosis: prospective evaluation of incidence and clinicoradiologic presentation. Medicine. 2009;88:193–201.

13. Moroni G, Castellani M, Balzani A, et al. The value of (18)F-FDG PET/CT in the assessment of active idiopathic retroperitoneal fibrosis. Eur J Nucl Med Mol Imaging. 2012;39:1635–42.

14. Nakajo M, Jinnouchi S, Tanabe H, Tateno R, Nakajo M. 18F-fluorodeoxyglucose positron emission tomography features of idiopathic retroperitoneal fibrosis. J Comput Assist Tomography. 2007;31:539–43.

15. Jansen I, Hendriksz TR, Han SH, Huiskes AW, van Bommel EF. (18)F-fluorodeoxyglucose position emission tomography (FDG-PET) for monitoring disease activity and treatment response in idiopathic retroperitoneal fibrosis. Eur J Intern Med. 2010;21:216–21.

16. Migali G, Annet L, Lonneux M, Devuyst O. Renal cyst infection in autosomal dominant polycystic kidney disease. Nephrol Dial Transplant. 2008;23:404–5.

17. Bobot M, Ghez C, Gondouin B, et al. Diagnostic performance of (18)F fluorodeoxyglucose positron emission tomography-computed tomography in cyst infection in patients with autosomal dominant polycystic kidney disease. Clin Microbiol Infect. 2016;22:71–7.

18. Paschali AN, Georgakopoulos AT, Pianou NK, et al. 18F-fluorodeoxyglucose positron emission tomography/computed tomography in infected polycystic kidney disease. World J Nucl Med. 2015;14:57–9.

19. Jouret F, Lhommel R, Beguin C, et al. Positron-emission computed tomography in cyst infection diagnosis in patients with autosomal dominant polycystic kidney disease. Clin J Am Soc Nephrol. 2011;6:1644–50.

20. Couser WG, Remuzzi G, Mendis S. The contribution of chronic kidney disease to the global burden of major non-communicable diseases. Kidney Int. 2011;80:1258–70.

21. Ruggenenti P, Cravedi P, Remuzzi G. Mechanisms and treatment of CKD. J Am Soc Nephrol. 2012;23:1917–28.

22. Morelle M, Jaillard A, Bellevre D, Collet G, Petyt G. 18F-FDG PET/CT in renal infections: evidence of acute pyelonephritis in a horseshoe kidney. Clin Nucl Med. 2017;42(2):112–3.

23. Lane DR, Takhar SS. Diagnosis and management of urinary tract infectionand pyelonephritis. Emerg Med Clin North Am. 2011;29:539–52.

24. Zhuang H, Pourdehnad M, Lambright ES, Yamamoto AJ, Lanuti M, Li P, Mozley PD, Rossman MD, Albelda SM, Alavi A. Dual time point 18F-FDG PET imaging for differentiating malignant from inflammatory processes. J Nucl Med. 2001;42:1412–7.

25. Agrawal K, Bhattacharya A, Singh SK, Manohar K, Kashyap R, Mittal BR. Polycystic kidney disease: renal cyst infection detected on F-18 FDG PET/CT. Clin Nucl Med. 2011;36:1122–3.

26. Israel G, Bosniak M. An update of the Bosniak renal cyst classification system. Urology. 2005;66:484–8.

27. Thomas ME, Blaine C, Dawnay A, et al. The definition of acute kidney injury and its use in practice. Kidney Int. 2015;87:62–73.

28. Alonso RC, Nacenta SB, Martinez PD, Guerrero AS, Fuentes CG. Kidney in danger: CT findings of blunt and penetrating renal trauma. Radiographics. 2009;29:2033–53.

29. Ynch TH, Martínez-Piñeiro L, Plas E, Serafetinides E, Türkeri L, Santucci RA, Hohenfellner

M. EAU guidelines on urological trauma. Eur Urol. 2005;47:1–15.

30. Gupta NP. Genitourinary tuberculosis. Indian J Urol. 2008;24:355.

31. Kosterink JGW. Positron emission tomography in the diagnosis and treatment management of tuberculosis. Curr Pharm Des. 2011;17:2875–80.

32. Merchant S, Bharati A, Merchant N. Tuberculosis of the genitourinary system-urinary tract tuberculosis: renal tuberculosis-part II. Indian J Radiol Imaging. 2013;23:64–77.

33. Hooton TM. Uncomplicated urinary tract infection. New Engl J Med. 2012;366:1028–37.

34. Cek M, Lenk S, Naber KG, Bishop MC, Johansen TE, Botto H, et al. EAU guidelines for the management of genitourinary tuberculosis. Eur Urol. 2005;48:353–62.

35. Jamar F, Buscombe J, Chiti A, et al. EANM/SNMMI guideline for 18F-FDG use in inflammation and infection. J Nucl Med. 2013;54(4):647–58. https://doi.org/10.2967/jnumed.112.112524.

36. Vaidyanathan S, Patel CN, Scarsbrook AF, Chowdhury FU. FDG PET/CT in infection and inflammation—current and emerging clinical applications. Clin Radiol. 2015;70(7):787–800.

37. Ejrnæs K. Bacterial characteristics of importance for recurrent urinary tract infections caused by *Escherichia coli*. Dan Med Bull. 2011;58:B4187.

38. Nseyo U, Santiago-Lastra Y. Long-term complications of the neurogenic bladder. Urol Clin North Am. 2017;44:355–66.

39. Karanikas G, Beheshti M. (1)(1)C-acetate PET/CT imaging: physiologic uptake, variants, and pitfalls. PET Clin. 2014;9(3):339–44.

40. Walker SJ, Zambon J, Andersson KE, et al. Bladder capacity is a biomarker for a bladder centric versus systemic manifestation in interstitial cystitis/bladder pain syndrome. J Urol. 2017;198(2):369–75. https://doi.org/10.1016/j.juro.2017.02.022.

41. Salem N, Balkman JD, Wang J, et al. In vivo imaging of schistosomes to assess disease burden using positron emission tomography (PET). PLoSNegl Trop Dis. 2010;4(9):e827.

42. Ceriani L, Suriano S, Ruberto T, Giovanella L. Could different hydration protocols affect the quality of 18F-FDG PET/CT images? J Nucl Med Technol. 2011;39:77–82.

43. Kao PF, Chou YH, Lai CW. Diffuse FDG uptake in acute prostatitis. Clin Nucl Med. 2008;33:308–10.

44. Ho L, Quan V, Henderson R, Seto J. High-grade urothelial carcinoma of the prostate on FDG PET-CT. Clin Nucl Med. 2007;32:746–7.

45. Mease RC, Foss CA, Pomper MG. PET imaging in prostate cancer: focus on prostate-specific membrane antigen. Curr Top Med Chem. 2013;13:951–62.

46. Kulchavenya E, Brizhatyuk E, Khomyakov V. Diagnosis and therapy for prostate tuberculosis. Ther Adv Urol. 2014;6:129–34.

47. Metser U, Even-Sapir E. Increased (18)F-fluorodeoxyglucose uptake in benign, non-physiologic lesions found on whole-body positron emission tomography/computed tomography (PET/CT): accumulated data from four years of experience with PET/CT. Semin Nucl Med. 2007;37:206–22.

48. Stelzmueller I, Huber H, Wunn R, Hodolic M, Mandl M, Schinko H, Lamprecht B, Fellner F, Skanjeti A, Giammarile F, Colletti PM, Gabriel M, Rubello D. 18F-FDG PET/CT in the initial assessment and for follow-up in patients with tuberculosis. Clin Nucl Med. 2015;41(4):187–94.

49. Severson J, Evans TY, Lee P, et al. Human papillomavirus infections: epidemiology, pathogenesis, and therapy. J Cutan Med Surg. 2001;5:43–60.

50. Kidd LC, Chaing S, Chipollini J, et al. Relationship between human papilloma virus and penile cancer implications for prevention and treatment. Transl Androl Urol. 2017;6(5):791–802.

51. Ran P, Liang X, Zhang Y, Sun P, Dong A. FDG PET/CT in a case of bilateral tuberculous epididymo-orchitis. Clin Nucl Med. 2019;44(9):757–60.

52. Chopra S, Dharmaraja A. FDG PET/CT images demonstrating epididymo-orchitis in a patient with HIV, acute kidney injury and known epididymo-orchitis on scrotal ultrasound. Clin Nucl Med. 2015;40(2):e171–2.

53. Lerman H, Metser U, Grisaru D, Fishman A, Lievshitz G, Even-Sapir E. Normal and abnormal 18F-FDG endometrial and ovarian uptake in pre- and postmenopausal patients: assessment by PET/CT. J Nucl Med. 2004;45:266–71.

54. Harkirat S, Anana SS, Indrajit LK, Dash AK. Pictorial essay: PET/CT in tuberculosis. Indian J Radiol Imaging. 2008;18(2):141–7.

# PET/CT 在病毒感染中的应用 18

**要点**

病毒感染是一种重要的临床病症,伴有多种临床症状,且与细菌感染症状有明显重叠。然而,一些病毒性疾病的症状没有特异性,且严重时足以引起败血症。

病毒感染可在各年龄段的人群中发生,常见症状有发热、感冒,消化道症状如呕吐、腹泻,神经症状如头痛、意识模糊、刺激、意识丧失。因此必须定义和区分病原体。

## 18.1 简介

在病毒感染中,PET/CT 通过 $SUV_{max}$ 量化评估受感染脏器的疾病严重程度,对评估疾病数量、疾病负担、疾病累及程度有重要作用[1]。然而,PET/CT 无法分辨确切病因,也无法分辨各种恶性与良性病变重叠的情况[2]。这在由病毒、细菌或其他原因引起的脑炎/脑膜炎中有重要意义。

## 18.2 PET/CT 的原理

FDG PET 的基本原理是显示与淋巴结受累相关的摄取增加,监测疾病进展,并且监测病变对治疗的反应[3-4]。该原理的病理学基础是,病毒感染后,可通过释放局部趋化因子来激活中性粒细胞、单核细胞和 T 淋巴细胞。因此,在炎症活跃部位,被激活的中性粒细胞需要更多葡萄糖的无氧糖酵解,这与 FDG 高摄取量成正比。其他细胞,如粒细胞与巨噬细胞,也在慢性疾病中起着促进葡萄糖转运的作用。因此,FDG 摄取量与炎症的活跃程度成正比。

## 18.3 神经系统感染

亚急性硬化性全脑炎(subacute sclerosing pnencephalitis,SSPE)是一种重要

的神经退行性疾病[5]。其特点为认知与行为改变、肌肉松弛和 / 或肌阵挛发作，脑电图周期性异常表现，以及脑脊液中麻疹抗体的增加。SSPE 由麻疹病毒在原发性麻疹感染发作后数年在大脑中重新激活而引起的，是一种严重的疾病。尽管人们对 SSPE 进行了多年研究，但其发病机制和治疗方法尚不清楚。目前，FDG PET/CT 正逐渐成为评估 SSPE 的重要成像方式之一[6]。Seo 等[7]的一项研究证明，SSPE 患者的脑皮质葡萄糖代谢明显降低，但也有部分患者表现正常。免疫系统与发热发病机制有关。FDG PET/CT 的图像显示病毒暴露期间在不同的颅内位置有不同的摄取模式。中枢神经系统表现为脑膜炎、脑炎、硬脑膜强化、脑回样强化及这些表现的组合，伴或不伴脑水肿（图 18-1、图 18-2）。

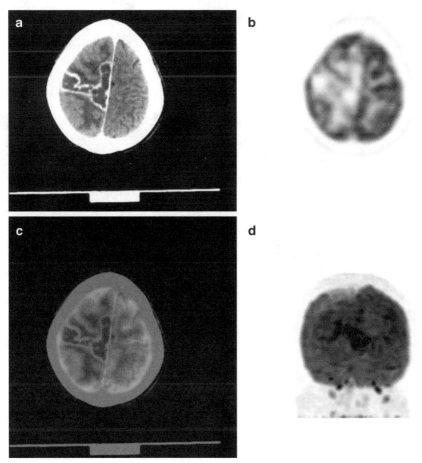

**图 18-1  脑部 PET/CT 扫描 1**
CT 图像（a）示右侧顶叶上部脑膜增强，对应区域 PET（b、d）、融合（c）图像示轻度 FDG 摄取。FDG 对脑组织病变并不敏感。

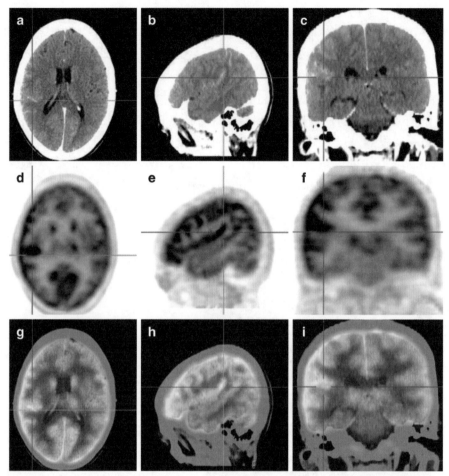

**图 18-2**　脑部 PET/CT 扫描 2
CT 图像（a~c）示右顶叶脑膜增强，PET（d~f）和融合（g~i）图像示沿脑膜的局灶性摄取，提示脑膜炎。

## 18.4　头颈部病毒感染

### 18.4.1　上呼吸道感染

　　上呼吸道感染是常见的感染之一，包括各种情况，如鼻炎、鼻窦炎、耳部感染、急性咽喉炎、扁桃体炎、会厌炎等。喉炎是其中一种重要的上呼吸道感染，FDG 摄取量与其感染的程度成正比[8-11]。

### 18.4.2　急性咽喉炎

　　急性咽喉炎是重要的幼儿病毒感染性疾病之一。由临床症状引起的许多轻微变化对疾病评估至关重要。在幼儿中,70% 以上的急性咽喉炎由病毒引起,其典型症状为轻微的咽部红肿和扁桃体肿大。链球菌感染在 5 岁以下儿童中罕见,而在较大的儿童中常见。在居住环境拥挤的国家或可能存在基因缺陷的人群中,链球菌感染后遗症,如急性风湿热和心肌炎,在学龄儿童中常见但也可能发生于 5 岁以下儿童。在发展中国家,急性咽喉炎伴喉部假膜形成基本上由白喉棒状杆菌引起。然而,随着白百白破疫苗的接种,白喉现已罕见。FDG PET/CT 在评估咽喉炎方面发挥着重要作用,FDG 摄取量与感染程度成正比[12-13]。

## 18.5　胸部病毒感染

### 18.5.1　病毒感染

　　胸部病毒性感染表现多样并与细菌性感染有重叠。但是,常见的表现是斑片状浸润影。这常在细菌感染后期的上下呼吸道出现。严重急性呼吸综合征(severe acute respiratory syndrome,SARS)和其他病毒性感染通常表现为急性呼吸窘迫综合征(acute respiratory distress syndrome,ARDS)。FDG PET/CT 现已成为评估各类胸部病毒感染的重要影像学方式[14-15](图 18-3~ 图 18-5)。

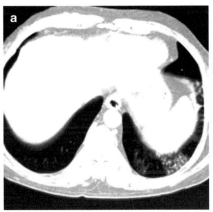
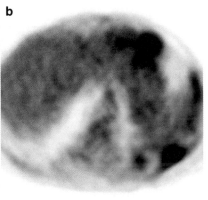

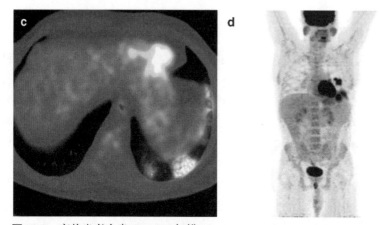

**图 18-3** 高热患者全身 PET/CT 扫描 1

CT 图像(a)示左肺下叶斑片状实质浸润。PET 图像(b、d)示显著的 FDG 摄取增加,SUV$_{max}$ 为 6.5。融合图像(c)示由病毒感染引起的斑片性肺炎。

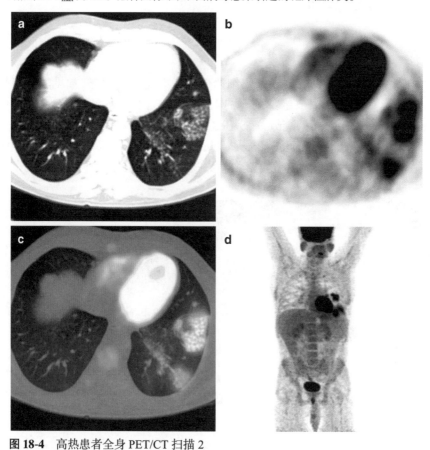

**图 18-4** 高热患者全身 PET/CT 扫描 2

CT 图像(a)示左肺下叶斑片状实质浸润。PET 图像(b、d)示显著的 FDG 摄取增加,SUV$_{max}$ 为 6.5。融合图像(c)示由病毒感染引起的斑片性肺炎。

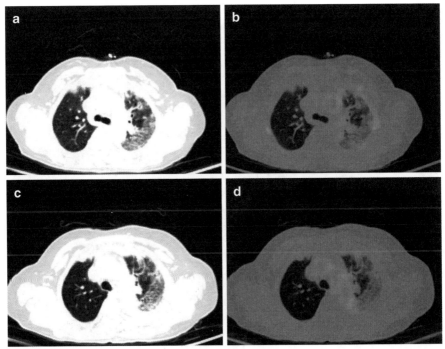

**图 18-5**　全身 PET/CT 扫描两肺上叶水平

CT 图像（a、c）示左肺上叶不均匀性肺实质磨玻璃样密度伴局灶性胸膜增厚,融合图像（b、d）示极少量 FDG 摄取,提示感染性炎症。

### 18.5.2　2019 冠状病毒病 / 新型冠状病毒感染

其发病机制与其他疾病相似,但其 CT 的特征性表现为双肺外周为主的磨玻璃密度 / 实变伴随空气支气管征与血管增粗征。这些发现在临床上与 ARDS 较为一致。一些关于 2019 冠状病毒病 / 新型冠状病毒感染（corona virus cisease 2019,COVID-19）的 FDG 摄取研究表明,多个器官在感染后受累,尤其是消化道、肾脏、骨髓、心脏等。PET/CT 的结果显示与其他病毒感染相似。唯一的优势是可以检测、评估疾病程度和监测对治疗的反应[16-17]。目前这方面的影像资料非常有限。总之,FDG 的摄取量与肺部受累的程度相关（图 18-6、图 18-7）。

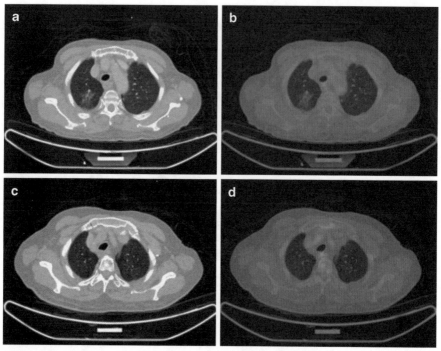

图 18-6　CT 图像（a、c）示右肺尖的小斑片性炎症。融合图像（b、d）示少量 FDG 非特异性摄取，提示感染性炎症。

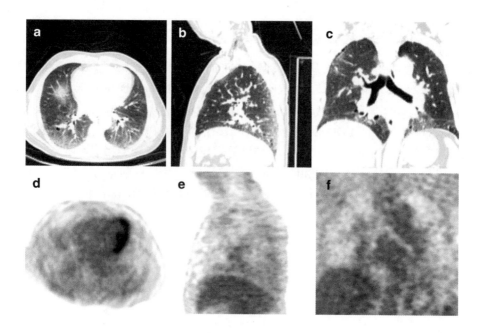

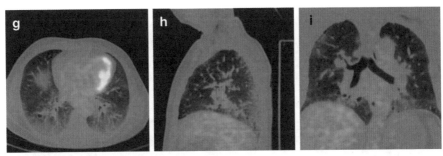

**图 18-7** 胸部 PET/CT 扫描

CT 图像(a~c)示右肺上叶和双肺下叶存在磨玻璃影,PET(d~f)和融合(g~i)图像示少量 FDG 摄取,提示非特异性感染。

## 18.6 腹部病毒感染

在早期急性阶段,消化道无特异的症状。肝脏是常被病毒感染的脏器之一,尤其是乙型肝炎、甲型肝炎、丙型肝炎,FDG 显像结果取决于肝脏受累阶段(图 18-8、图 18-9)。早期成像无改变;急性或慢性阶段呈现出继发于肝炎的肝脏弥漫性摄取增加;在慢性和迁延阶段,可发展为慢性肝病或肝硬化,或有进一步诱发肝细胞癌的可能。在这种情况下,FDG PET/CT 可以评估疾病进程和对治疗的反应,特别是在病程可逆的急性期[12,18-21]。其他成像表现为轻度腹膜增厚。另一个常见的受累器官是子宫颈和阴茎。宫颈癌由多种致病因素引起,而其中之一就是多种病毒感染[22-23]。

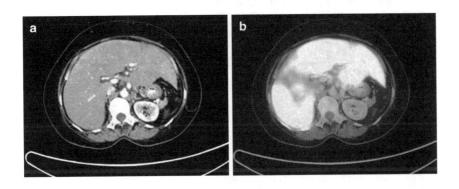

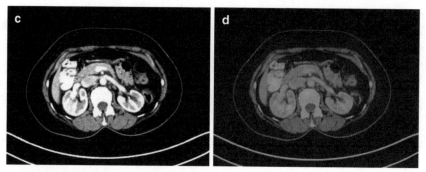

**图 18-8　全身 PET/CT 扫描肝脏水平 1**

CT 图像（a、c）示肝脏轻微不均匀强化，主要见于肝左叶，PET 和融合图像（b、d）示全肝实质弥漫性高摄取，$SUV_{max}$ 为 13.5。累及肝左、右叶的边界不清的小低密度灶，提示肝炎。

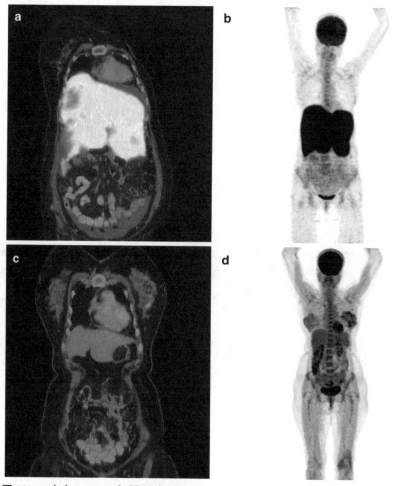

**图 18-9　全身 PET/CT 扫描肝脏水平 2**

PET（b、d）与融合（a、c）图像示全肝实质弥漫性摄取增加，$SUV_{max}$ 为 13.5。累及肝左、右叶的边界不清的小低密度灶，提示肝炎。

人乳头瘤病毒是诱发阴茎癌的因素之一[24-25]。

因此,FDG PET/CT 可以检测疾病严重程度、监测疾病进展和治疗效果,在病毒感染的评估中有重要作用,特别是针对 COVID-19 的 PET/CT 评估方面,有很多研究正在进行。本章中提到的结论均基于初步研究。

翻译　唐德华　林晓珠　廖栩鹤　胡　娟
审校　李宏军　杨　斌　谷何一

# 参考文献

1. Alauddin MM, Conti PS, Mazza SM, Hamzeh FM, Lever JR. 9-[(3-[18F]-fluoro-1-hydroxy-2-propoxy) methyl] guanine ([18F]-FHPG): a potential imaging agent of viral infection and gene therapy using PET. Nucl Med Biol. 1996;23:787–92.
2. Seemann MD, Seemann O, Luboldt W, et al. Differentiation of malignant from benign solitary pulmonary lesions using chest radiography, spiral CT and HRCT. Lung Cancer, 2000;29:105–24.
3. Basu S, Hess S, Braad P-EN, et al. The basic principles of FDG-PET/CT imaging. PET Clin. 2014;9(4):355–70.
4. Hess S, Blomberg BA, Zhu HJ et al. The Pivotal Role of FDG-PET/CT in Modern Medicine, Academic Radiology, 2014;21(2):232–49.
5. Chaudhuri A, Kennedy PG. Diagnosis and treatment of viral encephalitis. Postgrad Med J. 2002;78:575–83.
6. Yilmaz K, Yilmaz M, Mete A, Celen Z, et al. A correlative study of FDG PET, MRI/CT, electroencephalography, and clinical features in subacute sclerosing panencephalitis. Clin Nucl Med. 2010;35:675–81.
7. Seo Y-S, Kim H-S, Jung D-E. 18F-FDG PET and MRS of the early stages of subacute sclerosing panencephalitis in a child with a normal initial MRI. Pediatr Radio. 2010;40(11):1822–5.
8. Gordon BA, Flanagan FL, Dehdashti F. Whole-body positron emission tomography: normal variations, pitfalls, and technical considerations. Am J Roentgenol. 1997;169:1675–80.
9. Bhargava P, Rahman S, Wendt J. Atlas of confounding factors in head and neck PET/CT imaging. Clin Nucl Med. 2011;36:e20–9.
10. Basu S, Chryssikos T, Moghadam-Kia S, Zhuang H, Torigian DA, Alavi A. Positron emission tomography as a diagnostic tool in infection: present role and future possibilities. Semin Nucl Med. 2009;39(1):36–51. https://doi.org/10.1053/j.semnuclmed.2008.08.004.
11. Simons KS, Pickkers P, Bleeker-Rovers CP, Oyen WJ, Hoeven JG. F-18-fluorodeoxyglucose positron emission tomography combined with CT in critically ill patients with suspected infection. Intensive Care Med 2010;36(3):504–511. doi: https://doi.org/10.1007/s00134-009-1697-8.
12. Jamar F, Buscombe J, Chiti A, Christian PE, Delbeke D, Donohoe KJ, Israel O, Martin-Comin J, Signore A. EANM/SNMMI guideline for 18F-FDG use in inflammation and infection. J Nucl Med. 2013;54(4):647–58.
13. Vaidyanathan S, Patel CN, Scarsbrook AF, Chowdhury FU. FDG PET/CT in infection and inflammation current and emerging clinical applications. Clin Radiol. 2015;70(7):787–800.
14. Takalkar AM, Bruno GL, Makanjoula AJ, El-Haddad G, Lilien DL, Payne DK. A potential role for F-18 FDG PET/CT in evaluation and management of fibrosing mediastinitis. Clin Nucl Med. 2007;32(9):703–6.
15. Capitanio S, Nordin AJ, Noraini AR, Rossetti C. PET/CT in non-oncological lung diseases: current applications and future perspectives. Eur Respir Rev. 2016;25:247–58.

16. hefer S, Thomasson D, Seidel J, Reba RC, Bohannon JK, Lackemeyer MG, et al. Modeling [(18)F]-FDG lymphoid tissue kinetics to characterize nonhuman primate immune response to Middle East respiratory syndrome-coronavirus aerosol challenge. EJNMMI Res. 2015;5:65.
17. Qin C, Liu F, Yen TC, Lan X. [18]F-FDG PET/CT findings of COVID-19: a series of four highly suspected cases. Eur J Nucl Med Mol Imaging. 2020;47:1281.
18. Koff G, Sterbis JR, Davison JM, Montilla-Soler JL. A unique presentation of appendicitis: F-18 FDG PET/CT. Clin Nucl Med. 2006;31(11):704–6.
19. European Association for the Study of the Liver. EASL clinical practice guidelines on the management of ascites, spontaneous bacterial peritonitis, and hepatorenal syndrome in cirrhosis. J Hepatol. 2010;53:397–417.
20. Li XJ, Li FQ, Han JK, et al. Ascites metabolism measurement enhanced the diagnostic value and accuracy of prognostic evaluation in [18]F-FDG PET/CT studies in malignant ascites patients. Nucl Med Commun. 2013;34:544–50.
21. Kim MJ, Kim YS, Cho YH, Jang HY, Song JY, Lee SH, et al. Use of 18F-FDG PET to predict tumor progression and survival in patients with intermediate hepatocellular carcinoma treated by trans-arterial chemo-embolization. Korean J Intern Med. 2015;30:308–15.
22. Hariri S, Unger ER, Sternberg M, et al. Prevalence of genital human papillomavirus among females in the United States, the National Health and Nutrition Examination Survey, 2003–2006. J Infect Dis. 2011;204:566–73.
23. Kidd EA, Siegel BA, Dehdashti F, et al. The standardized uptake value for F-18 fluorodeoxyglucose is a sensitive predictive biomarker for cervical cancer treatment response and survival. Cancer. 2007;110(8):1738–44.
24. Scher B, Seitz M, Reiser M, Hungerhuber E, Hahn K, Tiling R. Herzog 18F-FDG PET/CT for staging of penile cancer. J Nucl Med. 2005;46:1460–5.
25. Ottenhof SR, Vegt E. The role of PET/CT imaging in penile cancer. Trans Androl Urol. 2017;6(5):833–8.

# PET/CT 在器官移植中的应用 **19**

**要点**

器官移植是累及实体器官的终末期疾病的治疗方案之一。移植患者的随访取决于短期和长期的临床表现。器官移植评估的难点在于生物检验和各种成像技术都是非特异性的。感染和炎症是实体器官移植后两种常见的并发症。上述并发症无典型的临床表现,而常规的影像学检查比临床表现更具提示意义。FDG PET/CT 是评估移植前和移植后器官状态的重要检查手段,同时也有助于评估感染,感染可能是引起排斥反应的重要原因之一。

## 19.1  概述

随着医学的发展,经过一系列诊断治疗的终末期疾病最终出现器官衰竭变得更为常见。原因之一为预先存在的感染是隐匿性的,不易被发现。FDG PET 在移植后感染状态的评估中起着重要作用[1-3]。因移植后患者会接受免疫抑制治疗,所以感染是器官移植后出现并发症的重要原因之一[4]。

## 19.2  PET/CT 在器官移植中的应用

器官移植是治疗终末期器官疾病,特别是实体器官疾病的最后治疗手段,是移植后器官仍能保持正常功能的重要治疗方式。器官移植后并发症的临床与影像学分析是重要且常见的,但这些并发症可以是轻微的,也可以是严重的,需要加以区分。常见的并发症为机会性感染,严重者可出现移植排斥反应。进行移植后评估的方法很多。虽然常规成像方式如 X 线、超声、CT 和 MRI 很重要,但均无法评估感染的早期变化。PET/CT 是唯一能显示感染性病灶和受累器官的成像方式。FDG 的摄取量是评估感染严重程度的指标,移植后期也可用来评估器官的排斥反应。免疫力下降严重的并发症之一是严重的机会性感染和恶性肿

247

瘤[5-9]。器官移植受体患者癌症患病率和死亡率的增高,主要原因是免疫抑制治疗。但如果减少免疫抑制治疗,就会导致移植物的排斥反应。相关的评估指标,如生化、微生物和影像学参数,并不足以满足诊断需求。FDG PET/CT 的作用是检测恶性细胞和炎症细胞的代谢变化,并可以广泛应用于疾病的定位、分期和疗效监测。在哥本哈根大学医院的一项研究中,联盟医院的移植后感染管理数据库项目对移植后发生并发症的影响因素进行了研究,这是在丹麦进行的涉及肝、肺、肾和心脏移植的开创性研究之一。患者进行 FDG PET/CT 检查,以评估移植后潜在的感染性病灶,并追踪随访移植排斥反应的进展。FDG PET/CT 全身扫描的定量分析是基于正常感染、恶性肿瘤、不确定和 / 或其他临床细节。将 FDG PET/CT 的检查结果与两名医师独立的最终临床诊断进行比较,并将结果分为真阳性、真阴性、假阳性、对诊断有贡献的假阴性、对排除有贡献的假阴性、无任何作用的假阴性。在一项涉及 1 814 例实体器官移植受体的研究中,共进行了 219 例次 FDG PET/CT 扫描,其中 122 例(84% 的移植受者)未经 FDG PET/CT 诊断,133 次扫描按临床指征进行检查。一方面依据不明原因发热(FUO)方案进行评估,其中记录了器官特异性症状,如腹泻、胃痛、咳嗽和神经系统症状。另一方面基于生化或微生物标志物进行评估,如 C 反应蛋白(CRP)、乳酸脱氢酶(lactate dehydrogenase,LDH)、丙氨酸转氨酶(alanine aminotransferase,ALT)或聚合酶链反应(polymerase chain reaction,PCR)。通过评估这些不同的参数来分析与 FDG PET/CT(n=133)相关的最终诊断。诊断性检查显示,癌症和感染是导致排斥的常见原因。FDG PET 在这些患者中的诊断价值具有很高的敏感性(97%)、特异性(84%)、阳性预测值(87%)和阴性预测值(96%)。此研究中,FDG PET/CT 的结果与临床症状、发生排斥反应的可能性无相关性,然而 FDG PET 对评估排斥反应的原因和诱发因素具有一定的敏感性。上述诊断均遵循不明原因发热(FUO)方案,尤其是在评估感染性病灶方面,而不仅仅是受累范围方面。

　　FDG PET/CT 是一种基于糖酵解活性量化评估疾病病理的成像工具。在疾病发展过程中,被激活的炎症细胞,如中性粒细胞、巨噬细胞和淋巴细胞均会增加放射性物质的摄取。

## 19.3　FDG 分析

　　FDG PET/CT 是一种重要的影像学检查方法,可提供大量的诊断信息。

　　1. 识别感染部位。

　　2. 排除恶性肿瘤。

　　3. 评估感染范围和受累器官。

4. 精准化诊断过程。

5. 治疗后感染状况随访。

## 19.4 肝移植

肝移植通常被建议用于终末期慢性肝病——肝衰竭的患者。另一个常见的肝移植原因是肝细胞癌。肝细胞癌是常见的 6 种癌症之一，通常与乙型肝炎病毒和丙型肝炎病毒感染有关，易感因素之一是非酒精性脂肪性肝病。因此，肝硬化和肝细胞癌之间存在密切联系。血管侵犯是移植后肿瘤复发和最终存活率的重要预测因子。根据多伦多标准（即组织学标准），有研究对与移植后肝细胞癌相关的感染进行了分析。发现移植肿瘤活检并不常见，活检的敏感性取决于肿瘤的位置、活检针大小和肿瘤大小。甲胎蛋白是肝细胞癌的重要生物标志物之一。移植后的肝脏成像通常在术后 6 周左右进行，如果在此之前进行成像，术后改变会增加假阳性结果的概率。然而，随着 PET 的出现，PET/CT 对评估移植器官的相关感染敏感性增高[9-13]。因此，SUV 在各种肿瘤标志物中发挥着重要作用。

FDG PET/CT 对移植后感染的检出率为 100%，并且 FDG 摄取范围也是重要标准之一。其中移植后继发于感染的排斥反应可表现为与感染性病灶一致的弥漫性摄取增加。移植后肝脏的弥漫性感染也可表现为肝实质内的弥漫性摄取增加、局灶性摄取、肝周积液、肝周脂肪 / 腹膜脂肪条索及移植部位肝门区的炎症性改变[14-18]。因此，移植后肝衰竭的直接和间接表现可以通过 FDG 的摄取进行描述（图 19-1~ 图 19-3）。

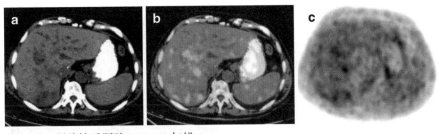

**图 19-1　肝移植后肝脏 PET/CT 扫描 1**
CT 图像（a）示肝右叶不规则低密度灶。融合（b）和 PET（c）图像示该低密度灶轻度摄取 FDG，$SUV_{max}$ 为 7.1，提示移植后感染。

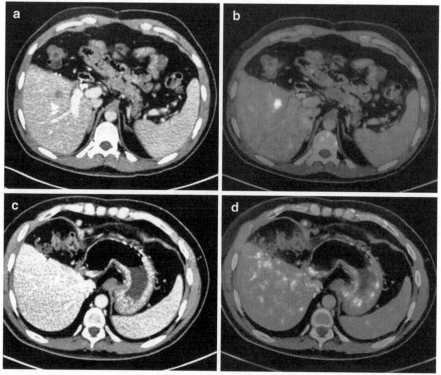

**图 19-2** 肝移植后肝脏 PET/CT 扫描 2

CT 图像（a、c）示肝 V 段小低密度灶，FDG 代谢明显增高。融合图像（b、d）示 $SUV_{max}$ 为 6.5，提示移植后感染。图像由海得拉巴亚洲胃肠病研究所的 Suneetha Batchu 医生提供。

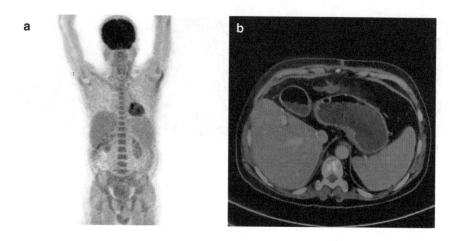

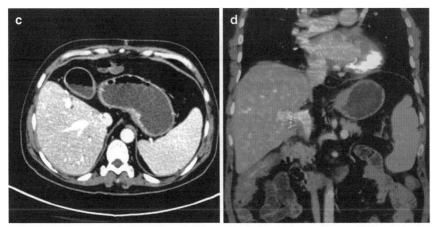

**图 19-3**　肝移植后全身 PET/CT 扫描
PET(a)、CT(c)和融合(b、d)图像未显示 FDG 代谢异常增高灶,提示未见异常。
图像由海得拉巴亚洲胃肠病研究所的 Suneetha Batchu 医生提供。

## 19.5　肾移植

　　肾移植是治疗血清肌酐显著升高的慢性肾脏疾病的重要方法之一。FDG
PET/CT 的作用与其在肝移植的作用相同。肾移植的评估时间依然为术后 6
周。然而,肾移植的早期排斥反应也与术后改变难以鉴别。在肾移植中,FDG
PET/CT 的表现必须结合相关信息综合分析,如血清肌酐、影像学发现肾周积
液、皮髓质分界区相关的超声结果。FDG PET 在区分排斥反应和相关潜在病变
的可疑病例中均发挥了重要作用。PET/CT 的表现包括肾脏密度增高、皮质不规
则、肾周脂肪条索和肾周积液。在移植后的早期阶段,PET/CT 的表现必须结合
其他实验室检查进行综合分析[24-25](图 19-4、图 19-5)。

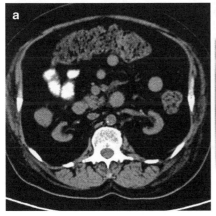
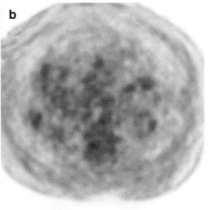

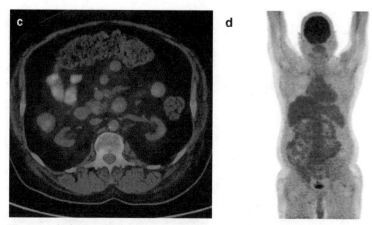

**图 19-4**　肾衰竭患者全身 PET/CT 检查
CT 图像(a)示双肾形态缩小,融合(c)和 PET(b、d)图像示 FDG 代谢未见异常增高。

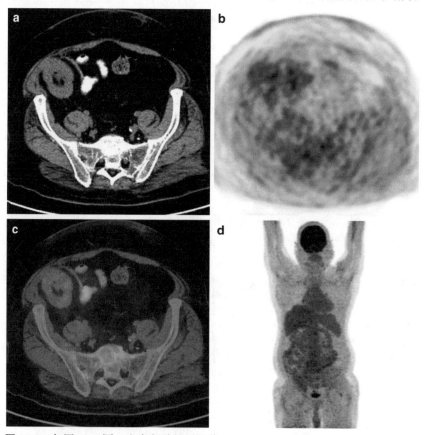

**图 19-5**　与图 19-4 同一患者肾移植后显像
CT 图像(a)示右髂窝移植肾,融合(c)和 PET(b、d)图像示 FDG 代谢未见异常增高,符合移植后无并发症情况。

## 19.6 心脏移植

心脏移植是常见的器官移植手术之一,通常用于终末期心力衰竭患者。由于心脏在人体中至关重要的作用,所有的相关研究表明心脏移植是终末期心力衰竭患者主要的治疗方法。PET/CT 评估心脏移植的标准与肝移植、肾移植一致。然而,应用 FDG PET/CT 的摄取量评估心脏移植并不常见。心脏移植的排斥反应表现也尚不明确。随着心脏移植专业领域的广泛应用与发展,PET/CT 对心脏移植后的评估也面临着巨大的挑战。通常应用 FDG PET 进行心脏移植后评估,而氨水心脏扫描也同时被应用。遵循不明原因发热(FUO)的扫描方案。这里 FUO 必须与其他潜在的相关病因进行区分,如结核病或任何相关的感染或任何涉及心包、心外膜、心肌和心内膜的相关心脏病变[26-29]。

## 19.7 肺移植

肺移植在全世界范围内都是少见的器官移植手术。但 Yashoda 医院团队成功地完成了第一例肺移植手术。肺移植的评估也是基于肝移植、肾移植的标准。由于肺移植比较罕见且移植后的 PET 扫描评估也很少,因此肺移植的排斥反应尚不明确[30-31]。

由于同时被病变累及,心肺联合移植也可同时进行。

## 19.8 移植后淋巴组织增殖性疾病

移植后淋巴组织增殖性疾病(posttransplant lymphoproliferative disorders,PTLD)是一组重要的异质性疾病,通常发生在实体器官移植或异基因造血细胞移植后。根据 WHO 的分类,PTLD 被分为早期病变 PTLD(非破坏性)、单形性 PTLD(B 细胞、T 细胞、NK 细胞)、多形性 PTLD 和霍奇金淋巴瘤样 PTLD[32]。PTLD 是严重的移植后并发症,具有较高的发病率和死亡率[19-22]。因此,准确诊断和及时治疗十分重要。美国移植学会指南确定了 FDG PET/CT 在 PTLD 初期诊断中的作用。FDG PET 可为 PTLD 分期和治疗反应提供信息。Montes de Jesus 等[23]在一项研究中对疑似 PTLD 的评估进行了回顾性研究。FDG PET/CT 的敏感性、特异性、阳性预测值、阴性预测值及准确率分别为 85%、90%、83%、92% 和 89%。这些结果表明 FDG PET/CT 在检测 PTLD 中具有较高的诊断效能。虽然 FDG PET/CT 检查对 PTLD 几乎没有假阳性结果,但 FDG PET/CT 仍然具有临床意义。

## 19.9 小结

FDG PET/CT 是一种新兴的评估诊断、分期和治疗反应的技术,适用于各种器官移植和 PTLD 不同表现患者的评估。FDG PET/CT 是评估不明原因的炎症综合征、不明原因发热(FUO)和其他隐匿性病变的重要检查手段。在儿童和成人患者的不同影像模式对比分析中,PET/CT 检查均显示出其重要性。然而,由于 MRI 无辐射且在显示细微病变的方面具有较高软组织敏感性,PET/MRI 已经成为一种极佳的替代选择。

翻译　林晓珠　李河北　廖栩鹤　杨　斌

审校　李宏军　胡　娟　谷何一

## 参考文献

1. Lin CY, Liao CW, Chu LY, Yen KY, Jeng LB, Hsu CN, Lin CL, Kao CH. Predictive value of 18F-FDG PET/CT for vascular invasion in patients with hepatocellular carcinoma before liver transplantation. Clin Nucl Med. 2017;42:e183–7. https://doi.org/10.1097/RLU.0000000000001545.
2. Denton MD, Magee CC, Sayegh MH. Immunosuppressive strategies in transplantation. Lancet. 1999;353(9158):1083–91.
3. Apel H, Walschburger-Zorn K, Haberle L, Wach S, Engehausen DG, Wullich B. De novo malignancies in renal transplant recipients: experience at a single center with 1882 transplant patients over 39 yr. Clin Transpl. 2013;27(1):E30–6.
4. Guba M, Graeb C, Jauch KW, Geissler EK. Pro- and anti-cancer effects of immunosuppressive agents used in organ transplantation. Transplantation. 2004;77(12):1777–82.
5. Li J, Liu Y, Wang Z. Multimodality imaging features, treatment, and prognosis of post-transplant lymphoproliferative disorder in renal allografts. Medicine (Baltimore). 2018;97(17):e0531.
6. Acuna SA, Huang JW, Daly C, Shah PS, Kim SJ, Baxter NN. Outcomes of solid organ transplant recipients with preexisting malignancies in remission: a systematic review and meta-analysis. Transplantation. 2017;101(3):471–81.
7. Al-Mansour Z, Nelson BP, Evens AM. Post-transplant lymphoproliferative disease (PTLD): risk factors, diagnosis, and current treatment strategies. Curr Hematol Malig Rep. 2013;8(3):173–83.
8. Schlansky B, Chen Y, Scott DL, Austin D, Naughler WE. Waiting time predicts survival after liver transplantation for hepatocellular carcinoma: a cohort study using the united network for organ sharing registry. Liver Transpl. 2014;20:1045–56.
9. Hong G, Suh KS, Suh SW, Yoo T, Kim H, Park MS, Choi Y, Paeng JC, Yi NJ, Lee KW. Alpha-fetoprotein and (18)F-FDG positron emission tomography predict tumor recurrence better than Milan criteria in living donor liver transplantation. J Hepatol. 2016;64:852–9. https://doi.org/10.1016/j.jhep.2015.11.033.
10. McGlynn KA, London WT. The global epidemiology of hepatocellular carcinoma: present and future. Clin Liver Dis. 2011;15:223–43, vii–vix. https://doi.org/10.1016/j.cld.2011.03.006
11. Yang JD, Larson JJ, Watt KD, Allen AM, Wiesner RH, Gores GJ, Roberts LR, Heimbach JA, Leise MD. Hepatocellular carcinoma is the most common indication for liver transplantation and placement on the waitlist in the United States. Clin Gastroenterol Hepatol.

2017;15:767–775.e3. https://doi.org/10.1016/j.cgh.2016.11.034.

12. Mazzaferro V, Regalia E, Doci R, Andreola S, Pulvirenti A, Bozzetti F, Montalto F, Ammatuna M, Morabito A, Gennari L. Liver transplantation for the treatment of small hepatocellular carcinomas in patients with cirrhosis. N Engl J Med. 1996;334:693–9. https://doi.org/10.1056/NEJM199603143341104].

13. Yao FY, Ferrell L, Bass NM, Watson JJ, Bacchetti P, Venook A, Ascher NL, Roberts JP. Liver transplantation for hepatocellular carcinoma: expansion of the tumor size limits does not adversely impact survival. Hepatology. 2001;33:1394–403. https://doi.org/10.1053/jhep.2001.24563].

14. Sotiropoulos GC, Malagó M, Molmenti E, Paul A, Nadalin S, Brokalaki E, Kühl H, Dirsch O, Lang H, Broelsch CE. Liver transplantation for hepatocellular carcinoma in cirrhosis: is clinical tumor classification before transplantation realistic? Transplantation. 2005;79:483–7. https://doi.org/10.1097/01.TP.0000152801.82734.74.

15. Hemming AW, Cattral MS, Reed AI, Van Der Werf WJ, Greig PD, Howard RJ. Liver transplantation for hepatocellular carcinoma. Ann Surg. 2001;233:652–9. https://doi.org/10.1097/00000658-200105000-00009.

16. Roayaie S, Schwartz JD, Sung MW, Emre SH, Miller CM, Gondolesi GE, Krieger NR, Schwartz ME. Recurrence of hepatocellular carcinoma after liver transplant: patterns and prognosis. Liver Transpl. 2004;10:534–40. https://doi.org/10.1002/lt.20128.

17. Shirabe K, Itoh S, Yoshizumi T, Soejima Y, Taketomi A, Aishima S, Maehara Y. The predictors of microvascular invasion in candidates WJGO. www.wjgnet.com. October 15, 2018; 10(10) (Yaprak O et al. Role of 18F-FDG PET/CT in LT for HCC. 50:682–687. https://doi.org/10.2967/jnumed.108.060574)

18. Fishman JA. Infection in solid-organ transplant recipients. N Engl J Med. 2007;357(25):2601–14.

19. Bakker NA, van Imhoff GW, Verschuuren EA, van Son WJ. Presentation and early detection of post-transplant lymphoproliferative disorder after solid organ transplantation. Transpl Int. 2007;20(3):207–18.

20. Blaes AH, Cioc AM, Froelich JW, Peterson BA, Dunitz JM. Positron emission tomography scanning in the setting of post transplant lympho-proliferative disorders. Clin Transpl. 2009;23(6):794–9.

21. Van Keerberghen CA, Goffin K, Vergote V, Tousseyn T, Verhoef G, Laenen A, et al. Role of interim and end of treatment positron emission tomography for response assessment and prediction of relapse in post transplant lympho-proliferative disorder. Acta Oncol. 2019;58(7):1041–7.

22. Zimmermann H, Denecke T, Dreyling MH, Franzius C, Reinke P, Subklewe M, et al. End-of-treatment positron emission tomography after uniform first-line therapy of B-cell post transplant lympho-proliferative disorder identifies patients at low risk of relapse in the prospective German PTLD registry. Transplantation. 2018;102(5):868–75.

23. Montes de Jesus FM, Kwee TC, Nijland M, Kahle XU, Huls G, Dierckx RAJO, et al. Performance of advanced imaging modalities at diagnosis and treatment response evaluation of patients with post-transplant lymphoproliferative disorder: a systematic review and meta-analysis. Crit Rev Oncol Hematol. 2018;132(June):27–38.

24. Stallone G, Infante B, Grandaliano G, et al. Management and prevention of post-transplant malignancies in kidney transplant recipients. Clin Kidney J. 2015;8(5):637–44.

25. Jadoul A, Lovinfosse P, Bouquegneau A, et al. Observer variability in the assessment of renal 18F-FDG uptake in kidney transplant recipients. Sci Rep. 2020;10:4617.

26. Muller N, Kessler R, Caillard S, Epailly E, Hubelé F, Heimburger C, et al. (18)F-FDG PET/CT for the diagnosis of malignant and infectious complications after solid organ transplantation. Nucl Med Mol Imaging. 2017;51(1):58–68.

27. Rechavia E, de Silva R, Kushwaha SS, et al. Enhanced myocardial 18F-2-fluoro-2-deoxyglucose uptake after orthotopic heart transplantation assessed by positron emission tomography. J Am Coll Cardiol. 1997;30(2):533.

28. Dandel M, Hetzer R. Post-transplant surveillance for acute rejection and allograft vasculopa-thy by echocardiography: usefulness of myocardial velocity and deformation imaging. J Heart Lung Transplant. 2017;36:117–31.
29. Lund LH, Khush KK, Cherikh WS, et al. The registry of the International Society for Heart and Lung Transplantation: thirty-fourth adult heart transplantation report—2017; focus theme: allograft ischemic time. J Heart Lung Transplant. 2017;36:1037–46.
30. Chambers DC, Cherikh WS, Goldfarb SB, et al. The international thoracic organ transplant registry of the International Society for Heart and Lung Transplantation: thirty-fifth adult lung and heart-lung transplant report-2018; focus theme: multiorgan transplantation. J Heart Lung Transplant. 2018;37(10):1169–83.
31. Yusen RD, Edwards LB, Kucheryavaya AY, et al. The registry of the International Society for Heart and Lung Transplantation: thirty-second official adult lung and heart-lung transplantation report—2015; focus theme: early graft failure. J Heart Lung Transplant. 2015;34(10):1264–77.
32. Wolfe CR, Ison MG. AST infectious diseases community of practice. Donor-derived infec-tions: guidelines from the American Society of Transplantation infectious diseases Community of Practice. Clin Transpl. 2019;33(9):e13547.

# 感染与炎症的分子成像

20

**要点**

分子成像或功能成像是一种细胞层面的成像,可以提高疾病的初期诊断水平,涵盖多种疾病,如恶性肿瘤、动脉粥样硬化、感染、炎症等。分子成像可以对疾病进行病理生理学量化,其作用类似于炎症的生物标志物,有助于疾病诊断、预后评估并对疾病预防和治疗作出判断。

## 20.1 概述

分子成像是细胞和亚细胞水平的无创成像[1]。随着个体化医疗概念的提出,分子成像正在迅速发展[2-3]。近年来,分子成像作为一门新兴研究和临床学科,由于其深度和广度而变得愈加重要。随着工程学、分子生物学、化学、免疫学和遗传学的发展,不同学科的融合创新已成为可能。临床无创性成像和许多新概念的出现,不仅能够更好地对疾病进行识别,而且以极高的敏感性和特异性被用于监测疾病的治疗效果。这将对治疗方案中各指标产生重大影响。

分子成像是一种类似 FDG PET/CT 的功能成像模式,为更好地评估各种疾病提供了可能。这种分子成像模式可用于评估感染和炎症的病理学特征,包括感染性病灶、炎症体征、病变程度、各种器官的受累情况、治疗方案,监测患者对治疗的反应及副作用对患者的影响。目前,FDG PET/CT 检查被广泛使用,并用于评估感染和炎症[4-5]。迄今为止,核医学成像中,如 PET、PET/CT 和 SPECT 是使用广泛的核医学成像设备。然而,随着 MRI、光学成像、CT 和超声成像等各种成像技术的进步,这些技术在未来将被广泛使用,但是由于 CT 成像的基础是 X 线衰减,因此不能用作分子成像。

## 20.2　病理生理学

炎症的基础是细胞外间质的液体积聚、内皮细胞破坏和器官损伤。白细胞、巨噬细胞、单核细胞和淋巴细胞的聚集构成了机体对损伤和感染的反应[6]。因此,免疫系统应激性激活前体和抗炎分泌物(如细胞因子、趋化因子)。目前,PET/MRI 也是临床诊疗中被广泛使用的重要检查,尤其是在某些特定情况下。PET/CT 会遗漏细微的疾病,如结节病、骨髓炎、脊柱感染、不明原因发热(FUO)、菌血症和血管炎[7]。尽管已应用了这些先进的检查手段,但是仍有一些病变无法通过这些成像模式进行评估,如真菌感染、血管移植物感染、关节假体感染、糖尿病感染、心内膜炎、炎症性肠病和发生在儿童各个年龄段的感染与炎症性疾病。

## 20.3　巨噬细胞和单核细胞成像

巨噬细胞和单核细胞在任何感染与炎症性疾病的发生、发展中都很重要[8-9]。这些细胞可以通过使用小型顺磁性氧化铁纳米颗粒(small paramagnetic iron oxide nanoparticles, SPIO)和超小型顺磁性氧化铁纳米颗粒(ultra-SPIO, USPIO)来进行成像[10-11]。示踪剂摄取的原理是通过特征性的表面涂层和调理作用介导的细胞吞噬,改变示踪剂颗粒大小、表面涂层和添加特定配体等可以增加细胞对示踪剂的摄取。巨噬细胞也可以通过 PET、SPECT 和光学成像进行采集图像。

## 20.4　淋巴细胞成像

B 淋巴细胞是激素免疫成分和适应性免疫系统的重要组成部分,通过产生抗体来中和抗原。B 淋巴细胞的各种亚型也可以通过各种细胞标记物来识别,其功能障碍会导致各种自身免疫性疾病,这些疾病的主要致病过程均有 B 淋巴细胞参与。放射性标记的利妥昔单抗可用于评估类风湿关节炎、银屑病关节炎和结节病。放射免疫疗法也对免疫反应发挥重要作用[12-13]。

T 淋巴细胞在细胞介导的免疫反应中起着重要作用。T 淋巴细胞的成像对于检测炎症和自身免疫性疾病很重要。许多放射性标记的示踪剂被用来识别各种细胞因子[14](图 20-1)。

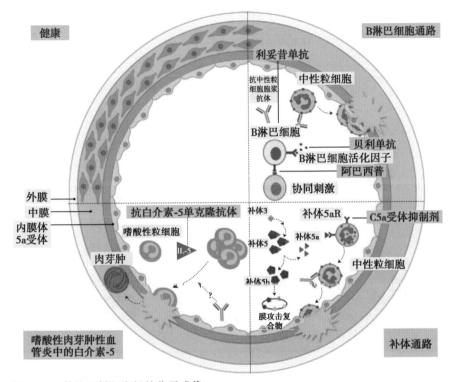

**图 20-1 各种机制和途径的分子成像**

## 20.5 器官水平炎症成像

### 20.5.1 中枢神经系统炎症

神经炎症被怀疑与各种因素有关,如 HIV 感染、神经退行性疾病、脑肿瘤和精神疾病。神经炎症成像中常见的方案是通过靶向转运蛋白,即在中枢神经系统活化的小胶质细胞、星形胶质细胞和血液来源的巨噬细胞中上调线粒体膜受体。其他神经炎症成像的潜在靶点也正在使用[15]。神经炎症变化可以用靶向氧化铁磁性纳米颗粒来评估。在某些情况下,如多发性硬化症,磁性纳米颗粒比钆更具特异性[16]。

### 20.5.2 血管疾病和动脉粥样硬化

由于炎症时巨噬细胞活化,斑块形成和破裂存在风险,动脉粥样硬化的成像更受关注。[18]F-FDG 已被很好地用于评价炎症性血管斑块,并与巨噬细胞活性相对应[17]。TSPO 表达水平和放射性核素标记的 DOTATATE 用于评估不同的细胞群[18]。SPIO 也用于评估动脉粥样硬化(图 20-2)。

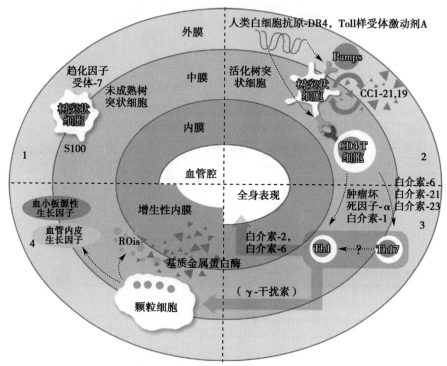

图 20-2 动脉壁分子成像过程中的各种机制

### 20.5.3 胸部、腹部器官和关节

肺部[19-20]和各种腹部器官炎症影像已得到很好的证实。研究发现，[18]F-FDG PET 对放射性肺炎、囊性纤维化和哮喘诊断有帮助。

在心肌梗死中，随着时间的推移，USPIO 的积累表明存在炎症细胞[21]。然而这种现象临床意义较小。目前，[18]F-FDG PET 在评价外周炎症性关节炎中的作用得到了很好的证实[22-23]。另外，[18]F-FDG PET 和 USPIO 在评价系统性红斑狼疮和干燥综合征中的应用也得到证实。

### 20.5.4 光学成像

在光学成像中，荧光团用于在特定波长的外部光源激发下产生光学信号[24]。吲哚菁绿可被用作荧光团，其可以与靶向分子结合，用于评估相关的图像 ROI。荧光团发射的信号被灵敏的电荷耦合器的摄影机捕获。光学成像的优点是可进行高分辨率图像的快速成像,其他优点包括不需要放射源,比放射性核素成像更便宜、更方便,并且可以在无电离辐射的情况下重复进行;缺点是荧光信号最大穿透深度仅有 1cm。因此,光学成像主要用于表浅成像。

光声成像是一种较新的成像技术,具有更大的穿透深度,具有更多潜在的临床应用[25-26]。

光声成像基于 ROI 组织的热膨胀,这种热膨胀是由固有荧光团的短激光脉冲引起[27]。聚焦检测器记录通过荧光团的热膨胀产生的超声波,其穿透深度是 3~5cm。因此,光学成像和光声成像领域正在与 PET、SPECT、MRI 和超声等模式密切协同发展[28]。随着 PET/MRI 的出现,PET 和 MRI 两种独立的模式允许通过软组织内的 PET 信号更好地进行组织表征和生理定位[29]。PET/MRI 在评价胰腺炎、椎间盘炎、炎症性肠病、软组织感染、神经系统感染等炎症性疾病方面具有优势。超声分子成像基于诊断和治疗性超声[30]。治疗性超声主要利用热效应或机械效应。非热超声用于各种疾病的药物联合治疗[31]。随着微泡、分子靶向剂和药物载体或增强剂的发展,这种成像模式将会变得更加精确和特异[32]。超声波在照射组织和细胞后增强药物靶向性的作用也变得愈加重要。将药物有效地输送到靶细胞或组织是一个挑战。

## 20.5.5  超声分子成像

超声分子成像是分子成像的重要组成部分。其无创性和无辐射的优势使这种模式成为各种检查手段的首选。随着分子生物学和超声造影剂的快速发展,超声作为一种检查手段可用于分子成像而被重新定义。超声检测血管内皮和其他血管内靶分子标志物的变化,称为超声分子成像。在许多研究中,超声分子成像在评估血管生成、炎症和血栓方面显示出重要作用。采用超声技术的微泡造影剂和信号处理策略有可能显著提高超声分子成像的能力和效果[33-34]。

## 20.5.6  磁共振分子成像

MRI 作为一种具有高软组织分辨率的成像模式,能够提供关于组织结构的详细信息,是一种无辐射的检查方法。由于基于 MRI 的分子成像使用的靶向药物尺寸稍大,不如 PET 和 SPECT 中使用的药物敏感。

基于 MRI 的炎症检测需在注射对比剂后进行,这种对比剂可以引起炎症组织的非特异性变化,因为磁性纳米颗粒作为对比剂能够干扰附近质子弛豫的能力从而被 MRI 检测。纳米颗粒可用于检测血管渗漏,利用该原理能够检测 1 型糖尿病患者的胰腺炎症。纳米颗粒被巨噬细胞吞噬,因此在 $T_2WI$ 图像上,含有氧化铁的制剂会导致肝和脾的网状内皮系统信号降低。因此,氧化铁纳米颗粒使组织信号降低可以作为炎症的标志。这种方法也被用于检测肾移植排斥反应、动脉粥样硬化和多发性硬化症患者的炎症[35-40]。

在动脉粥样硬化、脑缺血和肾脏单侧缺血 / 再灌注损伤中,用 MRI 和 VCAM-1 或 P- 选择素靶向的微米级氧化铁颗粒(micron-sized particles of iron oxide,MPIO)能够无创检测血管内皮炎症,用钆二乙烯三胺五乙酸(Gd-DTPA)与 E- 选择素和 P- 选择素靶向结合的唾液酸化路易斯糖类抗原共轭可以无创检测脑缺血、局灶性脑缺血、血脑屏障破坏和脑炎症。

因此,使用基于 MRI 的分子成像来检测组织炎症,掌握靶分子定位的详细解剖信息对疾病的诊断至关重要。

### 20.5.7　纳米成像

纳米成像是一种正在发展中的分子成像技术。该技术可使用各种纳米颗粒对比剂来评估各种病理变化。分子成像探针在这一过程中得到运用,并且随着技术的进步,探针设计显著增多。此类探针设计是为了检测探针的多功能性、靶向性和生物相容性。理想的纳米颗粒应具有易于使用的特性,但这取决于许多因素,如生物相容性、功效、特异性和对疾病靶点的检测能力。

在癌症治疗和纳米成像等纳米技术中应用了多种纳米颗粒。碳纳米管由 1 个原子厚的碳原子片组成,这些碳原子卷成无缝的圆柱形碳分子,广泛用于 DNA 突变和蛋白质的检测和成像,并被发现当暴露于射频场时会产生致命的热量。树枝状大分子是反复分支的分子。叶酸、金纳米颗粒和化学治疗剂与树枝状大分子混合,可在肿瘤细胞表面形成大量可用于成像或治疗的基因。这些树枝状大分子用于药物控制释放和光动力 - 热疗,以及用于所有成像模式的对比剂。功能性对比剂如钆和放射性核素、化疗药物、光动力疗法和活性氧也用于靶向成像或治疗。

因此,纳米颗粒可以通过与功能基团连接来实现成像、靶向、稳定和治疗等多种功能。

SPIO 被广泛用于炎症或退行性疾病,也用于干细胞迁移和免疫细胞运输的成像。基于碘、铋和金纳米颗粒的 CT 对比剂也在研发中,可用于 CT 扫描。纳米颗粒也用于构建报告基团,以检测诸如细胞凋亡和特定蛋白质合成的细胞内过程。基于纳米颗粒的新疗法可用于经皮局部麻醉控制疼痛,用于治疗感染的缓释抗菌剂所引起的疼痛。纳米胶囊和脂质体作为血红蛋白载体正在发展成为血液替代品。释放西罗莫司和紫杉醇等药物的洗脱支架具有减轻血管内膜增生的潜力,可防止术后再狭窄。

介入分子成像有助于微创手术,例如:放置成像工具(如经皮、导管引导的血管内和腔内),光学成像探测仪。因而,分子成像可用于近距离观察小目标,精确引导非靶向成像示踪剂或传递治疗药物,并可超选择性地增强靶向成像的有效性[41-47]。

对使用纳米颗粒的各种条件下的治疗反应进行成像,可在解剖结构改变之前进行分析评估。

### 20.5.8 分子成像的局限性

融合成像模式的局限性在于无法清楚地将感染与无菌性炎症、恶性肿瘤和生理性伤口愈合进行区分。对于这种情况,需要更敏感的靶向放射性药物和成像技术。其中一个经典的应用是标记白细胞,它对感染有特异性,通常用于评估骨髓炎、假体关节和糖尿病足感染。其中重要的放射性药物是 $^{99m}$Tc 标记的 IL-2,它对 IL-2 受体具有特异性。IL-2 在炎症过程中被活化的 T 淋巴细胞过度表达。

使用分子成像的几种试剂是人源化抗体,如贝伐珠单抗或曲妥珠单抗。将特异性成像示踪剂环丙沙星标记 $^{99m}$Tc 和 $^{18}$F,可用于特异性靶向细菌。但重点是鉴别炎症和感染,但也要确定阳性微生物。例如:确定坏死性筋膜炎中的化脓性链球菌有助于评估是否需要进行外科手术治疗。同样,其他微生物也可以通过这个过程进行评估。

因此,分子成像不仅仅限于放射性核素[48-49],也可以通过光学成像、磁共振分子成像、纳米成像等实现。

---

## 20.6 总结

随着技术和转化医学的进步,分子成像已经发展成为一个新的诊断技术。该技术是肿瘤学常使用的影像成像技术。分子成像技术常用于感染与炎症性疾病,可以清楚地对病理生理过程和病原体进行分类,以突出细胞、评估病原菌为潜在目标。将生物活性分子应用于诊断和治疗,可以更好地评估免疫系统和各种器官内的更多靶目标和相应配体。随着这种新技术的应用,未来将进入个性化医疗的时代。

随着纳米技术的发展,纳米成像已经逐渐发展成为重要的分子诊断与治疗的评估模式。这些成像模式大多使用纳米颗粒,如纳米孔。

翻译 李河北 徐 海 廖栩鹤 杨 斌

审校 李宏军 杨 斌 谷何一

# 参考文献

1. David A, Mankoff A. Definition of molecular imaging. J Nucl Med. 2007;48:18N–21N.
2. Signore A, Erba PA. Editorial: molecular imaging of inflammation/infection: the future of disease management. Curr Pharm Des. 2018;24(7):741–2.
3. Signore A, Anzola KL, Auletta S, Varani M, Petitti A, Pacilio M, Galli F, Lauri C. Current status of molecular imaging in inflammatory and autoimmune disorders. Curr Pharm Des. 2018;24(7):743–53.
4. Ametamey SM, Honer M, Schubiger PA. Molecular imaging with PET. Chem Rev. 2008;108(5):1501–16.
5. Heneweer C, Grimm J. Clinical applications in molecular imaging. Pediatr Radiol. 2011;41(2):199–207.
6. Liu Y, Ghesani NV, Zuckier LS. Physiology and pathophysiology of incidental findings detected on FDG-PET scintigraphy. Semin Nucl Med. 2010;40:294–315.
7. Jung K-H, Lee K-H. Molecular imaging in the era of personalized medicine. J Pathol Transl Med. 2015;49(1):5–12.
8. Kubota R, Yamada S, Kubota K, Ishiwata K, Tamahashi N, Ido T. Intratumoral distribution of fluorine-18-fluorodeoxyglucose in vivo: high accumulation in macrophages and granulation tissues studied by microautoradiography. J Nucl Med. 1992;33:1972–80.
9. Rua R, McGavern DB. Elucidation of monocyte/macrophage dynamics and function by intravital imaging. J Leukoc Biol. 2015;98:319–32.
10. Nighoghossian N, Wiart M, Cakmak S, et al. Inflammatory response after ischemic stroke: a USPIO-enhanced MRI study in patients. Stroke. 2007;38:303–7.
11. Taupitz SPIOM, Schmitz S, Hamm B. Super-paramagnetic iron oxide particles: current state and future development. Rofo. 2003;175(6):752–65.
12. Malviya G, Anzola KL, Podesta E, et al. 99mTc-labeled rituximab for imaging B lymphocyte infiltration in inflammatory autoimmune disease patients. Mol Imaging Biol. 2012;14:637–46.
13. Iodice V, Laganà B, Lauri C, et al. Imaging B lymphocytes in autoimmune inflammatory diseases. Q J Nucl Med Mol Imaging. 2014;58(3):258–68.
14. MacIver NJ, Michalek RD, Rathmell JC. Metabolic regulation of T lymphocytes. Annu Rev Immunol. 2013;31:259–83.
15. Neuwelt A, Sidhu N, Hu CA, Mlady G, Eberhardt SC, Sillerud LO. Iron-based super-paramagnetic nanoparticle contrast agents for MRI of infection and inflammation. AJR. 2015;204:W302–13.
16. Savonenko AV, Melnikova T, Wang Y, et al. Cannabinoid CB2 receptors in a mouse model of Abeta amyloidosis: immune-histochemical analysis and suitability as a PET biomarker of neuro-inflammation. PLoS One. 2015;10:e0129618.
17. Bala G, Blykers A, Xavier C, et al. Targeting of vascular cell adhesion molecule-1 by 18F-labelled nanobodies for PET/CT imaging of inflamed atherosclerotic plaque. Eur Heart J Cardiovasc Imaging. 2016. 22; Epub ahead of print.
18. Owen DR, Yeo AJ, Gunn RN, et al. An 18-kDa translocator protein (TSPO) polymorphism explains differences in binding affinity of the PET radioligand PBR28. J Cereb Blood Flow Metab. 2012;32:1–5.
19. Prager E, Wehrschuetz M, Bisail B, et al. Comparison of 18F-FDG and 67Gacitrate in sarcoidosis imaging. Nuklearmedizin. 2008;47:18–23.
20. Anderson CJ, Lewis JS. Current status and future challenges for molecular imaging. Philos Trans A Math Phys Eng Sci. 2017;375:20170023. https://doi.org/10.1098/rsta.2017.0023.
21. Storey P, Lim RP, Chandarana H, et al. MRI assessment of hepatic iron clearance rates after USPIO administration in healthy adults. Investig Radiol. 2012;47(12):717–24.
22. Biswal S, Resnick DL, Hoffman JM, Gambhir SS. Molecular imaging: integration of molecular imaging into the musculoskeletal imaging practice. Radiology. 2007;244:651–71.

23. Bar I, Zilberman Y, Zeira E, et al. Molecular imaging of the skeleton: quantitative real time bioluminescence monitoring gene expression in bone repair and development. J Bone Miner Res. 2003;18:570–8.

24. Rabe J-H, Sammour DA, Schulz S, Munteanu B, Ott M, Ochs K, Hohenberger P, Marx A, Platten M, Opitz C, et al. Fourier transform infrared microscopy enables guidance of automated mass spectrometry imaging to predefined tissue morphologies. Sci Rep. 2018.

25. Branchini BR, Ablamsky DM, Davis AL, Southworth TL, Butler B, Fan F, et al. Red-emitting luciferases for bioluminescence reporter and imaging applications. Anal Biochem. 2010a;396:290–7. https://doi.org/10.1016/j.ab.2009.09.009.

26. Lao Y, Xing D, Yang S, Xiang L. Noninvasive photoacoustic imaging of the developing vasculature during early tumor growth. Phys Med Biol. 2008;53:4203–12. https://doi.org/10.1088/0031-9155/53/15/013.

27. Beard P. Biomedical photoacoustic imaging. Interface Focus. 2011;1:602–31.

28. Song LA, Maslov K, Shung KK, Wang LHV. Ultrasound-array-based real-time photoacoustic microscopy of human pulsatile dynamics in vivo. J Biomed Opt. 2010;15:021303.

29. Zaidi H, Ojha N, Morich M, et al. Design and performance evaluation of a whole body ingenuity TF PET-MRI system. Phys Med Biol. 2011;56:3091–106.

30. Behm CZ, Lindner JR. Cellular and molecular imaging with targeted contrast ultrasound. Ultrasound Q. 2006;22(1):67–72.

31. Paefgen V, Doleschel D, Kiessling F. Evolution of contrast agents for ultrasound imaging and ultrasound-mediated drug delivery. Front Pharmacol. 2015;6:197.

32. Kang ST, Yeh CK. Ultrasound microbubble contrast agents for diagnostic and therapeutic applications: current status and future design. Med J. 2012;35(2):125–39.

33. Kiessling F, Fokong S, Bzyl J, Lederle W, Palmowski M, Lammers T. Recent advances in molecular, multimodal and theranostic ultrasound imaging. Adv Drug Deliv Rev. 2014;72:15–27.

34. Wang S, Mauldin FW Jr, Klibanov AL, Hossack JA. Ultrasound-based measurement of molecular marker concentration in large blood vessels: a feasibility study. Ultrasound Med Biol. 2015;41(1):222–34.

35. Kedziorek DA, Kraitchman DL. Super-paramagnetic iron oxide labeling of stem cells for MRI tracking and delivery in cardiovascular disease. Methods Mol Biol. 2010;660:171–83. https://doi.org/10.1007/978-1-60761-705-1-11.

36. Arbab AS, Wilson LB, Ashari P, Jordan EK, Lewis BK, Frank JA. A model of lysosomal metabolism of dextran coated super-paramagnetic iron oxide (SPIO) nanoparticles: implications for cellular magnetic resonance imaging. NMR Biomed. 2005;18(6):383–9.

37. Borny R, Lechleitner T, Schmiedinger T, et al. Nucleophilic cross-linked, dextran coated iron oxide nanoparticles as basis for molecular imaging: synthesis, characterization, visualization and comparison with previous product. Contrast Media Mol Imaging. 2015;10(1):18–27.

38. Gold DV, Modrak DE, Ying Z, Cardillo TM, Sharkey RM, Goldenberg DM. New MUC1 serum immunoassay differentiates pancreatic cancer from pancreatitis. J Clin Oncol. 2006;24(2):252–8.

39. Xue S, Wang Y, Wang M, et al. Iodinated oil-loaded, fluorescent mesoporous silica-coated iron oxide nanoparticles for magnetic resonance imaging/computed tomography/fluorescence trimodal imaging. Int J Nanomedicine. 2014;9(1):2527–38.

40. Bogdanov A Jr, Matuszewski L, Bremer C, et al. Oligomerization of paramagnetic substrates result in signal amplification and can be used for MR imaging of molecular targets. Mol Imaging. 2002;1(1):16–23.

41. Qin LC, Zhao X, Hirahara K, Miyamoto Y, Ando Y, Iijima S. The smallest cardon nanotube. Nature. 2000;408(6808):50.

42. Power S, Slattery MM, Lee MJ. Nanotechnology and its relationship to interventional radiology. Part I: imaging. Cardiovasc Intervent Radiol. 2011;34(2):221–6.

43. Thrall JH. Nanotechnology and medicine. Radiology. 2004;230(2):315–8.

44. Harisinghani M. Nanoparticle-enhanced MRI: are we there yet? Lancet Oncol. 2008;9(9):814–5.

45. Coto-García AM, Sotelo-González E, Fernández-Argüelles MT, Pereiro R, Costa-Fernández JM, Sanz-Medel A. Nanoparticles as fluorescent labels for optical imaging and sensing in genomics and proteomics. Anal Bioanal Chem. 2011;399(1):29–42.
46. Kalambur VS, Longmire EK, Bischof JC. Cellular level loading and heating of superparamagnetic iron oxide nanoparticles. Langmuir. 2007;23(24):12329–36.
47. Yang X, Stein EW, Ashkenazi S, Wang LV. Nanoparticles for photoacoustic imaging. Wiley Interdiscip Rev Nanomed Nanobiotechnol. 2009;1(4):360e8.
48. Thakur ML. Genomic biomarkers for molecular imaging. Semin Nucl Med. 2009;39:236–49.
49. Aboagye EO, Kraeber-Bodéré F. Highlights lecture EANM 2016: "Embracing molecular imaging and multi-modal imaging: a smart move for nuclear medicine towards personalized medicine". Eur J Nucl Med Mol Imaging. 2017;44:1559–74.